"十三五"国家重点出版物出版规划项目

国家出版基金项目
NATIONAL PUBLICATION FOUNDATION

China Mental Health Survey
Prevalence of Mental Disorders and Its Distribution

中国精神卫生调查
精神障碍患病率及其分布

主　编　黄悦勤

副主编　李凌江　许秀峰　徐向东

编　委　（按姓名汉语拼音排序）

高雪屏	中南大学湘雅二医院	马燕娟	乌鲁木齐市第四人民医院
黄悦勤	北京大学第六医院	谭立文	中南大学湘雅二医院
李凌江	中南大学湘雅二医院	王　骁	山西医科大学第一医院
李卫晖	中南大学湘雅二医院	王志忠	宁夏医科大学公共卫生与管理学院
刘肇瑞	北京大学第六医院	徐向东	乌鲁木齐市第四人民医院
卢　瑾	昆明医科大学第一附属医院	许秀峰	昆明医科大学第一附属医院
吕淑云	乌鲁木齐市第四人民医院	阎丹峰	中南大学湘雅二医院
马　超	北京大学第六医院	张　燕	中南大学湘雅二医院
马晓洁	乌鲁木齐市第四人民医院		

编写秘书　马　超　北京大学第六医院

注：王志忠　现单位广东医科大学公共卫生学院
　　阎丹峰　现单位山西省精神卫生中心

北京大学医学出版社

ZHONGGUO JINGSHEN WEISHENG DIAOCHA JINGSHEN ZHANG'AI
HUANBINGLÜ JI QI FENBU

图书在版编目（CIP）数据

中国精神卫生调查精神障碍患病率及其分布 / 黄悦勤主编.
—北京：北京大学医学出版社，2022.12
ISBN 978-7-5659-2848-2

Ⅰ．①中…　Ⅱ．①黄…　Ⅲ．①精神障碍-卫生调查-
调查研究-中国　Ⅳ．①R749

中国版本图书馆CIP数据核字（2022）第257574号

中国精神卫生调查精神障碍患病率及其分布

主　　编：黄悦勤
出版发行：北京大学医学出版社
地　　址：（100191）北京市海淀区学院路38号　北京大学医学部院内
电　　话：发行部 010-82802230；图书邮购 010-82802495
网　　址：http://www.pumpress.com.cn
E-mail：booksale@bjmu.edu.cn
印　　刷：北京信彩瑞禾印刷厂
经　　销：新华书店
策划编辑：赵　莳　药　蓉
责任编辑：药　蓉　娄新琳　　责任校对：靳新强　　责任印制：李　啸
开　　本：889 mm×1194 mm　1/16　　印张：27　　字数：492千字
版　　次：2022年12月第1版　2022年12月第1次印刷
书　　号：ISBN 978-7-5659-2848-2
定　　价：168.00元

中国精神障碍疾病负担及卫生服务利用现况
丛书编写委员会名单

总主编 黄悦勤

编　委（按姓名汉语拼音排序）

陈育德　北京大学公共卫生学院

郭　岩　北京大学公共卫生学院

黄悦勤　北京大学第六医院

李凌江　中南大学湘雅二医院

李　强　北京大学中国社会科学调查中心

李淑然　北京大学第六医院

李　涛　四川大学华西医院

刘肇瑞　北京大学第六医院

冉茂盛　香港大学社会工作及社会行政学系

沈渔邨　北京大学第六医院

师建国　陕西省精神卫生中心

王　红　北京大学公共卫生学院

王丽敏　中国疾病预防控制中心慢性非传染性疾病预防控制中心

王临虹　中国疾病预防控制中心慢性非传染性疾病预防控制中心

王　宇　中国疾病预防控制中心

王玉凤　北京大学第六医院

王志忠　宁夏医科大学公共卫生与管理学院

吴　明　北京大学公共卫生学院

肖水源　中南大学湘雅公共卫生学院

徐广明　天津市安定医院

徐向东　乌鲁木齐市第四人民医院

徐一峰　上海市精神卫生中心

许秀峰　昆明医科大学第一附属医院

严　洁　北京大学中国社会科学调查中心

闫永平　空军军医大学军事预防医学系

于　欣　北京大学第六医院

于雅琴　吉林大学公共卫生学院

詹思延　北京大学公共卫生学院

张　岱　北京大学第六医院

张明园　上海市精神卫生中心

张毓辉　国家卫生健康委卫生发展研究中心

周东丰　北京大学第六医院

注：李　涛　现单位浙江大学医学院附属精神卫生中心/杭州市第七人民医院

　　冉茂盛　现单位四川大学心理卫生中心

　　师建国　现单位陕西善达医院股份有限公司

　　王志忠　现单位广东医科大学公共卫生学院

　　严　洁　现单位北京大学政府管理学院

　　于雅琴　现单位珠海科技学院健康学院

丛 书 序

　　精神障碍是在各种生物、心理、社会、环境等因素影响下，因大脑功能失调而导致认知、情感、意志和行为等精神活动出现不同程度障碍的疾病。进入 21 世纪，随着科技水平提高，医学整体快速发展，而精神医学依然采用现象学为主的疾病诊断依据。精神障碍流行病学研究应用西方精神病学的精神障碍分类和诊断体系无疑会受文化差异和种族差别的影响；实施流行病学调查的规范方法则由于精神障碍病因的多重性、症状的不确定性、诊断的多轴性和治疗的复杂性而受到限制；社会普遍存在对精神障碍的歧视和偏见以及患者的病耻感。上述诸多因素使精神障碍流行病学调查面临着难以保证调查结果真实性和可靠性的难题。

　　早在 1982 年和 1993 年，北京医学院 / 北京医科大学精神卫生研究所（现为北京大学精神卫生研究所）沈渔邨所长在当时卫生部的支持下，分别牵头组织了全国 12 个地区和 7 个地区的精神疾病流行病学调查。此后，北京、上海、昆明、广州、深圳、天津、西安、赤峰、浙江、山东、辽宁等多地区陆续开展了不同规模的区域性精神障碍流行病学调查。各地结果不尽相同，而因为方法学的差异，无法简单地对各地数据进行直接比较，更无法对全国的精神障碍患病率进行准确估计；既缺乏全国社区居民精神卫生服务利用的系统而深入的研究，也无精神障碍流行病学研究的专著。

　　2001 年，美国哈佛大学、密歇根大学和世界卫生组织组织实施了"世界精神卫生调查"，中国工程院院士沈渔邨教授和时任中华医学会精神医学分会主任委员张明园教授是其中北京市和上海市两地城区调查的负责人。从 2003 年开始，全国精神医学领域的专家学者锲而不舍地引进国际先进的研究方法，不懈地努力推动国家立项开展精神障碍的全国调查。经过 10 年的积累，终于在 2012 年卫生部公益性行业科研专项和国家科技部"十二五"科技支撑计划共同资助下启动了"中国精神障碍疾病负担及卫生服务利用的研究"（简称"中国精神卫生调查"）。黄悦勤为项目负责人，北京大学第六医院为项目承担单位；合作者包括中南大学湘雅公共卫生学院肖水源、中南大学湘雅二医院李凌江、上海市精神卫生中心徐一峰、四川大学华西医院李涛、昆明医科大学第一附属医院许秀峰、吉林大学公共卫生学院于雅琴、中国人民解放军第四军医大学（现空军军医大学）军事预防医学系闫永平、宁夏医科大学公共卫生与管理学院王志忠、乌鲁木齐市第四人民医院徐向东。时任中国疾病预防控制中心主任王宇、中国疾病预防控制中心慢性非传染性疾病预防控制中心主任王临虹和监测室主任王丽敏大力合作，在2013—2014年组织的"中国慢性病及其危险因素监测"实施之后为中国精神卫生调查提供了抽样现场和调查协调支持。国际知名、国内一流的社会调查专业机构北京大学中国社会科学调查中心在主任李强和主任助理严洁领导下承担了大部分现场调查的执行工作。天津市安定医院徐广明团队完成了调查所需重要工具的培训。在以卫生部统计信息中心原主任、北京大学公共卫生学院教授陈育德为总顾问，北京大学第六医院时任院长于欣、中华医学会精神医学分会前主任委员周东丰、北京大学医学部前党委书记郭岩等专家顾问的支持和指导下，首次全国精神障碍流行病学调查得以完成。调查覆盖全国31个省、自治区、直辖市（不包括香港、澳门、台湾）的157个全国疾病监测点，调查完成32 552人，共调查7分类36类别精神障碍。调查采用复合性国际诊断交谈表获得5类精神障碍的诊断，采用DSM-Ⅳ障碍定式临床检查获得精神分裂症及其他精神病性障碍的诊断，采用10/66国际痴呆研究的工具获得老年期痴呆的诊断，采用世界卫生组织残疾评定量表对精神残疾进行评定，同时调查获得社会人口学资料以及卫生服务利用现况。实施过程采用了先进的电子化调查系统进行实地访谈、核查和全程质量控制，有效地控制了随机误差和系统误差。为了落实中央政府"西部大开发"的政策，专门设计实施了乌鲁木齐市和宁夏回族自治区的扩大样本调查，获得两地区有人群代表性的精神障碍患病率和分布，以及卫生服务利用现况。现场调查完成后，经过严谨而细致的数据分析，项目组向当时的国家卫生和计划生育委员会提交了研究报告。国家卫生和计划生育委员会于2017年4月7日世界卫生日发布了主要结果。报告主要结果的第一篇文章 *Prevalence of mental disorders in China: a cross-sectional epidemiological study* 于2019年2月在 *Lancet Psychiatry* 发表，十年磨一剑的研究结果终于公布于世。随后，《中国心理卫生杂志》和《生命时报》共同主办了"中国精神卫生调查高层论坛"。中国精神卫生调查引起了国内外精神卫生领域专家和学者以及媒体的广泛关注。研究成果在中国医学科学院主办的首届中国医学重大进展发布会上被评选为"2019年度中国医学重大进展"中卫生健康与环境医学领域5项重大进展之一，并入选健康报社评选的"2019年度中国、国际'双十大'医学科技新闻"。

北京大学医学出版社时任总编辑赵莳以敏锐的眼光认识到中国精神卫生调查的里程碑意义，其成果将对全国精神卫生领域的预防和科研发挥至关重要的作用，因此她组建了编辑团队，与项目组及所有合作单位负责人组成的编写委员会合作，立项出版"中国精神障碍疾病负担及卫生服务利用现况"丛书，并成功申请到2017年度国家出版基金项目、"十三五"国家重点出版物出版规划项目。丛书分为4册，详细介绍迄今我国精神障碍流行病学研究中涉及相关学科最多、调查所含精神障碍病种最多、抽样调查样本量最大、现场实施质量控制最严格、数据管理计算机化程度最高、资料分析方法最复杂、参与合作单位最多的全国精神障碍调查。丛书的第一册《中国精神卫生调查研究方案》详细介绍立项背景、研究设计和内容、抽样方法和权重、诊断标准和工具、指标和统计分析方法，以及精神卫生调查的特殊性和建议。第二册《中国精神卫生调查现场执行及质量控制》详细介绍调查信息系统需求与框架、现场调查的执行和管理、质量控制、大规模流行病学调查中的数据管理要点、中国精神障碍流行病学调查中的精神科访谈、精神障碍流行病学调查的组织和协调。第三册《中国精神卫生调查精神障碍患病率及其分布》简要概述中国精神卫生调查，详细介绍老年期痴呆、酒精药物使用障碍、精神分裂症及其他精神病性障碍、心境障碍、焦虑障碍、进食障碍、间歇性暴发性障碍7类精神障碍患病率和分布及其影响因素，还全面介绍了乌鲁木齐市和宁夏回族自治区精神障碍患病率及其分布。第四册《中国精神卫生调查精神障碍疾病负担及卫生服务利用》详细介绍中国成人精神残疾现况、精神障碍的疾病负担概述、精神卫生服务利用、新中国精神卫生政策的发展、针对新型冠状病毒感染的精神卫生政策、中国的精神卫生服务资源、精神障碍的人群认知和态度、精神障碍患者的照护，还全面介绍了乌鲁木齐市和宁夏回族自治区的卫生服务利用。

此套丛书的出版将促进各级卫生行政部门更加明确当前中国精神障碍流行强度和地区及人群分布特征、精神卫生服务利用现况及各类精神障碍的疾病负担，有利于科学制定精神卫生政策与防控规划，合理配置精神卫生资源，提高精神卫生服务的可得性和可及性；将有效提高国内医学院校和科研院所、精神卫生机构和综合医院精神科的专业人员开展精神障碍流行病学与临床科研工作的水平及质量，以利于各地学习中国精神卫生调查的方法，在本地区开展精神障碍流行病学调查，从而提高科研工作的整体水平，推动精神卫生流行病学的学科发展；将推动社会大众更多了解精神障碍的相关知识，提高社会大众精神卫生知识的普及率，减少精神障碍的社会歧视，提高社会的整体精神卫生水平；将为医学院校精神障碍人群研究方法和流行病学教学提供理论与实践范本，为我国培养高水平、高质量的精神卫生流行病学人才提供有价值的教材。

丛书总主编　黄悦勤
"中国精神卫生调查"项目顾问　沈渔邨
2020 年 6 月

前　言

在国家卫生健康委员会和科技部资助下，"中国精神障碍疾病负担及卫生服务利用的研究"（简称"中国精神卫生调查"，China Mental Health Survey, CMHS）从立项、设计、实施，到资料分析和成果发布，走过了近 10 年的历程。这是有史以来首次全国 31 个省、自治区、直辖市（不包括香港、澳门、台湾）的精神障碍流行病学调查，采用了与国际接轨的调查工具、复杂抽样技术和国内本领域最先进的全程质量控制方法，首次获得了我国精神障碍流行强度及其分布的权威数据，该项目是多学科专家和多单位协作完成的大型精神障碍流行病学调查的成功典范。本项目使用的工具为国内各地精神障碍人群研究提供了方法学，培养了全国百余人的科研骨干队伍，实施的方法提高了国内精神障碍流行病学研究的学术水平，推动了各地区精神卫生事业的发展，并为国际跨文化比较研究提供了真实可靠的数据，提高了我国本领域的学术水平和国际影响力。

2017 年 4 月 7 日世界卫生日，国家卫生和计划生育委员会新闻发布会报告了 CMHS 的主要调查结果。随后，项目组进行了缜密的数据分析和严谨的文章撰写，第一篇题为"中国精神障碍患病率现况调查"的科学论文由国际著名医学期刊《柳叶刀·精神病学》作为重点研究报告，并配发专家评论，于 2019 年 2 月 18 日率先在线发表。论文刊出后引起强烈反响，各大主流媒体争相报道。该研究成果被《新华社内参》采摘，被卫生行政部门制定政策时多次引用，被国内主流媒体大量报道，被选入中国医学科学院发布的"2019 年度中国医学重大进展"中卫生健康与环境医学领域 5 项重大进展之一，被选入健康报社组织评选的"2019 年度中国、国际'双十大'医学科技新闻"，在国内外产生重大影响力。随后项目组继续分析数据，撰写学术文章。其中，项目组合作撰写了专门针对抑郁障碍深入研究的论著，题为"中国抑郁障碍患病率及卫生服务利用的流行病学现况研究"，再次被《柳叶刀·精神病学》接收，于 2021 年 9 月 21 日又率先在线发表。自项目立项以来，精神卫生科研和大众精神健康宣传有了科学的数据。

CMHS 通过科学的设计和严格的实施，获得了社区成人心境障碍、焦虑障碍、酒精药物使用障碍、间歇性暴发性障碍、进食障碍、精神分裂症及其他精神病性障碍、老年期痴呆 7 类精神障碍的 12 月患病率和终生患病率。在此基础之上，项目组深入分析了患病率的性别、年龄、婚姻状况、受教育程度、收入水平、城乡分布的特点，以单因素分析和多因素分析的方法探讨人口学和心理社会因素对精神障碍发生的作用。同时，项目组采用国际通用的方法计算了各类精神障碍的伤残调整寿命年，展示了精神障碍的疾病负担。

本册详细介绍 CMHS 的结果，提供了大量的数据和深入的分析结果。第一章全面介绍研究背景、调查对象和方法、简要结果及国内外比较；第二章介绍老年期痴呆的患病率及其分布、疾病负担，以及与国内外研究的比较；第三章介绍酒精药物使用障碍的患病率及其分布、疾病负担，以及与国内外研究的比较；第四章介绍精神分裂症及其他精神病性障碍的患病率及其分布、疾病负担，以及患者治疗与卫生服务利用现况；第五章介绍心境障碍的患病率及其分布、与焦虑障碍共病率、疾病负担，以及治疗与卫生服务利用现况；第六章介绍焦虑障碍的患病率及其分布、患病影响因素、疾病负担，以及国内外患病率的比较；第七章介绍焦虑障碍与抑郁障碍共病的概念和流行病学描述性和分析性研究、研究的背景和方法、研究结果及深入解读；第八章介绍进食障碍的患病率及其分布、疾病负担，以及与国内外研究的比较；第九章介绍间歇性暴发性障碍的患病率及其分布、疾病负担，以及与国内外研究的比较；第十章介绍乌鲁木齐市精神障碍流行病学调查的背景和意义、对象和方法、各类精神障碍的患病率及其分布，以及流行强度分析；第十一章介绍宁夏回族自治区精神障碍流行病学调查的背景、对象和方法、组织实施、各类精神障碍的患病率及其分布，以及与以往研究的比较。本册目的是将CMHS 的全部调查结果公布于众，供读者阅读和引用。

通过阅读本册，读者可以获得中国 7 分类 36 类别的精神障碍患病率及其人群和地区分布的详细数据，并可以查阅精神障碍疾病负担的研究结果，有利于全面了解中国精神障碍的流行强度及分布特征，为精神障碍的临床诊治、精神残疾的康复、精神医学领域的科研、精神卫生政策的制定、精神卫生的健康教育提供翔实的数据。

作为丛书总主编，首先，我要衷心感谢本册副主编李凌江教授、许秀峰主任医师、徐向东主任医师，从 CMHS 立项、设计、实施、资料分析、成果发布，直至丛书撰写，他们一如既往地给予我支持和协作。其次，我要感谢所有参加本册丛书编写的作者，每一位编者通过辛勤的写作将 CMHS 浩瀚的数据呈现为既有理论又有实践的专著。再次，我要感谢本册丛书的学术秘书张婷婷博士和马超博士为各位编者写作提供各种支持，感谢研究生李媛媛、魏景明、彭睿、徐沛琳、贾娜、田霄翌等同学为书稿的编辑付出了时间和精力。最后，我要特别鸣谢老一代精神病学家沈渔邨院士、张明园教授，以陈育德教授为首的 CMHS 顾问团队，以及丛书编写委员会的全体编委为中国精神卫生事业做出的卓越贡献。

黄悦勤

2022 年 8 月

目　录

第一章 中国精神卫生调查概述

中国精神卫生调查研究背景

一、研究的意义

精神障碍是在各种生物、心理、社会、环境等因素影响下，人的大脑功能失调，导致认知、情感、意志和行为等精神活动出现不同程度障碍的疾病，不仅严重影响精神障碍患者及其家庭的生活质量，同时也给社会带来沉重的负担。

2019 年全球疾病负担研究（global burden of diseases，GBD）报告抑郁障碍所致的伤残调整寿命年（disability adjusted life year，DALY）在所有 369 类研究的疾病中位居第 13 位，在所有精神障碍中位居第 1 位；焦虑障碍在所有疾病中位居第 24 位，在所有精神障碍中位居第 2 位（由于自伤在 DSM-5 诊断标准中并非独立的诊断，故虽然自伤排在焦虑障碍之前，但仍认为焦虑障碍在所有精神类疾病中位居第 2 位）。与疾病负担严重程度不相匹配的是，现有的研究相对不足。目前中低收入国家人口占全球人口的 90%，而仅有 10% 的健康相关研究在中低收入国家开展，而这一差距在精神卫生领域更为显著。精神障碍流行病学研究显示，中低收入国家精神障碍患病率低于高收入国家，但是这些地区的严重精神障碍患者中 1/3 ~ 1/2 没有接受任何治疗，治疗率远低于高收入国家。然而，时至今日，在发展中国家中提高精神障碍就诊率仍然面临重重阻碍。我国作为全球人口最多的发展中国家，40 多年来经济快速发展，家庭结构和生活方式发生了巨大变化，影响人们身心健康的多种因素持续存在，抑郁症、焦虑障碍等常见精神障碍患者有增加趋势，精神分裂症等严重精神障碍患者救治问题尚未全面解决。精神障碍疾病负担的相对增加，使精神卫生问题已成为我国重要的公共卫生问题。

精神障碍及精神卫生服务利用的流行病学调查能够提供人群的基础数据，为制定我国精神卫生规划以及建立干预措施提供科学依据，从而推动精神卫生资源的合理分配，对于公共保健政策的制定具有重要作用。流行病学横断面研究可以获得精神障碍患病率以及精神卫生服务现况和分布特点，而长期纵向追踪研究还可以获得疾病以及治疗状况的变化趋势。这些信息对于进一步开展分析性和实验性流行病学研究具有重要价值。因此，调查我国精神障碍的患病率和疾病负担及卫生服务利用现况，对于政府及医疗机构更好地制定精神障碍预防与诊疗政策和措施，合理分配卫生资源，具有重要的指导意义。

二、我国精神障碍和精神卫生服务利用流行病学调查的历史沿革

1982 年和 1993 年卫生部曾经分别组织了两次全国大样本的精神疾病流行病学调查，获得了当时全国大样本精神障碍数据，成为了解 20 世纪 80 年代到 20 世纪 90 年代我国精神障碍患病现况及卫生决策部门制定防控措施的重要参考资料。1982 年第一次调查包括全国 12 个地区，共调查了 12 000 户的 51 982 名 15 岁及以上居民。1993 年第二次调查在 1982 年调查的 12 个地区中的 7 个地区开展，共调查了 7000 户的 23 333 名居民。这两次大规模精神疾病流行病学调查，对于此后精神卫生政策的制定以及开展精神卫生工作，具有历史意义。基于这两次调查的结果，我国政府日益重视精神卫生工作，陆续颁布一系列政策和法规，并于 2013 年实施《中华人民共和国精神卫生法》，以此全面加强精神卫生基本医疗和基本公共卫生服务，提升精神卫生服务水平，促进常见精神障碍的识别和治疗，加强严重精神疾病救治和服务管理，推进社会和谐。2004 年，卫生部投资设立了严重精神障碍管理治疗项目（"686"项目），旨在建立综合预防和控制严重精神疾病患者危险行为的有效机制，提高严重精神疾病治疗率，降低肇事肇祸等危险行为发生率，普及精神障碍防治知识，提高对严重精神疾病系统治疗的认识。

进入 21 世纪，随着定式诊断访谈工具的研发以及复杂抽样和入户面对面访谈技术的发展，精神障碍的描述性流行病学研究水平迅速提升，北京、上海、昆明、广州、天津、浙江等地区陆续开展了不同规模的区域性精神障碍流行病学调查（表 1-1）。鉴于以往区域性的研究在调查工具、实施方法上不尽相同，也缺少质量评估指标及结果，因此无法简单地对各地研究的结果进行直接比较，也无法对全国的精神障碍患病率进行准

确估计。

关于精神疾病卫生服务利用方面的研究目前尚不充分，缺少国家层面的数据。主要原因是精神病与精神卫生学与其他学科相比起步相对较晚，精神科医疗和科研人员较少，精神卫生资源相对不足等。因此，目前国内缺乏全国精神卫生服务利用的系统而深入的研究。

表 1-1 2001—2010 年采用 CIDI 和 SCID 调查的我国部分区域精神障碍患病率[#]

调查工具	调查		文章发表		患病率（%）					
	调查场所	年	作者	年	抑郁症	广泛性焦虑障碍	强迫障碍	酒精滥用	酒精依赖	酒精使用障碍
CIDI	北京	2010	黄悦勤等	2013	3.35	0.29	1.30	1.82	0.29	–
	广州	2006	赵振环等	2009	0.80	0.34	–	–	–	1.38
	昆明	2005	阮冶等	2010	1.09	0.64	0.13	1.64	0.90	–
	北京和上海	2001	沈渔邨等	2006	2.00	0.80	–	1.60	0.60	1.60
SCID	天津	2010	徐广明等	2012	1.14	0.39	0.16	–	–	3.30
	四省市	2001—2005	费立鹏等	2009	2.07	1.32	0.08	3.47	2.34	5.81

注：场所均为家庭或居委会。

[#] CIDI：复合性国际诊断交谈表，调查以过去 12 个月为时限计算患病率。SCID：定式临床检查，调查以过去 30 天为时限计算患病率。

三、国外精神障碍流行病学研究进展

近年来，在世界范围内以美国、澳大利亚、加拿大、英国等为代表的发达国家陆续开展了全国性或区域性精神障碍流行病学调查。例如，美国于 1990—1992 年首次开展了国家共病调查（National Comorbidity Survey），2001 年再次开展了国家共病复测调查（National Comorbidity Survey Replication），调查报告精神障碍患病率从 1990 年的 29.4% 上升至 2001 年的 30.5%。1990 年调查后，政府依据调查结果采取了一系列预防控制措施，精神障碍得到了广泛的关注和重视，并取得了较好的成效，精神障碍治疗率从 1990 年的 12.2% 上升至 2001 年的 20.1%。

2001 年由世界卫生组织支持、美国哈佛大学牵头开展的世界精神卫生调查（World Mental Health Survey，WMHS），是目前全球规模最大且最具影响力的精神障碍流行病学调查。这一全球范围的调查首次采用相同的工具进行调查，获得了世界各大区域精神障碍及精神卫生服务的数据。超过 30 个国家和地区参加了 WMHS，调查受访者逾 15 万人。各国采用统一的调查工具世界卫生组织复合性国际诊断交谈表（The World Health Organization Composite International Diagnostic Interview，WHO-CIDI）和调查方法，描述了全球范围内的精神障碍流行病学现况与服务利用现况，分析了影响精神障碍患病的相关因素。我国北京和上海两大城市的城区参与了首批 WMHS，之后深圳市加入，三个大城市提供了中国数据。此次宏大的国际合作行动，对于了解全球精神障碍现况及影响因素和各国跨文化比较具有重要的意义。

四、中国精神障碍疾病负担及卫生服务利用研究的重要价值

精神障碍导致患者不能正常或有效地工作、学习，以及完成个人的社会责任；同时，由于普遍存在的社会歧视和病耻感导致患者丧失工作、学习等机会，给个人、家庭和社会均造成沉重的负担。研究精神卫生服务利用不仅可以直接获得卫生系统为人群提供卫生服务的数量、质量和效率，而且可以间接说明卫生系统通过卫生服务对居民健康状况的影响，从而评价卫生服务的社会效益。

因此，研究我国精神障碍疾病负担与卫生服务利用现况并分析其影响因素是重要而迫切的，通过调查掌握全国真实数据可以为各级政府制定相关政策以及医疗体制改革提供参考依据。

五、研究目标

中国精神障碍疾病负担及卫生服务利用的研究（简称中国精神卫生调查，China Mental Health Survey，CMHS）的目标是准确描述我国社区成人心境障碍、焦虑障碍、酒精药物使用障碍、间歇性暴发性障碍、进食障碍、精神分裂症及其他精神病性障碍、老年期痴呆七类主要精神障碍的患病率及其分布特点，测算各类精神障碍的疾病负担，分析各类精神障碍患者利用精神卫生服务的现况及分布特点，探讨人口学和心理社会影

响因素，为有效而公平地利用国家卫生资源、制定宏观和具体卫生政策提供科学依据。

六、研究方案的设计原则

（一）研究结果的全国代表性

CMHS 通过与中国疾病预防控制中心慢性非传染性疾病预防控制中心合作，借助 2013 年进行的第四次慢性病及其危险因素监测的行政力量和组织管理，以全国疾病监测点为调查框架，确保了调查结果的全国代表性。

（二）研究工具的一致性及跨文化可比性

CMHS 采用国际公认的复合性国际诊断交谈表 3.0（Composite International Diagnostic Interview 3.0，CIDI-3.0）、定式临床检查（Structured Clinical Interview for the Diagnostic and Statistical Manual，SCID），系统评价我国精神障碍疾病负担和卫生服务利用现况，有利于调查结果的国际跨文化比较。CIDI 是一个高度定式的访谈问卷，在大规模的精神障碍流行病学调查中，可以保证访谈员使用调查工具的一致性。SCID 是由精神科医生使用的半定式访谈问卷，培训合格的医生根据临床经验和专业水平全面收集临床信息，对精神分裂症及其他精神病性障碍进行正确的诊断。

（三）调查内容的全面性

CMHS 的目标不仅是获得精神障碍的患病率，还要获得精神障碍的卫生服务利用信息。在调查病种方面，CIDI 可以对心境障碍、焦虑障碍、物质使用障碍、间歇性暴发性障碍、进食障碍等五类精神障碍进行诊断，并提供精神分裂症及其他精神病性障碍的筛查结果；SCID 和 10/66 痴呆诊断工具作为精神分裂症及其他精神病性障碍和老年期痴呆的确诊工具。

（四）精神分裂症及其他精神病性障碍筛查问卷的创新性

精神障碍是一类具有明显病耻感的疾病，采用面对面访谈方式的调查可能会低估精神障碍患病率，尤其是精神分裂症等患者在精神病性症状支配下不能如实回答问题。CMHS 专门设计了受访者无法访谈原因列表（A1 问卷）和受访者中途退出原因列表（A2 问卷），可以减少因漏诊对这类精神障碍患病率真实性的影响。

（五）调查质量控制措施的及时性和有效性

为了及时发现并有效纠正调查实施过程中出现的系统误差，本项目组与北京大学中国社会科学调查中心（简称调查中心）合作，共同组织开展 CIDI 调查。调查中心具备国际领先的成熟质量控制体系，掌握完备的现场执行和质量控制技术，并且有采用 CIDI 进行精神障碍流行病学调查的经历，可以在全国范围内及时有效地对现场调查质量进行全程实时监控。

同时，为了对 SCID 调查的质量进行实时监控，本项目组与天津市安定医院合作成立了 SCID 协调中心，共同开展 SCID 的质量控制。该院 2010 年采用 SCID 开展了天津市精神障碍流行病学调查，建立了完善的 SCID 实施督导检查体系，能及时有效地进行质量控制。

（六）计算机辅助个人访谈模式的先进性

CMHS 采用的 CIDI 是计算机辅助个人访谈（computer assisted personal interview，CAPI）版本，有严格的跳转规则和质量核查节点，可以记录纸笔版访谈（paper and pencil interview，PAPI）模式无法实现的对访谈员全部访问行为的实时监控和纠错，从而确保调查质量。

中国精神卫生调查对象和方法

一、调查对象

（一）研究总体

中国 31 个省、自治区、直辖市（不包括香港、澳门、台湾）的 18 岁及以上的常住人口。

（二）样本量

CMHS 样本量按照现况调查样本量公式，当 $\alpha = 0.05$，$Z_\alpha = 1.96 \approx 2$，$\delta = 0.15P$ 时，$n = [2^2(1-P)\,P] / (0.15P)^2 = 178\,(1-P)/P$。按照 95% 精度要求，允许误差控制在患病率的 15% 以内，以各类精神障碍中患病率较低且具有重要性的精神分裂症的患病率 0.6% 为参数，按照允许误差 0.15× 患病率计算，有效样本量为 $n = 178 \times (1-0.6\%) \div 0.6\% \approx 30\,000$ 人，按照平均应答率 75% 估计，接触样本量为 40 000 人。

二、调查工具

（一）复合性国际诊断交谈表

复合性国际诊断交谈表（Composite International Diagnostic Interview，CIDI）为完全定式化的精神障碍诊断工具，是目前国际公认的适用于非精神卫生专业人员使用的精神障碍流行病学调查工具。CIDI可以按照美国精神病学协会《精神障碍诊断与统计手册》（第4版）（DSM-Ⅳ）和《国际疾病分类第十次修订本》（ICD-10）两套诊断分类标准做出精神障碍诊断。

（二）定式临床访谈诊断表

DSM-Ⅳ轴Ⅰ障碍定式临床检查（Structured Clinical Interview for DSM-Ⅳ Axis Ⅰ Disorders，SCID-Ⅰ）为精神病专科医生使用的半定式问卷，可以对DSM-Ⅳ轴Ⅰ的大多数障碍进行诊断。SCID可供熟悉DSM-Ⅳ分类和诊断标准的临床精神科医生或受过训练的精神卫生专业人员使用，是目前精神科诊断的金标准。

（三）10/66痴呆诊断工具

10/66痴呆诊断工具为10/66国际痴呆研究中采用的研究工具，研究工具的跨文化可比性、效度评价以及相关研究结果已在《柳叶刀》等国际知名杂志发表，获得了国际阿尔茨海默病协会以及世界卫生组织的认可。该工具包括社区痴呆筛查表（Community Screening Interview for Dementia，CSID）、老年精神状况量表（Geriatric Mental Status Examination，GMS）和生活照料以及医疗服务信息。

（四）信息收集补充问卷

1. 受访者无法访谈原因列表（简称A1问卷）

该问卷分为两个部分。第一部分为受访者自我报告无法参加的原因，第二部分为访谈员根据与受访者交流的情况自行填写。

2. 受访者中途退出原因列表（简称A2问卷）

该问卷与A1问卷类似，也分为两个部分。第一部分为受访者自我报告中途退出的原因，第二部分为访谈员根据与受访者交流的情况自行填写。

3. 精神科访谈补充问卷

该问卷的条目来自CIDI。用于由于身体原因无法接受CIDI访谈，以及因重性精神问题拒绝或中断 CIDI 访谈的受访者一般资料、服务、伤残程度等信息的补充。对于 55 岁及以上的受访者，该部分问卷还包括了 CSID- 受访者问卷的内容。

三、调查样本和抽样方法

CMHS 与中国疾病预防控制中心慢性非传染性疾病预防控制中心（简称慢病中心）组织的"2013 年中国慢性病及其危险因素监测"（简称慢病监测）同时进行，本次调查在 157 个疾病监测点完成。

CMHS 的样本抽取根据各类精神障碍的特点和诊断方法分两个阶段完成。

（一）第一阶段调查的抽样方法

第一阶段调查抽样过程共分为七个步骤。前三个步骤与慢病监测相同，即以疾病监测点作为调查地点；后四个步骤的抽样以疾病监测点为基础，进行多阶段不等概率分层抽样。抽样步骤见流程图（图 1-1）。

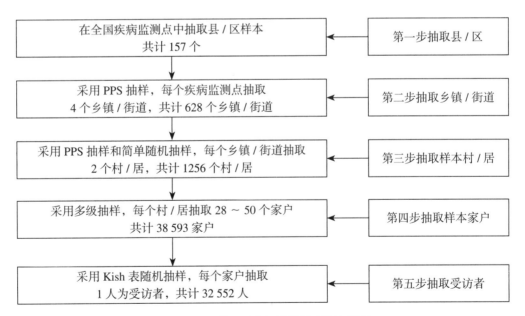

▲ 图 1-1　第一阶段调查抽样步骤流程图

PPS：容量比例概率抽样（probability proportional to size）

（二）第二阶段调查抽样

第二阶段调查样本抽样是在第一阶段调查的基础上，根据家户问卷 CIDI、A1 问卷、A2 问卷的完成情况及相应结果，抽取第二阶段 SCID 访谈样本以及 10/66 痴呆诊断样本。SCID 访谈样本和 10/66 痴呆诊断样本的抽样步骤分别见图 1-2 和图 1-3。

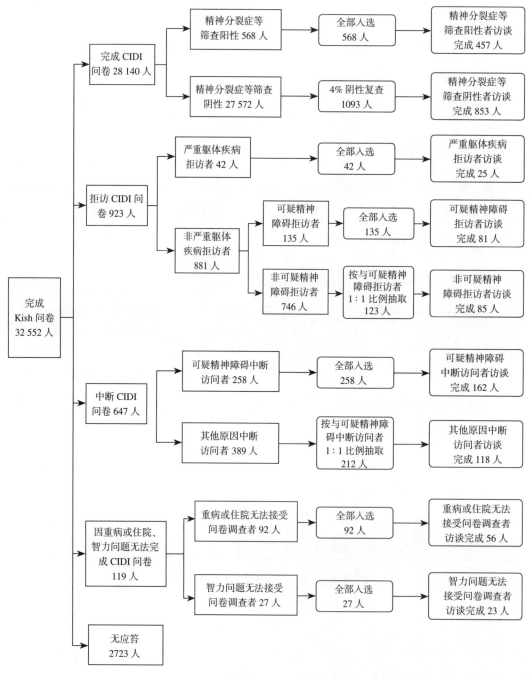

▲ 图 1-2 第二阶段调查 SCID 访谈样本抽样流程图

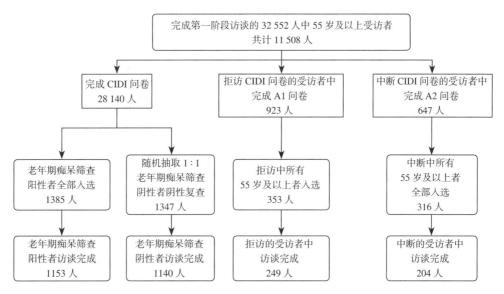

▲ 图 1-3 第二阶段调查 10/66 痴呆诊断样本抽样流程图

四、调查内容

（一）社会人口学信息

收集受访者社会人口学和相关信息，主要包括性别、年龄、受教育程度、婚姻状况、居住地（城乡、东中西部经济区）。

（二）精神障碍的患病率及分布特征

CMHS 以 DSM-Ⅳ 为诊断标准，获得心境障碍、焦虑障碍、酒精药物使用障碍、间歇性暴发性障碍、进食障碍、精神分裂症及其他精神病性障碍、老年期痴呆的患病率，并描述患病率高于 1‰ 的精神障碍在性别、年龄、城乡、东中西部经济区、婚姻状况、受教育程度等因素的分布特征。

（三）精神障碍的残疾率和致残率

CMHS 根据世界卫生组织残疾评定量表（World Health Organization Disability Assessment Schedule 2.0，WHODAS-2.0）得分进行残疾评定，获得过去 12 个月精神障

碍的残疾率、致残率以及残疾等级。

（四）精神障碍的伤残调整寿命年

伤残调整寿命年（disability adjusted life year，DALY）是从发病到死亡所损失的全部健康寿命年，包括因早死所致的寿命损失年（years of life lost，YLL）和残疾所致的健康寿命损失年（years lost due to disability，YLD）两部分，是定量计算因各种疾病造成的早死与残疾对健康寿命年损失的综合加权测量指标。

（五）精神障碍的医疗服务利用

CMHS 中所指的卫生服务利用为受访者自我报告接受治疗的情况。调查的重点为精神障碍患者对精神障碍相关的卫生服务利用的意愿及实际接受卫生服务的情况。

五、调查的质量控制

（一）研究设计阶段

研究设计由项目负责单位、合作单位、协作单位的负责人、学术骨干共同完成，并广泛听取了项目顾问的意见，经过四次论证会，各相关学科进行了充分研讨，最终达成共识，确定研究方案。

（二）研究准备阶段

第一阶段的入户调查采取与 CDC 组织的慢病监测相结合的方案开展，现场调查委托北京大学中国社会科学调查中心实施，包括访谈员招聘及培训。第二阶段的调查由北大六院、天津市安定医院及其他 9 家医院和大学组成的协调中心共同完成。

（三）现场调查阶段

CMHS 质量督导的主要内容包括：数据核查 29 657 例、录音核查 9331 例、电话核查 5715 例、实地核查 1169 例。结果显示问卷访谈整体质量优良，有 63.5% 的样本历经质量核查没有质量问题，有 34.7% 的样本出现轻微质量问题，建议重访样本 0.8%，有严重问题样本仅有 1.0%。样本整体质量优良，仅有轻微问题或未核查出任何问题的样本共计 98.2%。为此在调查现场安排了优秀访谈员回访，最终仅有 196 个样本被视为废卷。

六、资料分析方法

（一）加权

1. 第一阶段调查的加权方法

CMHS 为全国性的分层多阶段不等概率的复杂抽样设计，为了对目标变量较好地估计，需要对其进行加权调整。第一阶段调查加权方法如下。

（1）抽样设计权数：CMHS 的抽样设计权数与抽样过程密切相关，由每一步的抽样设计权数共同构成。

（2）无应答调整权数：无应答包含单元无应答和项目无应答两类，加权调整主要针对单元无应答进行无应答调整。

（3）事后分层调整权数：由于抽样设计的复杂性、实地调查过程的复杂性和样本无应答的存在，在某些关键变量上存在样本结构性偏差，导致最终的估计量有偏差，因此需要对 CIDI 问卷数据进行事后分层调整。

（4）权数的极值调整：在实际利用权数进行目标变量的估计过程中，由于复杂抽样设计、抽样框误差、无应答调整、事后分层调整等，导致权数差异太大，造成过大的方差，影响估计的效率，因此需要对最终的权数进行极值调整。

（5）最终权数：最终权数是上述权数的乘积。公式为：

$$W = W_{ijkhlop} W_{ijkhlodp}^{non} W_s^{post}$$
$$= w_{ij} w_{ijk} w_{ijkh} w_{ijkhld} w_{ijkhldo} w_{ijkhldop} w_{ijkh}^{non} w_{ijkhlod}^{non} w_{ijkhldop}^{non} \frac{1}{p_s^{post}} w^{extr}.$$

（6）分城乡、年龄、性别的权数分布图：CMHS 分城乡、年龄、性别的权数分布见图 1-4。经过了加权调整后，加权后的样本与第六次全国人口普查的总体十分接近，减少了偏差，提高了估计精度。

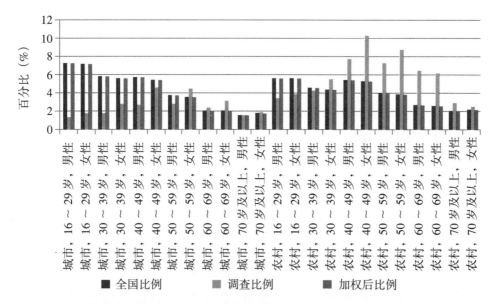

▲ 图1-4 中国精神障碍疾病负担及卫生服务利用研究样本加权前后的城乡、年龄、性别分布

2. 第二阶段调查的加权方法

第二阶段调查的加权原理、步骤和方法与第一阶段类似。不同的是在第二阶段中，研究对象不仅包括全部完成 CIDI 调查的研究对象，还包括完成 A1 问卷和 A2 问卷的研究对象。对于老年期痴呆，研究对象仅包括 65 岁及以上老人。

（二）疾病负担

1. 患病率

（1）患病率为全部调查对象在给定期间内检出为病例的概率。

患病率 =（某期间）被调查者中的患病人数 / 被调查人数（百分率或千分率）

（2）终生患病率：在调查人群中，从调查之日起，有生以来曾罹患过某种精神障碍的人群作为病例，该病例数占总人群数的比例。

（3）12 月患病率及其人群地区分布：12 月患病率为在调查人群中，从调查之日起，之前 12 个月（精神分裂症及其他精神病性障碍的调查时限为过去 30 天）曾罹患过某种精神障碍的人群作为病例，该病例数占总人群数的比例。采用 12 月患病率描述患病率的性别、年龄、城乡、东中西部经济区、受教育程度及婚姻状况的分布特征。

2. 精神障碍的残疾率及致残率

精神障碍残疾率为调查人群中罹患精神障碍且达到残疾的患者所占的比例。精神障碍致残率为罹患精神障碍的患者中达到残疾的患者所占的比例。

精神残疾根据 WHODAS-2.0 得分进行评定，评估时间为过去 12 个月所致的残疾程度。

第三节

中国精神卫生调查研究结果

一、调查完成情况及调查样本人口学特征

（一）调查完成情况

CMHS 在 31 个省 157 个县 / 区 268 个乡镇 / 街道 1256 个村委会 / 居委会的 38 593 户中，共完成调查 32 552 人，应答率为 84.3%（32 552/38 593）。

在第一阶段调查中，完成 CIDI 问卷 28 140 人，应答率为 72.9%（28 140/38 593）；完成 A1 问卷 923 人，完成 A2 问卷 647 人，另有 119 人因住院或智力问题直接进入第二阶段调查。在第二阶段调查中，按照抽样流程，共有 2550 人进入 SCID 访谈流程，完成 SCID 问卷 1860 人，应答率为 72.9%（1860/2550）；共有 3401 人进入 10/66 老年期痴呆诊断访谈流程，完成 10/66 诊断访谈 2746 人，应答率为 80.7%（2746/3401）。

（二）调查样本人口学特征

在 32 552 例调查样本中，男性占 45.4%，女性占 54.6%；18 ～ 34 岁、35 ～ 49 岁、50 ～ 64 岁、65 岁及以上样本分别占 17.3%、32.7%、33.6% 和 16.4%；城市样本占 47.0%，农村样本占 53.0%；东部、中部、西部经济区样本分别占 34.5%、32.5%、33.0%；已婚人群占大多数（85.8%），未婚、分居 / 离婚、丧偶人群分别占 5.5%、2.2%、6.5%；文盲 / 小学以下文化人群占 29.1%，小学文化人群占 21.1%，初中文化人群占 29.6%，高中文化人群占 12.8%，大专、本科及以上文化程度人群占 7.4%。调查样本的社会人口学特征详见图 1-5。

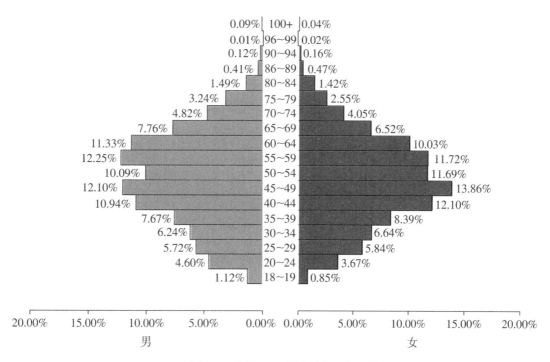

▲　图 1-5　全国 Kish 样本的人口金字塔

二、中国社区成人各类精神障碍患病率

本文中以 DSM-Ⅳ 为诊断标准计算各类精神障碍患病率并以此进行疾病负担和卫生服务利用的相关分析。

CMHS 调查获得任何一类精神障碍（不含老年期痴呆）终生患病率为 16.57%（95% 置信区间：12.97% ～ 20.18%），12 月患病率为 9.32%（95% 置信区间：5.37% ～ 13.28%）。65 岁及以上人群老年期痴呆加权后的患病率为 5.56%。任何一类精神障碍（不含精神分裂症及其他精神病性障碍、老年期痴呆）终生患病率为 18.33%（95% 置信区间：15.80% ～ 20.86%），12 月患病率为 11.15%（95% 置信区间：9.46% ～ 12.85%）。任何一类精神障碍（不含创伤后应激障碍、精神分裂症及其他精神病性障碍、老年期痴呆）终生患病率为 14.83%（95% 置信区间：13.09% ～ 16.56%），12 月患病率为 8.93%（95% 置信区间：7.76% ～ 10.10%）。

在 18 岁及以上人群中，焦虑障碍患病率最高，加权后终生患病率为 7.57%，12 月患病率为 4.98%；心境障碍其次，加权后终生患病率为 7.37%，12 月患病率为 4.06%；

酒精药物使用障碍第三，加权后终生患病率为 4.67%，12 月患病率为 1.94%；间歇性暴发性障碍第四，加权后终生患病率为 1.54%，12 月患病率为 1.23%；精神分裂症及其他精神病性障碍加权后的终生患病率为 7.46‰，30 天患病率为 6.13‰；进食障碍加权后终生患病率和 12 月患病率均低于 1‰。各类精神障碍加权前后患病率详见表 1-2。

表 1-2　各类精神障碍患病率（n=32 552）

精神障碍类别	终生患病率（%）				12 月患病率（%）			
	未加权		加权		未加权		加权	
	%	95%CI	%	95%CI	%	95%CI	%	95%CI
Ⅰ．心境障碍	7.45	7.14 ~ 7.76	7.37	6.29 ~ 8.44	4.04	3.81 ~ 4.27	4.06	3.42 ~ 4.70
Ⅱ．焦虑障碍	6.11	5.73 ~ 6.50	7.57	6.33 ~ 8.81	4.14	3.84 ~ 4.44	4.98	4.15 ~ 5.81
Ⅲ．酒精药物使用障碍	3.92	3.70 ~ 4.15	4.67	4.05 ~ 5.28	1.38	1.24 ~ 1.51	1.94	1.61 ~ 2.27
Ⅳ．间歇性暴发性障碍	1.39	1.25 ~ 1.53	1.54	1.19 ~ 1.89	1.03	0.91 ~ 1.15	1.23	0.90 ~ 1.55
Ⅴ．进食障碍	0.05	0.02 ~ 0.07	0.06	0.01 ~ 0.11	0.02[*]	0.002 ~ 0.03	0.03[*]	0.001 ~ 0.06
Ⅵ．精神分裂症及其他精神病性障碍	0.91	0.35 ~ 1.48	0.75	0.26 ~ 1.23	0.75	0.22 ~ 1.27	0.61	0.16 ~ 1.07
Ⅷ．老年期痴呆[#]	5.85	4.38 ~ 7.31	5.56	3.54 ~ 7.57				

[*] 30 天患病率。

[#] 仅计算 65 岁及以上人群的患病率。

第四节

精神障碍流行病学调查结果的国内外比较

一、发展概况

我国于 1982 年和 1993 年，由卫生部组织、北京医学院 / 北京医科大学精神卫生研究所牵头，分别进行了全国 12 地区和 7 地区两次大样本的精神障碍流行病学调查，获得了当时国内精神障碍的宝贵资料，对了解 20 世纪后期我国精神障碍患病现况，便于卫生决策部门制定相应预防控制措施产生了重要的指导作用。之后，在全国一些地区先后进行过不同规模的区域性精神障碍流行病学调查。费立鹏在《柳叶刀》（*The Lancet*）杂志上发表了 2001—2005 年我国山东、浙江、青海、天水 4 个省市的精神障碍调查结果，在国内外影响较大。

进入 21 世纪，世界各国尤其是欧美等发达国家纷纷开展了精神障碍流行病学调查。其中最具影响力的是 WHO 和美国哈佛大学牵头的，于本世纪初组织实施的世界精神卫生调查（World Mental Health Survey，WMHS），超过 30 个国家和地区参与调查。我国北京和上海城区于 2002 年、深圳市于 2005 年加入其中。调查样本量超过 15 万人，采用统一的调查工具和方法，获得全球范围内的精神障碍流行病学现况与服务利用现况（图 1-6），发表了一系列高水平学术文章。

纵观 40 年来国内外精神障碍流行病学研究发展历程，随着学科的发展，诊断标准、调查工具、研究方法均在不断更新，因此各时期、各地区报告的各类精神障碍的患病率难以进行科学性的比较，但是总体趋势显示，随着社会变迁和全球疾病谱的改变，各类

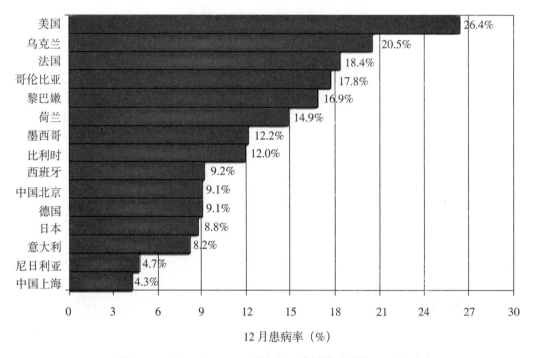

▲ 图1-6　WMH-CIDI/DSM-Ⅳ任何一类精神障碍的12月患病率

精神障碍的流行强度增加，心境障碍、焦虑障碍、物质使用障碍、老年期痴呆等受社会环境因素影响大的精神障碍患病率呈上升趋势，而精神分裂症及其他精神病性障碍等受生物遗传因素影响大的精神障碍的患病率维持相对稳定的水平，说明心理社会危险因素对于精神障碍的发生有不容忽视的作用。

二、精神障碍流行病学研究的特殊性

精神障碍流行病学研究是有别于其他疾病的世界性难题。首先，当前国际上精神障碍的诊断标准主要是《国际疾病分类第十一次修订本》（ICD-11）和美国精神病学协会的《精神障碍诊断与统计手册》（第5版）（DSM-5），而其分类和诊断体系都是在西方文化背景下研发的，将其应用于世界各国无疑会受文化差异的影响，亦存在不同种族生物学差异的影响。其次，国内外的精神障碍流行病学研究将系统的流行病学方法应用到精神障碍的人群研究，常由于精神障碍病因的多重性、临床症状的不确定性、疾病诊断的多轴性和综合治疗的复杂性而受到限制。流行病学研究要求调查资料有代表性、随机性和可比性，而精神障碍由于患者疾病状态而不合作，患者及其家属难以克服的病耻感，以及社会普遍存在的对精神障碍的歧视和偏见，调查难以遵循严格的流行病学研究的原则，因而不能保证调查结果的真实性和可靠性。因此，精神障碍流行病学调查面临更多的困难，以致我国 40 年来以各种调查方法在各地区进行的精神障碍流行病学调查结果有很大差别。概括而言，从方法学的差异加以解释，DSM 系统对精神病理描述的充分性、DSM 标准本土化翻译的实用性和调查工具的灵敏度，不同地区不同亚文化症状阈值的差异，以及受访者向访谈者报告精神障碍的病耻感等因素都可能造成调查患病率的差异。进一步深入探讨不同地区患病率的实质性差异，可以从应激经历暴露的差异、不同群体和个体不同的易患性，以及生物遗传学等的差异等方面解释精神障碍的地区、时间和人群分布的差异。

三、国内外研究结果比较

就患病率而言，比较国内以往精神障碍调查结果，CMHS 获得的任何一类精神障碍终生患病率为 16.57%，高于 1982 年调查的 1.30% 和 1993 年调查的 1.35%，亦高于 WMHS 中国北京调查的 9.1% 和上海调查的 4.3%，低于费立鹏 2001—2005 年调查结果的 17.5%。患病率数据不同的原因用方法学的差异加以解释比较合理，因为 1982 年和 1993 年的调查采用 ICD-9 的诊断标准及其配套的调查工具和方法，WMHS 和费立鹏的调查采用 DSM-Ⅳ 的诊断标准，分别用 CIDI 和 SCID 两种调查工具和不同方法进行调查。将 CMHS 与 WMHS 各国调查结果比较，我国精神障碍患病率高于尼日利亚调查的 4.7%，低于患病率最高的美国调查的 26.4%。

分析以往报告各地区调查的精神障碍患病率差异的原因，首先是调查病种的差异。就焦虑障碍而言，国内 12 地区与 7 地区的调查病种包括神经衰弱、癔症、抑郁性神经症等，涵盖范围相对较窄，得到的患病率相对较低；就精神分裂症及精神病性障碍而言，国内部分地区仅调查精神分裂症的患病率，而 CMHS 除精神分裂症，还包括其他精神病性障碍。其次，调查工具以及实施方案存在差异，质量控制措施也不尽相同，对调查结果均会产生一定的影响；再次，CMHS 结果具有全国代表性，但不具备各地区的自代表性，而患病率存在一定的地区差异。WMHS 显示，各国患病率有很大差异，很难简单地以社会心理因素和人口学因素进行单因素解释。此外，调查结果与调查方案、调查工具、质量控制、调查地区的经济发展水平等多种因素有关。CMHS 采用了严格的实施方案与质量控制方案，所得到的患病率，能真实地代表目前全国精神障碍流行病学现况。

由于以往各区域性精神障碍调查的诊断标准不尽相同，调查包含的病种多数不一致，调查方法更是不统一，任何一类精神障碍患病率（总患病率）的差异不具有可比性，更不能以横断面的调查结果简单评估患病率的时间变化趋势。因此，将国内外各地区调查结果加以简单化比较不是科学严谨的，尤其是各地区调查包含了不同类别精神障碍，所谓总患病率的数据是没有可比性的。应该以各类精神障碍分别进行比较，才能获得更加科学的结论。

CMHS 获得的任何一类精神障碍（不含老年期痴呆）患病率高于 1982 年、1993 年调查各类精神障碍的患病率，也高于区域性调查的多数结果。国内采用 CIDI 进行调查的区域性调查多数仅包括心境障碍、焦虑障碍及酒精药物使用障碍。CMHS 获得的各类精神障碍的患病率，高于 2001 年 WMHS 北京和上海的包括焦虑障碍、心境障碍及酒精药物使用障碍的终生患病率 13.2%，也高于北京市包括心境障碍、焦虑障碍、酒精药物使用障碍以及精神病性障碍的 12 月患病率 8.08%；而低于费立鹏 2001—2004 年采用 SCID 调查的四省市的 30 天患病率 17.5%。

CMHS 是首次全国 31 个省、自治区、直辖市（不包括香港、澳门、台湾）的精神障碍流行病学调查，主要结果已经发表在《柳叶刀》等著名医学期刊，入选"2019 年度中国医学重大进展"，在国内外有重大影响力。CMHS 从精神障碍理论和方法的学术意义，到精神卫生服务的实践意义都是史无前例的，在中国精神卫生事业发展历程中具有里程碑意义。

为了精神障碍流行病学研究的可持续发展，今后应该开拓国际合作，开展国内多地区、多机构、多学科的广泛合作，加大资源投入，进行流行病学队列研究，系统深入地探讨精神障碍的流行强度、分布特征、病因和危险因素、治疗和康复、干预和预防。

（黄悦勤）

参考文献

[1] LU J, XU X F, HUANG Y Q, et al. Prevalence of depressive disorders and treatment in China: a cross-sectional epidemiological study [J/OL]. Lancet Psychiatry, 2021, 8 (11): 981-990. DOI: 10.1016/S2215-0366 (21) 00251-0.

［2］XU Y F, WANG Y, CHEN J H, et al. The comorbidity of mental and physical disorders with self-reported chronic back or neck pain: Results from the China Mental Health Survey［J/OL］. J Affect Disord, 2020, 260 : 334-341. DOI: 10.1016/j.jad.2019.08.089.

［3］GBD 2019 Diseases and Injuries Collaborators. Global burden of 369 diseases and injuries in 204 countries and territories, 1990-2019 : a systematic analysis for the Global Burden of Disease Study 2019［J/OL］. Lancet, 2020, 396（10258）: 1204-1222. DOI: 10.1016/S0140-6736（20）30925-9.

［4］HUANG Y Q, WANG Y, WANG H, et al. Prevalence of mental disorders in China: a cross-sectional epidemiological study［J/OL］. Lancet Psychiatry, 2019, 6（3）: 211-224. DOI: 10.1016/S2215-0366（18）30511-X.

［5］LIU Z R, HUANG Y Q, LV P, et al. The China Mental Health Survey: Ⅱ. Design and field procedures［J/OL］. Soc Psychiatry Psychiatr Epidemiol, 2016, 51（11）: 1547-1557. DOI: 10.1007/s00127-016-1269-5.

［6］HUANG Y Q, LIU Z R, WANG H, et al. The China Mental Health Survey（CMHS）: Ⅰ. background, aims and measures［J/OL］. Soc Psychiatry Psychiatr Epidemiol, 2016, 51（11）: 1559-1569. DOI: 10.1007/s00127-016-1270-z.

［7］LU J, HUANG Y Q, LIU Z R, et al. Validity of Chinese Version of the Composite International Diagnostic Interview-3.0 in Psychiatric Settings［J/OL］. Chin Med J（Engl）, 2015, 128（18）: 2462-2466. DOI: 10.4103/0366-6999.164930.

［8］刘云涛, 黄悦勤, 马亚婷, 等. 中国≥15岁人群精神残疾的描述性流行病学研究［J］. 中华流行病学杂志, 2014, 35（2）: 124-128.

［9］刘肇瑞, 黄悦勤, 陈曦, 等. 北京市社区人群心境障碍、焦虑障碍及物质使用障碍的现况调查［J］. 中国心理卫生杂志, 2013, 27（2）: 102-110.

［10］迟锐, 黄悦勤, 刘肇瑞. 复合性国际诊断交谈表纸笔版和计算机版的最小成本分析［J］. 中国心理卫生杂志, 2010, 24（4）: 256-260, 269.

［11］黄悦勤, 谢守付, 卢瑾, 等. 复合性国际诊断交谈表3.0中文版在社区应用的信效度评价［J］. 中国心理卫生杂志, 2010, 24（1）: 21-24, 28.

［12］KESSLER R C, 郭万军, 曾卓谦, 等. 世界精神卫生调查行动及其对中国精神障碍流行病学研究的提示［J］. 中国神经精神疾病杂志, 2010, 36（7）: 385-388.

［13］阮冶, 黄悦勤, 许勇刚, 等. 昆明市精神与行为障碍的流行病学研究［J］. 现代预防医学, 2010, 37（4）: 628-632.

［14］PHILLIPS M R, ZHANG J X, Shi Q C, et al. Prevalence, treatment, and associated disability of mental disorders in four provinces in China during 2001-05 : an epidemiological survey［J］. Lancet, 2009, 373（9680）: 2041-2053.

［15］赵振环, 黄悦勤, 李洁, 等. 广州地区常住人口精神障碍的患病率调查［J］. 中国神经精神疾病杂志, 2009, 35（9）: 530-534.

［16］张淑娟, 姜潮, 王萍, 等. 辽宁省城乡居民情感性精神障碍流行病学调查［J］. 中国慢性病预防与控制,

2008（4）: 378-381.

[17] WANG P S, AGUILAR-GAXIOLA S, ALONSO J, et al. Use of mental health services for anxiety, mood, and substance disorders in 17 countries in the WHO world mental health surveys [J]. Lancet, 2007, 370（9590）: 841-850.

[18] SHEN Y C, ZHANG M Y, HUANG Y Q, et al. Twelve-month prevalence, severity, and unmet need for treatment of mental disorders in metropolitan China [J]. Psychol Med, 2006, 36（2）: 257-267.

[19] 石其昌, 章健民, 徐方忠, 等. 浙江省15岁及以上人群精神疾病流行病学调查 [J]. 中华预防医学杂志, 2005, 39（4）: 229-236.

[20] KESSLER R C, DEMLER O, FRANK R G, et al. Prevalence and treatment of mental disorders, 1990 to 2003 [J]. N Engl J Med, 2005, 352（24）: 2515-2523.

[21] KESSLER R C, USTÜN T B. The World Mental Health（WMH）Survey Initiative Version of the World Health Organization（WHO）Composite International Diagnostic Interview（CIDI）[J]. Int J Methods Psychiatr Res, 2004, 13（2）: 93-121.

[22] KESSLER R C, BERGLUND P, CHIU W T, et al. The US National Comorbidity Survey Replication（NCS-R）: design and field procedures [J]. Int J Methods Psychiatr Res, 2004, 13（2）: 69-92.

[23] ALONSO J, ANGERMEYER M C, BERNERT S, et al. Sampling and methods of the European Study of the Epidemiology of Mental Disorders（ESEMeD）project [J]. Acta Psychiatr Scand Suppl, 2004（420）: 8-20.

[24] DEMYTTENAERE K, BRUFFAERTS R, POSADA-VILLA J, et al. Prevalence, severity, and unmet need for treatment of mental disorders in the World Health Organization World Mental Health Surveys [J]. JAMA, 2004, 291（21）: 2581-2590.

[25] KESSLER R C, MERIKANGAS K R. The National Comorbidity Survey Replication（NCS-R）: background and aims [J]. Int J Methods Psychiatr Res, 2004, 13（2）: 60-68.

[26] 张维熙, 沈渔邨, 李淑然, 等. 中国七个地区精神疾病流行病学调查 [J]. 中华精神科杂志, 1998, 31（2）: 69-71.

[27] KESSLER R C, MCGONAGLE K A, ZHAO S Y, et al. Lifetime and 12-month prevalence of DSM-Ⅲ-R psychiatric disorders in the United States. Results from the National Comorbidity Survey [J]. Arch Gen Psychiatry, 1994, 51（1）: 8-19.

[28] WILSON L G, YOUNG D. Diagnosis of severely ill inpatients in China. A collaborative project using the structured clinical interview for DSM-Ⅲ（SCID）[J]. J Nerv Ment Dis, 1988, 176（10）: 585-592.

项目合作单位、协作单位、参与单位名单

一、合作单位及负责人

中南大学肖水源、中南大学湘雅二医院李凌江、上海市精神卫生中心徐一峰、四川大学李涛、昆明医科大学第一附属医院许秀峰、吉林大学于雅琴、中国人民解放军第四军医大学（现空军军医大学）闫永平、宁夏医科大学王志忠、乌鲁木齐市第四人民医院徐向东。

二、协作单位

中国疾病预防控制中心慢性非传染性疾病预防控制中心、北京大学中国社会科学调查中心、天津市安定医院。

三、参与单位

长春市第六医院、重庆医科大学附属第一医院、广东省精神卫生中心、广西医科大学附属第一医院、广西壮族自治区人民医院、贵州省第二人民医院、海南省精神卫生中心、杭州市第七人民医院、河南省荣康医院、哈尔滨市第一专科医院、常德市康复医院、衡阳市第一精神病医院、湖南省脑科医院、湖州市第三人民医院、江西省精神卫生中心、

荆州市精神卫生中心、南京脑科医院、赤峰市安定医院、宁夏民政厅民康医院、宁夏医科大学总医院、攀枝花市第三人民医院、青海省第三人民医院、沈阳二四二医院、山东省精神卫生中心、苏州市广济医院、天水市第三人民医院、无锡市精神卫生中心、武汉市精神卫生中心、西安市精神卫生中心、玉溪市第二人民医院、自贡市精神卫生中心。

受访者无法访谈原因列表（A1 问卷）

第一部分　访谈员询问受访者后判断

A0. 受访者拒绝接受调查的原因

A0.1 时间问题（例如：太忙、访问时间不合适）

1=是　　　　　　　　　　　　　　　　5=否

A0.2 需要处理其他个人事务（例如：上班、上学）

1=是　　　　　　　　　　　　　　　　5=否

A0.3 调查时间太长

1=是　　　　　　　　　　　　　　　　5=否

A0.4 健康问题（例如：身体太差）

1=是　　　　　　　　　　　　　　　　5=否

A0.5 消极态度（例如：认为调查浪费时间、从不做调查、没有兴趣）

1=是　　　　　　　　　　　　　　　　5=否

A0.6 调查内容敏感，不愿回答

1=是　　　　　　　　　　　　　　　　5=否

A0.7 担心个人隐私被泄露

1=是　　　　　　　　　　　　　　　　5=否

A0.8 调查补助太少

1=是　　　　　　　　　　　　　　　　5=否

A0.9 没有给出任何原因，直接拒绝

1=是　　　　　　　　　　　　　　　　5=否

A0.10 其他原因

1=是，（请注明）＿＿＿＿＿＿＿＿＿＿　　5=否

第二部分　访谈员自行判断，或者根据知情人报告进行判断

A1.1 知情人反映，或者访谈员观察到受访者由于严重的躯体疾病，导致神情恍惚或口齿不清

1=是，请记录躯体疾病诊断或描述具体表现：＿＿＿＿＿＿　5=否

A1.2 知情人反映受访者患有精神障碍、智力减退或低下，并且目前存在下述至少一种精神症状，如兴奋素乱、回避与人接触、无法有效交谈、理解能力差或记忆力衰退，使受访人无法配合访谈

1=是，请记录精神障碍诊断或描述具体表现：＿＿＿＿＿＿　5=否

A1.3 访谈员判断受访者是否有如下心理行为异常

A1.3.1 对问话不答或少答，或思维贫乏、空洞、或者混乱导致无法交谈

1= 是   5= 否

A1.3.2 兴奋躁动，言语行为紊乱

1= 是   5= 否

A1.3.3 对访员有敌意或攻击倾向；或敏感多疑，警惕性增高

1= 是   5= 否

A1.3.4 紧张不安，无法安静地坐下或集中注意力

1= 是   5= 否

A1.3.5 目前表现出孤僻或回避陌生人

1= 是   5= 否

受访者中途退出原因列表（A2 问卷）

第一部分　受访者自我报告的退出原因

A2.1 时间问题（例如：太忙、访问时间不合适）

1=是　　　　　　　　　　　　　　　　　　5=否

A2.2 需要处理其他个人事务（例如：上班、上学）

1=是　　　　　　　　　　　　　　　　　　5=否

A2.3 调查时间太长

1=是　　　　　　　　　　　　　　　　　　5=否

A2.4 健康问题（例如：身体太差）

1=是　　　　　　　　　　　　　　　　　　5=否

A2.5 消极态度（例如：认为调查浪费时间、从不做调查、没有兴趣）

1=是　　　　　　　　　　　　　　　　　　5=否

A2.6 调查内容敏感，不愿回答

1=是　　　　　　　　　　　　　　　　　　5=否

A2.7 担心个人隐私被泄露

1=是　　　　　　　　　　　　　　　　　　5=否

A2.8 调查补助太少

1=是　　　　　　　　　　　　　　　　　　5=否

A2.9 没有给出任何原因，直接拒绝

1=是　　　　　　　　　　　　　　　　　　5=否

A2.10 其他原因

1=是，请具体说明＿＿＿＿＿＿＿＿＿＿　5=否

第二部分　与精神心理健康相关的退出原因判断（访谈员观察）

A2.11 受访者可能因患有精神障碍而中途退出访谈

A2.11.1 智力和理解能力差，不理解访谈问题

1=是　　　　　　　　　　　　　　　　　　5=否

A2.11.2 与陌生人谈话感到严重的不自在或不舒服

1=是　　　　　　　　　　　　　　　　　　5=否

A2.11.3 紧张不安，无法安静地坐下或集中注意力

1=是　　　　　　　　　　　　　　　　　　5=否

A2.11.4 敌视态度或攻击性言语行为

1= 是   5= 否

A2.11.5 敏感多疑、过分警觉使访谈无法进行

1= 是   5= 否

A2.11.6 受访者兴奋话多或问话不答，使访谈无法进行

1= 是   5= 否

第三部分　其他不可理解的原因（访谈员观察）

A2.11.7 其他不可理解的原因，导致访谈无法进行

1= 是，请具体描述：＿＿＿＿＿＿＿＿＿＿＿　　5= 否

第二章 | 老年期痴呆患病率和分布及其影响因素

老年期痴呆患病率

一、老年期痴呆诊断标准

（一）美国精神病学协会标准

根据美国精神病学协会《精神障碍诊断与统计手册》（第 4 版）（Diagnostic and Statistical Manual of Mental Disorders，Fourth Edition，DSM-Ⅳ），老年期痴呆包括：

1. Alzheimer型痴呆

A．发生多方面认知缺陷，表现为下列二者：

（1）记忆缺损（学习新信息的能力缺损或不能回忆以前所学到的信息）。

（2）至少下列认知障碍之一：

（a）失语（语言障碍）。

（b）失用（虽然运动功能没有问题，但不能执行动作）。

（c）失认（虽然感觉功能没问题，但不能认识或识别物体）。

（d）执行管理功能的障碍（即计划、组织、排序、抽象）。

B．符合 A1 与 A2 的认知缺陷导致社交或职业功能的缺损，并可发现这些功能明显不如以前。

C．病程的特点是逐渐起病，继续减退。

D．标准 A1 与 A2 中的认知缺陷，并非由于下列原因：

（1）其他能导致记忆与认知进行性缺陷的中枢神经系统情况（例如，心血管疾病、帕金森病、亨廷顿病、硬膜下血肿、正常压力脑积水、脑瘤）。

（2）已知能导致痴呆的系统性情况（例如，甲状腺功能减退、维生素 B_{12} 或叶酸缺乏、烟酸缺乏、高血钙、神经梅毒、HIV 感染）。

（3）物质所致情况。

E．这些缺陷并非由谵妄所致。

F．此障碍并非由其他轴 I 障碍所致（例如，重性抑郁障碍、精神分裂症）。

2. 血管性痴呆（既往称多发梗塞性痴呆）

A．发生多方面认知缺陷，表现为以下二者：

（1）记忆缺陷（不能学习新资料或不能回忆以前所学到的资料）。

（2）至少下列认知障碍之一。

（a）失语（语言障碍）。

（b）失用（虽然运动功能没有问题，但不能执行动作）。

（c）失认（虽然感觉功能没有问题，但不能认识或识别物体）。

（d）执行管理功能的障碍（即计划、组织、排序、抽象）。

B．符合 A1 与 A2 的认知缺陷导致社交或职业功能的缺损，并可发现这些功能明显不如以前。

C．局灶性的神经系统体征与症状，例如，腱反射亢进、伸性跖反射、假性延髓麻痹、步态异常、某肢体无力，或有提示脑血管疾病的实验室依据（例如，涉及皮层及白质的多发性梗死）并可被认为是此障碍的病因。

D．这些缺陷并非由谵妄所致。

（二）国际疾病分类标准

根据《国际疾病分类第十次修订本》（International Classification of Diseases，Tenth Revision，ICD-10），痴呆是由脑部疾病所致的综合征。它通常具有慢性或进行性的性质，出现多种高级皮层功能的紊乱，其中包括记忆、思维、定向、理解、计算、学习能力、语言和判断功能。意识是清晰的。常伴有认知功能的损害，偶尔以情绪控制和社会行为或动机的衰退为前驱症状。本综合征见于阿尔茨海默病、脑血管病以及原发地或继发地伤害大脑的其他情况。判断是否存在痴呆时，应特别小心地避免假阳性：除动作缓慢和整个躯体的虚弱外，动机或情绪因素，尤其是抑郁也可解释患者的不佳表现，这些情况均不属于智能减退。痴呆导致智能的明显减退，并常常影响患者的日常生活，如洗衣、衣着、进食、个人卫生、排泄及梳妆。这些功能减退的表现在很大程度上取决于患者所生活的社会和文化处境。角色扮演不佳（如保持或寻找工作的能力下降）不应成为诊断痴呆的标准，因为角色扮演是否恰当存在极大的跨文化差异。而且，在某一特定文化背景中能否获得工作常受外界变化的影响。

如果存在抑郁症状，但未满足抑郁发作的标准（F32.0-F32.3）时，可以用第五位编码加以记录；对幻觉或妄想可做类似的处理。

- X0 不伴其他症状。
- X1 伴其他症状，以妄想为主。
- X2 伴其他症状，以幻觉为主。
- X3 伴其他症状，以抑郁为主。
- X4 伴其他混合性症状。

［诊断要点］

诊断痴呆的基本条件是存在如上所述的足以妨碍个人日常生活的记忆和思维减退。典型的记忆损害影响新信息的识记、贮存和再现，但以前学过的和熟悉的资料也可能会丢失，这种情况尤其见于痴呆晚期。痴呆不仅仅是记忆障碍，还有思维和推理能力损害以及观念的减少。信息摄入过程受损，使患者逐渐感到难以同时注意一个以上的刺激，例如参与几个人的交谈，以及将注意的焦点从一个话题转移到另一个话题。如果痴呆是唯一的诊断，则需提供意识清晰的证据。然而，谵妄附加于痴呆的双重诊断也很常见（F05.1）。应证明上述症状和功能损害至少已存在 6 个月，方可确定痴呆的临床诊断。

［鉴别诊断］

应考虑抑郁性障碍（F30-F39）（它可表现出痴呆早期的许多特点，尤其是记忆损害、思维迟缓以及缺乏主动性）；谵妄（F05）；轻或中度精神发育迟滞（F70-F71）；归因于社会环境极度贫乏和教育受限制的认知功能低下；服药导致的医源性精神障碍（F06）。

痴呆可继发于本节中任何一种器质性精神障碍，或与其中的某些类型，尤其是谵妄共存（见 F05.1）。

F00 阿尔茨海默病性痴呆

阿尔茨海默病是一种病因未明的原发性退行性大脑疾病，具有特征性的神经病理和神经化学改变，它常常潜隐起病，在几年的时间内缓慢而稳固地发展，这段时间可短至2年或3年，但偶尔也可持续得相当长。起病可在成年中期或更早（老年前期起病的阿尔茨海默病），但老年期的发病率更高（老年期起病的阿尔茨海默病）。在65～70岁之前起病的病例往往有类似痴呆的家族史、疾病进展较快和明显的额叶和顶叶损害的特征，包括失语和失用。起病较晚的病例疾病进展较慢，以较广泛的高级皮层功能损害为特征。Down综合征患者极易患阿尔茨海默病。

脑中有特征性变化：神经元的数量显著减少（尤其在海马、无名质、蓝斑、颞顶叶和前额叶）；神经原纤维缠结造成的成对螺旋丝；（嗜银性）神经炎斑（其成分大多为淀粉，进展显著，尽管也存在不含淀粉的斑块）；以及颗粒空泡体。人们还发现了神经化学改变，包括乙酰胆碱及其他神经递质和调质的胆碱乙酰转移酶明显减少。

过去认为其临床表现伴随着上述脑改变，但现在发现两者并非总是平行地发展：当一种改变的依据还极少时，另一种改变的存在可能已不容置疑了。然而，仅根据阿尔茨海默病的临床特征往往即可做出诊断。

目前阿尔茨海默病性痴呆尚不能逆转。

［诊断要点］

下列特点是确诊的基本条件：

（a）存在如上所述的痴呆。

（b）潜隐起病，缓慢退化，通常难以指明起病的时间，但他人会突然察觉到症状的存在。疾病进展过程中会出现明显的高台期。

（c）无临床依据或特殊检查的结果能够提示精神障碍是由其他可引起痴呆的全身性疾病或脑的疾病所致（例如，甲状腺功能减退、高血钙、维生素 B_{12} 缺乏、烟酸缺乏、神经梅毒、正常压力脑积水或硬膜下血肿）。

（d）缺乏突然性、卒中样发作，在疾病早期无局灶性神经系统损害的体征，如轻瘫、感觉丧失、视野缺损及运动协调不良（但这些症状会在疾病晚期出现）。

在部分病例，阿尔茨海默病的特点和血管性痴呆的特点会同时出现，这些病例应做双重诊断（和双重编码）。如果血管性痴呆发生在阿尔茨海默病之前，则根据临床表现也许无法做出阿尔茨海默病的诊断。

[鉴别诊断]

应考虑抑郁性障碍（F30-F39）；谵妄（F05）；器质性遗忘综合征（F04）；其他原发性痴呆，如皮克病性痴呆、克 - 雅病性痴呆或亨廷顿病性痴呆（F02.-）；伴有各种躯体疾病、中毒等的继发性痴呆（F02.8）；轻、中度或重度精神发育迟滞（F70-F72）。

阿尔茨海默病性痴呆可与血管性痴呆共存（编码为 F00.2），例如脑血管病发作（多发性梗死症状）附加于阿尔茨海默病的临床表现和病史之上，这样的发作会引起痴呆症状的突然变化。患者尸体解剖发现，两型共存者占痴呆病例总体的 10% ～ 15%。

F00.0 早发性阿尔茨海默病性痴呆

起病于 65 岁之前的阿尔茨海默病性痴呆。退化速度相对较快，伴明显的多种高级皮层功能障碍，大多数患者较早地出现失语、失写、失读和失用。

[诊断要点]

发生于 65 岁之前的如上所述的痴呆，通常症状进展迅速。阿尔茨海默病家族史有助于诊断，但不是诊断的必要条件。Down 综合征或淋巴瘤家族史也具有同样意义。

包含：阿尔茨海默病，2 型

　　　　早老性痴呆，阿尔茨海默型

F00.1 晚发性阿尔茨海默病性痴呆

临床可观察到的阿尔茨海默病性痴呆起病于 65 岁之后，往往在 75 岁以上或更晚，进展缓慢，通常记忆损害为其主要特点。

[诊断要点]

如上所述的痴呆，注意是否存在与早发性亚型相鉴别的特征（F00.0）

包含：阿尔茨海默病，1 型；老年性痴呆，阿尔茨海默型。

F00.2 非典型或混合型阿尔茨海默病性痴呆

既不符合 FO0.0 也不符合 F00.1 的描述和诊断要点之痴呆应在此归类，混合性阿尔兹海默病性痴呆和血管性痴呆也包括在此。

F00.9 未特定阿尔茨海默病性痴呆

F01 血管性痴呆

血管性（原名动脉硬化性）痴呆，包括多发脑梗死性痴呆，在起病、临床特点和病程上均与阿尔茨海默病性痴呆不同。典型病例有短暂脑缺血发作的病史，并有短暂的意识损害、一过性轻瘫或视觉丧失。痴呆也可发生在一系列急性脑血管意外之后或继发于一次重度卒中，但这种情况较少见。此后，记忆和思维损害成为突出表现。起病通常在晚年，可在某次短暂脑缺血发作后突然起病或逐渐起病。痴呆往往由血管病，包括高血压性脑血管病引起的脑梗死引起。梗死往往较小，但它们的影响可以累加。

［诊断要点］

诊断的前提是存在如上所述的痴呆。认知功能的损害往往不平均，故可能有记忆丧失、智能损害及局灶性神经系统损害的体征。自知力和判断力可保持较好。突然起病或呈阶段性退化，以及局灶性神经科体征和症状使诊断成立的可能性加大。对于某些病例，只有通过 CT 或最终实施神经病理学检查才能确诊。

有关特征：高血压、颈动脉杂音、伴短暂抑郁心境的情绪不稳、哭泣或爆发性大笑、短暂意识混浊或谵妄发作、常因进一步的梗死而加剧。人格相对保持完整，但部分患者可出现明显的人格改变，如淡漠、缺乏控制力或原有人格特点更突出，如自我中心、偏执态度或易激惹。

包含：动脉硬化性痴呆

［鉴别诊断］

应考虑谵妄（F05.-）；其他痴呆，尤其是阿尔茨海默病（F00.-）；心境［情感］障碍（F30-F39）；轻或中度精神发育迟滞（F70-F71）；硬膜下出血［创伤性（S06.5）、非创伤性（I62.0）］。血管性痴呆可与阿尔茨海默病性痴呆共存（编码为 F00.2），当阿尔茨海默病的临床表现为病史中附加血管病发作时诊断即告成立。

F01.0 急性发作的血管性痴呆

通常在一系列脑血管血栓、栓塞或出血引起的卒中后迅速发展。少数病例可由一次大的梗死引起。

F01.1 多发脑梗死性痴呆

本型起病较急性型和缓，继发于一系列轻微脑缺血发作所导致的累积性脑实质梗死。

包含：以皮层为主的痴呆

F01.2 皮层下血管性痴呆

可有高血压病史，临床特点和 CT 检查可发现大脑半球白质深层的缺血性病灶。大脑皮层通常未受损害，但与此相矛盾的是，其临床表现可与阿尔茨海默病性痴呆极其相似（如发现弥散性白质脱髓鞘变，可使用术语"Binswanger 脑病"）。

F01.3 混合型皮层和皮层下血管性痴呆

根据临床特点、检查结果（包括尸体解剖）或两者的综合可查出血管性痴呆的皮层和皮层下混合性成分。

F01.8 其他血管性痴呆

F01.9 未特指血管性痴呆

F02 见于在他处归类的其他疾病的痴呆

痴呆的原因是阿尔茨海默病或脑血管病以外的其他疾病，或推测其病因如此。可起病于一生中的任何时期，但极少在老年。

［诊断要点］

存在如上所述的痴呆；存在下列特定综合征之一的特征。

F02.0 皮克病性痴呆

本病是始于中年（通常在 50 ~ 60 岁）的进行性痴呆，特点是缓慢发展的性格改变及社会性衰退。随后出现智能、记忆和言语功能的损害，（偶然）伴有淡漠、欣快和锥体外系症状。神经病理学表现是选择性额叶或额叶萎缩，而神经炎斑及神经原纤维缠结的数量未超出正常的老龄化进程，社交及行为异常的表现出现在明显的记忆损害之前。

［诊断要点］

下列特点为确定诊断所必需：

（a）进行性痴呆。

（b）突出的额叶症状，伴欣快、情感迟钝、粗鲁的社交行为、脱抑制以及淡漠或不能静止。

（c）异常的行为表现常在明显的记忆损害之前出现。

与阿尔茨海默病不同，其额叶特征较颞叶和顶叶特征明显。

鉴别诊断：应考虑阿尔茨海默病性痴呆（F00）；血管性痴呆（F01）；继发于其他疾病如神经梅毒的痴呆（F02.8）；正常压力脑积水（特点是精神运动极度迟缓、步态不稳及括约肌功能障碍）（G91.2）；其他神经或代谢性障碍。

F02.1 克 - 雅病性痴呆

本病是具有广泛神经科体征的进行性痴呆，有特异性的神经病理改变（亚急性海绵状脑病），据推测是由某种传染性因子所致。常在中年或老年起病，典型者为 40 多岁，但可见于成年的任何时期。病程为亚急性，在 1 ~ 2 年内导致死亡。

［诊断要点］

对所有数月到 1 或 2 年内病情进展极端迅速，伴随或继发多种神经症状的痴呆病例均应怀疑为克 - 雅病。有某些病例如所谓肌萎缩型，神经病体征可出现于痴呆起病之前。

常有肢体的进行性痉挛性瘫，伴锥体外系体征、震颤、僵硬和舞蹈症性手足徐动样运动。其他表现包括共济失调、视觉丧失或肌纤维震颤及上神经元型萎缩。据认为包括：

—— 快速进行性，毁灭性痴呆。

—— 锥体和锥体外系病伴肌阵挛。

—— 特征性（三相）脑电图改变的三联征对该病的诊断极有价值。

［鉴别诊断］

应考虑阿尔茨海默病性痴呆（F00.-）或皮克病性痴呆（F02.0）；帕金森病性痴呆（F02.3）；脑炎后帕金森综合征（G21.3）。

病情的快速进展及早期出现运动障碍应提示克 - 雅病。

F02.2 亨廷顿病性痴呆

痴呆是本病广泛脑变性的一部分，亨廷顿病由单个常染色体显性基因所遗传。典型的症状出现于 20 多岁和 30 多岁，两性发病率大致相等。部分病例最早出现的症状可能是抑郁、焦虑或明显的偏执，伴人格改变。疾病进展缓慢，常在 10 ~ 15 年内导致死亡。

［诊断要点］

如同时存在舞蹈样运动障碍、痴呆和亨廷顿病家族史则基本上可确定诊断，但毫无疑问尚存在散发性病例。

早期表现为不自主的舞蹈样运动，多发生在脸、手和肩或表现在步态中。这些症状通常在痴呆之前出现，仅个别病例在痴呆十分明显后仍无舞蹈样运动障碍。其他突出的运动障碍见于起病极年轻的患者（如纹状体性僵硬）或老年患者（如意向性震颤）。

该型痴呆的特点是疾病早期即出现明显的额叶功能紊乱，而直到晚期记忆力仍相对保持完整。

包含：亨廷顿舞蹈症性痴呆

［鉴别诊断］

应考虑：其他舞蹈性运动障碍、阿尔茨海默病性痴呆（F00.-）、皮克病性痴呆（F02.0）或克 - 雅病性痴呆（F02.1）。

F02.3 帕金森病性痴呆

本病是在已确诊为帕金森病（尤其是严重形式的帕金森病）的疾病过程中所发生的痴呆。尚未发现其具有特殊的有鉴别意义的临床表现。该型痴呆可能与阿尔茨海默病性痴呆或血管性痴呆不同，但也有证据提示，该型痴呆可能是上述两种类型痴呆之一与帕金森病同时存在的表现。因此，在解决这个问题之前，仍需研究如何辨明伴有痴呆的帕金森病。

［诊断要点］

已患有充分发展的通常为严重的帕金森病的患者所出现的痴呆。

包含：震颤麻痹性痴呆

　　　帕金森氏症性痴呆

［鉴别诊断］

应考虑分类于他处的其他特指疾病引起的痴呆（F02.8）；伴高血压或糖尿病性血管病的多发脑梗死性痴呆（F01.1）；脑瘤（C70-C72）；正常压力脑积水（G91.2）。

F02.4 人类免疫缺陷病毒（HIV）病性痴呆

本病的特点是认知功能的损害符合痴呆的临床诊断标准，但除 HIV 感染外，未发现其他可导致痴呆的疾病或状态。

典型的 HIV 病性痴呆具有健忘、迟缓、注意力不集中、解决问题困难以及阅读困难的表现，淡漠、主动性减少、社会性退缩也很常见。极少数感染本病的患者出现不典型的情感性障碍、精神病或抽搐的表现。躯体检查常发现震颤、快速重复运动受损、失平衡、共济失调、肌张力增强、腱反射普遍亢进、阳性额叶释放征、眼球追踪和扫描障碍。

儿童也可发生 HIV 伴发的神经发育障碍，特点是发育延迟、肌紧张、小头畸形以及基底神经节钙化。与成人不同，儿童往往在缺乏随机性感染和肿瘤的情况下其神经系统已受到侵犯。

HIV 病性痴呆一般迅速（数周或数月）发展成严重的全面性痴呆、缄默进而死亡，但也有例外。

包含：艾滋病 - 痴呆综合征

HIV 性脑病或亚急性脑炎

F02.8 分类于他处的其他特指疾病引起的痴呆

痴呆可以是许多脑及躯体疾病的表现或结果，为指明病因应加上有关状况的 ICD-10 编码。

对帕金森氏症 -Guam 痴呆综合征也应指定编码（如需要，以第五位编码表示）。这是一种迅速发展的痴呆，继发锥体外系功能紊乱，有些病例还出肌萎缩脊髓侧索硬化。本病在 Guam 的土著居民中发病率很高，其中男性的感染率为女性的一倍。人们最先研究了发生在 Guam 岛的这种疾病，但现已搞清该病在巴布亚新几内亚及日本也有发生。

包含见于以下疾病的痴呆：

一氧化碳中毒（T58）

大脑脂沉积症（E75.-）

癫痫（G40.-）

麻痹性痴呆（A52.1）

肝豆状核变性（威尔逊病）（E83.0）

高钙血症（E83.5）

甲状腺功能减退症，获得性（E00.-，E02）

中毒（T36-T65）

多发性硬化（G35）

神经梅毒（A52.1）

烟酸缺乏（糙皮病）（E52）

结节性多动脉炎（M30.0）

系统性红斑狼疮（M32.-）

锥虫病（非洲型 B56.-，美洲型 B57.-）

维生素 B_{12} 缺乏症（E53.8）

F03 非特异性痴呆

当满足痴呆的一般性诊断标准,但无法确定为哪一型时（F00.0-F02.9），使用本编码。

包含：老年前期或老年性痴呆 NOS

老年前期或老年性精神病 NOS

原发性退行性痴呆 NOS

可采用第五编码对 F00-F03 中的痴呆做如下描述：

- XO 不伴其他症状。
- X1 伴其他症状，以妄想为主。
- X2 伴其他症状，以幻觉为主。
- X3 伴其他症状，以抑郁为主。
- X4 伴其他混合性症状。

F04 器质性遗忘综合征，非由酒精和其他精神活性物质所致

这是一种以近记忆和远记忆损害为突出表现的综合征。虽然即刻回忆得以保存，但学习新资料的能力明显下降，从而导致顺行性遗忘和时间定向障碍，也可出现不同程度的逆行性遗忘。如果作为基础的病灶或病理过程有恢复的趋势，则逆行性遗忘所涉及的时间范围可以缩短。虚构可以是本病的一个显著特点，但并非一定存在。知觉及其他认知功能，包括智能往往保持完整。在这种背景下，记忆功能的紊乱尤其令人触目。预后取决于病变（典型者影响下丘脑 - 间脑系统或海马区）的病程。原则上讲，本病有痊愈的可能。

［诊断要点］

确诊需满足：

（a）存在记忆损害，表现为近记忆受损（学习新资料的能力受损）；顺行性和逆行性遗忘、以由近及远回忆过去经历的能力下降。

（b）有脑外伤或疾病（尤其是双侧间脑和颞叶内侧结构受损）的病史或依据。

（c）即刻回忆未受损害（例如，用数字广度测验），无注意力、意识和全面智能损害。

其他有助于诊断的症状为虚构、自知力缺乏及情绪改变（淡漠、缺乏始动性），但这些症状并非诊断所必需的。

包含：科尔萨科夫综合征或精神病，非酒精性。

鉴别诊断：本病应与其他以记忆损害为突出表现的器质性综合征（如痴呆或谵妄）、分离性遗忘（F440）、记忆受损的抑郁性障碍（F30-，F39）及以记忆丧失为主诉的诈病

（Z76.5）相鉴别。酒精或药物引起的科尔萨科夫综合征不应在此编码，而应在相应的节（FIX.6）中编码。

F05 谵妄，非由酒精和其他精神活性物质所致

这是一种病因非特异的综合征，特点是同时有意识、注意、知觉、思维、记忆、精神运动行为、情绪和睡眠 - 觉醒周期的功能紊乱。可发生于任何年龄，但以 60 岁以上多见。谵妄状态是短暂的，严重程度有波动。多数患者在 4 周或更短的时间内恢复，但持续达 6 个月的波动性谵妄也不少见。特别是在慢性肝病、癌症或亚急性细菌性心内膜炎基础上所发生的谵妄。有时人们将谵妄区分为急性和亚急性，这种区分的临床意义很小。应将谵妄视为病程易变，从轻微到极重严重程度不一的单一性综合征。谵妄状态可继发于痴呆或演变成痴呆。

本类别不适用于在 F10-F19 中所指明的与酒精和精神药物应用有关的谵妄状态。药物治疗所致的谵妄（如抗抑郁药引起的老年患者急性精神错乱状态）应在此编码。对这种病例还应使用 ICD-10 第十九章中的附加 T 编码记录有关药物。

［诊断要点］

为明确诊断，应或轻或重地存在下列每一方面的症状：

（a）意识和注意损害（从混浊到昏迷；注意的指向、集中、持续和转移能力均降低）。

（b）认知功能全面紊乱（知觉歪曲、错觉和幻觉——多为幻视；抽象思维和理解能力损害，可伴有短暂的妄想；但典型者往往伴有某种程度的言语不连贯；即刻回忆和近记忆受损，但远记忆相对完好，时间定向障碍，较严重的患者还可出现地点和人物的定向障碍）。

（c）精神运动紊乱（活动减少或过多，并且不可预测地从一个极端转变成另一个极端；反应的时间增加；语流加速或减慢；惊跳反应增强）。

（d）睡眠 - 觉醒周期紊乱（失眠，严重者完全不眠，或睡眠 - 觉醒周期颠倒；昼间困倦；夜间症状加重；噩梦或梦魇，其内容可作为幻觉持续至觉醒后）。

（e）情绪紊乱，如抑郁、焦虑，或恐惧、易激惹、欣快、淡漠，或惊奇困惑。

往往迅速起病，病情每日波动，总病程不超过 6 个月。上述临床表现的特征十分明显，以至于病因尚未完全清楚就能明确谵妄的诊断。如果诊断存在疑问，有躯体或脑相关疾病的病史、大脑功能紊乱的依据（例如，脑电图常显示背景活动减慢，但并非所有病例

均如此），可提供帮助。

　　包含：急性脑综合征

　　　　　急性精神错乱状态（非酒精性）

　　　　　急性感染性精神病

　　　　　急性器质性反应

　　　　　急性精神 - 器质性综合征

［鉴别诊断］

　　谵妄应与其他器质性综合征相鉴别，特别是痴呆（F00-F03）；急性而短暂的精神病性障碍（F23.-）、精神分裂症（F20.-）或心境（情感）障碍（F30-F39）的急性状态均可出现精神错乱的特点，故应予以鉴别。酒精和其他精神活性物质所致的谵妄应在适当的节内（F1x.4）进行编码。

F05.0　谵妄，描述为并非附加于痴呆的

本编码适用于非附加于预先存在之痴呆的谵妄。

F05.1　谵妄，附加于痴呆的

本编码适用于符合上述标准但发生在痴呆（F00-F03）过程中的谵妄。

F05.8　其他谵妄

　　包含：混合起源的谵妄

　　　　　亚急性精神错乱状态或谵妄

F05.9　谵妄，未特定

二、终生患病率定义

　　中国精神卫生调查中老年期痴呆终生患病率指在调查人群中，从调查之日起，有生以来曾罹患老年期痴呆的人群作为病例，该病例数占总人群数的比例。因为老年期痴呆具有病程较长的特点，因此为了满足病程的诊断标准，国际上常采用终生患病率指标描述流行强度。

老年期痴呆患病率的分布

一、老年期痴呆患病率及其分布

（一）老年期痴呆患病率

本调查 65 岁及以上人群老年期痴呆的未加权和加权终生患病率分别为 5.85%（患病率 95%CI：4.38 ~ 7.31）和 5.56%（患病率 95%CI：3.54 ~ 7.57），其终生患病率虽然和其他精神障碍终生患病率相比较相对较低，但是致残率高，疾病负担较高，需引起重视。

（二）老年期痴呆患病率的年龄分布

老年期痴呆患病率各年龄组 65 ~ 69 岁患病率为 3.66%，70 ~ 74 岁患病率为 4.38%，75 ~ 79 岁患病率为 8.10%，80 岁及以上患病率为 17.25%。单因素分析结果，在 65 岁及以上人群中，老年期痴呆患病率随着年龄段增加呈上升趋势（$P < 0.01$），详见图 2-1、表 2-1。

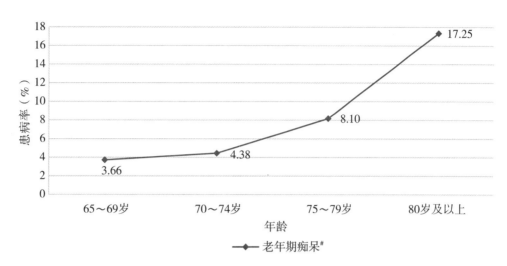

▲　图 2-1　老年期痴呆患病率年龄分布（*n*=1203）

#仅计算 65 岁及以上人群患病率。

表 2-1　老年期痴呆患病率年龄分布（*n*=1203）

老年期痴呆 #	65 ~ 69 岁	70 ~ 74 岁	75 ~ 79 岁	80 岁及以上
调查人数（人）	456	353	222	172
患病率（%）	3.66	4.38	8.10	17.25

仅计算 65 岁及以上人群患病率。

（三）老年期痴呆患病率的城乡分布

老年期痴呆患病率城市为 4.19%，农村为 6.61%，单因素分析结果显示患病率的城乡分布差异均无统计学意义，说明城乡差别不是老年期痴呆的危险因素，详见表 2-2。

表 2-2　老年期痴呆 12 月患病率的城乡分布（*n*=1203）

老年期痴呆 #	城市	农村	χ^2	*P*
调查人数（人）	500	703	2.13	0.148
患病率（%）	4.19	6.61		

仅计算 65 岁及以上人群患病率。

（四）老年期痴呆患病率的东中西经济区分布

老年期痴呆患病率的东中西经济区分布分别为：东部经济区为 4.17%，中部经济区为 6.46%，西部经济区为 5.97%。单因素分析结果显示患病率的东中西经济区分布差异均无统计学意义，说明东中西经济区分布差异不是老年期痴呆的危险因素，详见图 2-2、表 2-3。

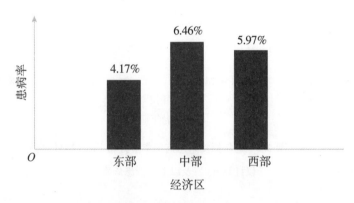

▲ 图 2-2 老年期痴呆患病率的东中西经济区分布（*n*=1203）

表 2-3 老年期痴呆患病率的东中西经济区分布（*n*=1203）

老年期痴呆#	东部经济区	中部经济区	西部经济区
调查人数（人）	385	393	425
患病率（%）	4.17	6.46	5.97

仅计算 65 岁及以上人群患病率。

（五）老年期痴呆患病率的受教育程度分布

老年期痴呆患病率的受教育程度分布分别为：文盲 / 小学文化程度以下为 8.20%，小学文化程度为 2.82%，初中文化程度为 2.10%，高中和大专及以上文化程度为 0.50%。单因素分析结果显示患病率的受教育程度分布差异具有统计学意义（*P* < 0.001），文盲及小学文化程度以下的患者患病率明显高于其他组患者。说明文化程度低是老年期痴呆发生的危险因素，详见图 2-3、表 2-4。

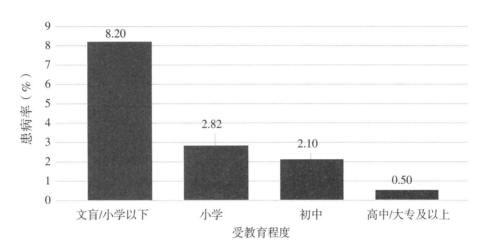

▲ 图 2-3　老年期痴呆患病率的受教育程度分布（*n*=1203）

表 2-4　老年期痴呆患病率的受教育程度分布（*n*=1203）

老年期痴呆#	文盲/小学以下	小学	初中	高中/大专及以上	χ^2	*P*
调查人数（人）	707	286	149	60	48.979	< 0.001
患病率（%）	8.20	2.82	2.10	0.50		

仅计算 65 岁及以上人群患病率。

（六）老年期痴呆患病率的不同婚姻状况人群分布

老年期痴呆患病率的不同婚姻状况人群分布分别为：老年期痴呆已婚患病率为 4.25%，未婚/分居/离婚/丧偶人群患病率为 9.51%。分析结果显示患病率的婚姻状况分布差异具有统计学意义，未婚/分居/离婚/丧偶人群患病率明显高于已婚人群。说明非在婚状态也是老年期痴呆的危险因素，详见图 2-4、表 2-5。

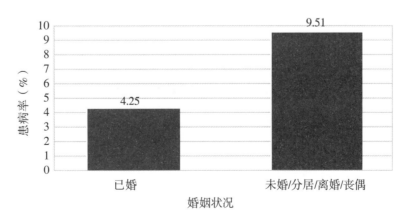

▲ 图 2-4　老年期痴呆患病率的婚姻状态分布（*n*=1203）

表 2-5　老年期痴呆患病率的婚姻状态分布（n=1203）

老年期痴呆[#]	已婚	未婚／分居／离婚／丧偶	χ^2	P
调查人数（人）	804	399	5.651	0.019
患病率（%）	4.25	9.51		

[#] 仅计算 65 岁及以上人群患病率。

（七）老年期痴呆患病率的收入水平分布

老年期痴呆患病率的收入水平分布分别为：老年期痴呆收入水平低的患病率为 7.65%，老年期痴呆收入水平高的患病率为 0.93%，差异有统计学意义，低收入水平人群患病率明显高于其他人群。说明收入水平差别也是老年期痴呆的相关患病因素之一，具有相关性，详见图 2-5、表 2-6。

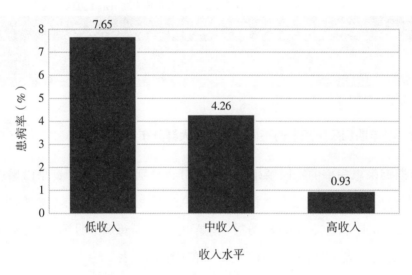

▲　图 2-5　老年期痴呆患病率的收入水平分布

表 2-6　老年期痴呆患病率的收入水平分布（n=1203）

老年期痴呆[#]	低收入	中收入	高收入	χ^2	P
调查人数（人）	702	270	231	7.804	0.022
患病率（%）	7.65	4.26	0.93		

[#] 仅计算 65 岁及以上人群患病率。

（八）老年期痴呆患病率的城乡、性别、年龄分布

老年期痴呆患病率的年龄分布分别为：65 ～ 69 岁组，男性患病率为 4.19%，女性患病率为 3.15%，城市男性患病率为 0.89%，城市女性患病率为 1.98%，农村男性患病率为 6.78%，农村女性患病率为 3.93%；70 ～ 74 岁组，男性患病率为 3.39%，女性患病率为 5.30%，城市男性患病率为 0.87%，城市女性患病率为 6.43%，农村男性患病率为 5.66%，农村女性患病率为 4.48%；75 ～ 79 岁组，男性患病率为 8.34%，女性患病率为 7.90%，城市男性患病率为 10.94%，城市女性患病率为 9.42%，农村男性患病率为 6.93%，农村女性患病率为 5.74%；80 岁及以上组，男性患病率为 24.04%，女性患病率为 12.22%，城市男性患病率为 5.94%，城市女性患病率为 17.15%，农村男性患病率为 36.55%，农村女性患病率为 9.60%。调查结果显示，老年期痴呆在城市男性中 75 ～ 79 岁患病率最高，80 岁及以上患病率下降；而在城市女性和农村男性、女性均为 80 岁及以上患病率最高。详见图 2-6、表 2-7。

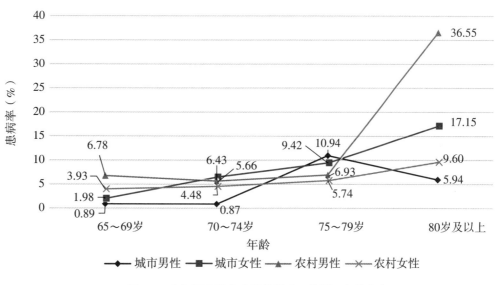

▲　图 2-6　老年期痴呆患病率的城乡、性别、年龄分布

表 2-7 老年期痴呆患病率的城乡、性别、年龄分布（%）（n=1203）

地区	性别	65～69岁	70～74岁	75～79岁	80岁及以上	合计
总体	男性	4.19	3.39	8.34	24.04	5.83
	女性	3.15	5.30	7.90	12.22	5.31
城市	男性	0.89	0.87	10.94	5.94	5.90
	女性	1.98	6.43	9.42	17.15	2.35
农村	男性	6.78	5.66	6.93	36.55	8.53
	女性	3.93	4.48	5.74	9.60	4.85

二、老年期痴呆患病的影响因素

（一）老年期痴呆患病危险因素的单因素分析

老年期痴呆患病率的单因素分析显示，有统计学意义的因素有受教育程度，以文盲及小学教育程度以下为参照，小学、中学及以上受教育程度是保护因素；有统计学意义的因素还有收入水平，以低收入水平为参照，中高收入水平是保护因素。单因素分析表明年龄、婚姻状况、受教育程度、收入水平与老年期痴呆患病有关联，而性别和城乡无关联，详见表 2-8。

表 2-8 老年期痴呆影响因素的单因素分析

因素	分类	OR	95%CI	P
性别	女性	1		0.811
	男性	1.11	0.48～2.54	
年龄		1.11	1.03～1.18	0.004
居住地	农村	1		0.165
	城市	0.62	0.31～1.22	
婚姻状况	已婚	1		0.019
	离婚/分居/离婚/丧偶	2.37	1.16～4.86	
受教育程度	文盲/小学以下	1		<0.001
	小学	0.32	0.16～0.65	
	初中	0.24	0.13～0.46	
	高中及以上	0.06	0.03～0.11	
收入水平	低	1		<0.001
	中	0.54	0.17～1.67	
	高	0.11	0.05～0.26	

（二）老年期痴呆患病影响因素的多因素分析

老年期痴呆患病危险因素的多因素 Logistic 回归分析显示，有统计学意义的影响因素有年龄、受教育程度、收入水平，即年龄大、受教育程度低、经济水平低是老年期痴呆的危险因素，而性别、城乡、婚姻状况与老年期痴呆无关联。详见表 2-9。

表 2-9 老年期痴呆影响因素的多因素 Logistic 回归分析

因素	分类	OR	95%CI	P
性别	女性	1		0.132
	男性	2.01	0.81 ~ 4.97	
年龄		1.08	1.01 ~ 1.16	0.036
居住地	农村	1		0.726
	城市	0.86	0.37 ~ 2.02	
婚姻状况	已婚	1		0.247
	离婚/分居/离婚/丧偶	1.70	0.69 ~ 4.21	
受教育程度	文盲/小学以下	1		< 0.001
	小学	0.35	0.15 ~ 0.79	
	初中	0.30	0.14 ~ 0.65	
	高中及以上	0.07	0.03 ~ 0.19	
收入水平	低	1		0.002
	中	0.65	0.19 ~ 2.26	
	高	0.17	0.07 ~ 0.45	

第三节

老年期痴呆的疾病负担

一、老年期痴呆的伤残调整寿命年

按照世界银行和世界卫生组织"全球疾病负担研究"的研究方法，老年期痴呆的严重程度分为轻度、中度、重度，残疾权重分别为：0.082、0.346和0.438。老年期痴呆的伤残调整寿命年（disability adjusted life year，DALY）率为0.490/1000。其中轻度、中度和重度老年期痴呆DALY率分别为0.414/1000、0.076/1000和0.001/1000。详见表2-10。

表 2-10　老年期痴呆疾病负担

疾病种类	严重程度	残疾权重	DALY 率（/1000）
老年期痴呆	–	–	0.490
	轻度	0.082	0.414
	中度	0.346	0.076
	重度	0.438	0.001

二、老年期痴呆负担的分布

（一）老年期痴呆伤残调整寿命年的性别分布

老年期痴呆伤残调整寿命年的性别分布中，男性老年期痴呆DALY率为0.546/1000，女性老年期痴呆DALY率为0.451/1000。

（二）老年期痴呆伤残调整寿命年的年龄分布

按照世界银行和世界卫生组织"全球疾病负担研究"的研究方法，65 岁及以上人群老年期痴呆 DALY 率为 4.451/1000。

（三）老年期痴呆伤残调整寿命年的城乡分布

按照世界银行和世界卫生组织"全球疾病负担研究"的研究方法，城市人群老年期痴呆的 DALY 率为 0.563/1000，农村人群老年期痴呆的 DALY 率为 0.560/1000。

（四）老年期痴呆患者的治疗状况及照料需求

1. 老年期痴呆患者的治疗状况

65 岁及以上人群中，老年期痴呆患者过去一年因为任何身体或心理问题去门诊治疗的比例为 18.71%，非老年期痴呆人群过去一年因为任何身体或心理问题去门诊治疗的比例为 18.42%。单因素分析结果，两者差异无统计学意义。多因素分析结果，在控制性别、年龄、城乡、东中西部经济区、婚姻、受教育程度等因素后，痴呆与否与治疗状况无关联。65 岁及以上老年人群的卫生服务利用状况详见表 2-11。

表 2-11　65 岁及以上老年人群过去一年的治疗状况

人群	卫生服务指标			P
	过去一年就诊比例（%）	过去一年就诊者年平均就诊次数（%）	痴呆人群与非痴呆人群相比的年额外就诊次数（次）[#]	
老年期痴呆人群	18.71	11.86	0.09	> 0.05
非老年期痴呆人群	18.42	9.92		

[#] 采用 Bootstrapped 线性回归模型估计获得。

2. 老年期痴呆患者的照料需求

表 2-12 描述了 65 岁及以上人群需要照料的比例及额外照料时间。65 岁及以上人群中，60.14% 的老年期痴呆患者有照料需求，而非痴呆患者中该比例为 14.05%。单因素分析结果，两者差异有统计学意义（$P < 0.001$）；多因素分析结果，在控制了年龄、性别及居住地后，痴呆与否与照料需求有关联。老年期痴呆患者与非患者相比，各种类型的基本日常生活照料、工具性日常活动照料以及监督所需的时间都有所增加，差异有

统计学意义（$P < 0.01$）。

　　老年期痴呆患者每月需要的额外基本日常生活照料时间 39.54 小时，其中最多的基本日常生活照料类型为协助吃饭（11.29 小时），其次为协助穿衣（8.58 小时），协助上厕所所需的额外照料时间最少（4.61 小时）。老年期痴呆患者每月需要的额外工具性日常生活照料为 29.75 小时，监督所需的额外照料时间为 22.76 小时。

表 2-12 65 岁及以上人群需要照料的比例及每月照料时间

照料类别	老年期痴呆人群		非老年期痴呆人群		全体老人	
	照料比例（%）n=66	需照料人群平均每月所需照料时间（小时）n=28	照料比例（%）n=534	需照料人群平均每月所需照料时间（小时）n=46	照料比例（%）n=600	需照料人群平均每月所需照料时间（小时）n=74
日常生活能力量表						
穿衣	28.10	19.1	5.14	24.1	6.13	23.4
吃饭	26.91	21.1	6.36	28.6	7.24	27.6
照顾外表	25.00	16.0	4.25	22.4	5.14	21.5
去厕所	30.39	17.0	4.20	17.6	5.32	17.5
洗澡	40.81	28.7	3.91	16.0	5.50	17.7
总和	46.61	101.9	7.22	105.5	8.91	105.0
工具性日常活动照料						
与人交流	52.26	60.1	8.81	64.3	10.38	63.8
使用交通工具	40.08	29.7	3.01	6.8	4.60	9.8
总和	54.08	89.8	10.43	65.3	12.01	68.6
监督	18.03	13.8	3.99	21.3	4.60	20.9
合计	60.14	191.7	14.05	170.8	16.23	173.6

采用 Bootstrapped 线性回归模型估计获得。

第四节

老年期痴呆患病率的国内外比较

一、国内外老年期痴呆调查工具

（一）国内外常用老年期痴呆调查工具

既往国内外常用老年期痴呆的诊断标准主要是依据 DSM-Ⅳ 及 ICD-10 诊断标准，主要使用的工具有认知测查、10 词回忆方法、日常生活能力量表（Activity of Daily Living Scale，ADL）、改良长谷川痴呆量表（Revised Hasegawa Dementia Scale，HDS-R）、简易智力状态检查量表（Mini-mental State Examination，MMSE）、缺血指数量表、10/66 神经心理学评估方法、老年人认知功能减退问卷（Informant Questionnaire on Cognitive Decline in the Elderly，IQCODE）、蒙特利尔认知评估量表（Montreal Cognitive Assessment，MoCA）、剑桥认知检查、临床痴呆分级量表（Clinical Dementia Rating，CDR）、社区痴呆筛查量表（Community Screening Instrument for Dementia，CSID）、布莱斯德痴呆评定量表（Blessed Dementia Rating Scale）。本调查研究主要使用 DSM-Ⅳ 及 ICD-10 诊断标准，采用 10/66 神经心理学评估方法确诊。

（二）10/66痴呆国际合作研究工具

国际阿尔茨海默病协会（Alzheimer's Disease International，ADI）在 1999 年印度会议上达成共识，成立 10/66 痴呆研究组，该项目是由伦敦国王学院精神病学、心理学和神经科学研究所牵头，英国惠康基金会、欧洲研究委员会（European Research Council）基金资助的国际合作项目，在中国、古巴、多米尼加、波多黎各自治邦（美国）、墨西哥、秘鲁等发展中国家 / 地区陆续开展。该项目致力于解决痴呆研究的方法学问题。

通过 10 余年的项目开展，10/66 痴呆系列研究取得了令人瞩目的学术成就，目前已经在许多具有国际影响力的期刊杂志上发表了关于老年痴呆、轻度认知功能障碍等疾病的文章。与此同时，该项目也大力推动了中等收入国家老年医学的研究。

由于 10/66 痴呆研究项目针对中低收入国家 / 地区，调查地区存在很大的文化差异，因此研究使用的诊断工具首先应保证不受文化背景与受教育程度的影响。对社区老年期痴呆的调查，项目组研究发展了一阶段综合诊断的方法，主要通过老年精神状况量表（Geriatric Mental Status Schedule，GMS）和剑桥老人精神障碍检查问卷（Cambridge Examination for Mental Disorders in the elderly，CAMDEX），配合社会人口学背景问卷和神经躯体检查问卷等完成社区调查时的痴呆诊断。该问卷的信度与效度已经得到了验证。相比于使用 DSM-Ⅵ进行诊断，10/66 诊断程序与临床诊断痴呆病例更加一致，并且能够诊断出一些病情较轻的患者。因此，10/66 痴呆诊断标准对痴呆患者灵敏度更高。北京大学第六医院李淑然、黄悦勤团队引进 10/66 筛查诊断工具，并完成了全套工具中文版在中国人群中应用的效度和信度评价，在国内应用于社区人群调查和临床患者评估。

二、国内外老年期痴呆患病率比较

（一）国外老年期痴呆患病率比较

美国 Langa K M 于 2012 年对 10 511 名 65 岁及以上老人采用 DSM-Ⅳ诊断标准，使用认知测查、10 词回忆等确定界值后诊断，对不能回答者采用知情人报告和 ADL 测查进行确诊，结果显示老年期痴呆患病率为 11.6%。日本 Suzuki M 于 2001 年通过对 2046 名 65 岁及以上老人采用 ICD-10 诊断标准，使用 HDS-R 筛查后结合 MMSE 和缺血指数量表进行确诊，结果显示老年期痴呆患病率为 8.8%。韩国 Cho M J 于 2008 年通过对 1673 名 65 岁及以上老人采用 DSM-Ⅳ诊断标准，使用 MMSE 筛查，阿尔茨海默病联合注册表（The Consortium to Establish a Registry for Alzheimer's Disease，CERAD）进行确诊，结果显示老年期痴呆患病率为 8.1%。古巴 Llibre Rodriguez J J 于 2003 年至 2004 年通过对 2944 名 65 岁及以上老人采用 DSM-Ⅳ诊断标准，使用 10/66 神经心理学评估方法进行确诊，结果显示老年期痴呆患病率为 6.3%。西班牙 Tola-Arribas M A 于

2009 年至 2010 年通过对 2170 名 65 岁及以上老人采用 DSM-Ⅳ 诊断标准，使用 7 分钟神经认知筛查量表（7 minute neurocognitive screening battery，7MS）或 IQCODE 筛查、剑桥认知检查和 CDR 评估方法进行确诊，结果显示老年期痴呆患病率为 5.5%。尼日利亚 Baiyewu O 于 2007 年通过对 322 名 65 岁及以上老人采用 DSM-Ⅳ 诊断标准，使用 CSID、Blessed 痴呆评定量表等量表进行确诊，结果显示老年期痴呆患病率为 2.79%。详见表 2-13。

（二）国内老年期痴呆患病率比较

国内张明园于 1987 年通过对上海市 5055 名 65 岁及以上老人采用 DSM-Ⅲ 诊断标准，采用 MMSE 筛查确定界值后临床诊断，结果显示老年期痴呆患病率为 4.6%。唐牟尼于 2001 年至 2002 年通过对广州市 3780 名 65 岁及以上老人采用 DSM-Ⅳ 诊断标准，采用 MMSE 筛查、痴呆诊断问卷确诊，结果显示老年期痴呆患病率为 4.54%。李淑然于 2004 年通过对北京市城区 1562 名 65 岁及以上老人采用 ICD-10 诊断标准，采用 10/66 神经心理学评估方法确定界值后临床诊断，结果显示老年期痴呆患病率为 4.1%。贾建平于 2008 年至 2009 年通过对中国五省 10 276 名 65 岁及以上老人采用 DSM-Ⅳ 诊断标准，采用 MMSE，MoCA、词语学习、CDR 等评估方法确定界值后临床诊断，结果显示老年期痴呆患病率为 5.14%。黄悦勤作为项目负责人的中国精神卫生调查于 2013 年至 2015 年通过对中国 31 省市 5331 名 65 岁及以上老人采用 DSM-Ⅳ 诊断标准，采用 10/66 神经心理学评估方法筛查及诊断，结果显示老年期痴呆患病率为 5.56%。详见表 2-13。

表 2-13　老年期痴呆患病率国内外比较

作者	调查地区	调查时间	样本量	诊断标准 调查工具	患病率 （%）
Langa K M	美国	2012	10 511	DSM-Ⅳ 认知测查、10 词回忆等确定界值后诊断，不能回答者采用知情人报告和 ADL 测查确诊	11.6
Suzuki M	日本	2001	2046	ICD-10 HDS-R 筛查后结合 MMSE 和缺血指数量表确诊	8.8
Cho M J	韩国	2008	1673	DSM-Ⅳ MMSE 筛查，CERAD 诊断	8.1

续表

作者	调查地区	调查时间	样本量	诊断标准调查工具	患病率（%）
Llibre Rodriguez J J	古巴	2003—2004	2944	DSM-IV 10/66 神经心理学评估方法	6.3
Tola-Arribas M A	西班牙	2009—2010	2170	DSM-IV 7MS 或 IQCODE 筛查，剑桥认知检查和 CDR 确诊	5.5
Baiyewu O	尼日利亚	2007	322	DSM-IV 和 ICD-10 CSID、Blessed 痴呆评定量表诊断	2.79
张明园	上海市	1987	5055	DSM-III MMSE 筛查确定界值后临床诊断	4.6
唐牟尼	广州市	2001—2002	3780	DSM-IV MMSE 筛查，痴呆诊断问卷确诊	4.54
李淑然	北京市城区	2004	1562	ICD-10 10/66 神经心理学评估方法	4.1
贾建平	中国五省	2008—2009	10 276	DSM-IV MMSE，MoCA、词语学习、CDR	5.14
黄悦勤	中国 31 省市	2013—2015	5331	DSM-IV 10/66 神经心理学评估方法筛查及诊断	5.56

（马燕娟　马　超）

参考文献

[1] 黄悦勤. 中国精神卫生调查概况 [J]. 心理与健康，2018（10）：14-16.

[2] PRINA A M, ACOSTA D, ACOSTA I, et al. Cohort Profile: The 10/66 study [J]. Int J Epidemiol, 2017, 46（2）：406-406i.

[3] SALAS A, ACOSTA D, FERRI CP, et al. The prevalence, correlates, detection and control of diabetes among older people in low and middle income countries. A 10/66 Dementia Research Group population-based survey [J]. PLoS One, 2016, 11（2）：e149616.

[4] JIA J P, WANG F, WEI C B, et al. The prevalence of dementia in urban and rural areas of China [J]. Alzheimers Dement, 2014, 10（1）：1-9.

[5] DELAVANDE A, HURD M D, MARTORELL P, et al. Dementia and out-of-pocket spending on health care services [J]. Alzheimers Dement, 2013, 9（1）：19-29.

[6] TOLA-ARRIBAS M A, YUGUEROS M I, GAREA M J, et al. Prevalence of dementia and subtypes in

Valladolid, northwestern Spain: the DEMINVALL study [J]. PLoS One, 2013, 8（10）: e77688.

[7] 刘肇瑞, 黄悦勤, 王瑛等. 北京市城乡两社区老年痴呆发病率及危险因素的研究 [J]. 中华精神科杂志, 2013, 46（6）: 356-361.

[8] SOSA A L, ALBANESE E, STEPHAN B C, et al. Prevalence, distribution, and impact of mild cognitive impairment in Latin America, China, and India: a 10/66 population-based study [J]. Plos Med, 2012, 9（2）: e1001170.

[9] YUSUF A J, BAIYEWU O, SHEIKH T L, et al. Prevalence of dementia and dementia subtypes among community-dwelling elderly people in northern Nigeria [J]. Int Psychogeriatr, 2011, 23（3）: 379-386.

[10] WANG Y, HUANG Y Q, LIU Z R, et al. A five-year community-based longitudinal survival study of dementia in Beijing, China: a 10/66 Dementia Research Group population-based study [J]. International Psychogeriatrics, 2010, 22（5）: 761-768.

[11] LEE J Y, CHANG S M, JANG H S, et al. Illiteracy and the incidence of Alzheimer's disease in the Yonchon County survey, Korea [J]. Int Psychogeriatr, 2008, 20（5）: 976-985.

[12] LLIBRE RODRIGUEZ J J, FERRI C P, ACOSTA D, et al. Prevalence of dementia in Latin America, India, and China: a population-based cross-sectional survey [J]. Lancet, 2008, 372（9637）: 464-474.

[13] PRINCE M J, DE RODRIGUEZ J L, NORIEGA L, et al. The 10/66 Dementia Research Group's fully operationalised DSM-IV dementia computerized diagnostic algorithm, compared with the 10/66 dementia algorithm and a clinician diagnosis: a population validation study [J]. BMC Public Health, 2008, 8: 219.

[14] 唐牟尼, 马崔, 黄杏梅, 等. 广州市城乡55岁及以上人群痴呆患病率调查 [J]. 中国神经精神疾病杂志, 2007, 33（6）: 340-344.

[15] 闫芳, 黄悦勤, 巩嘉凯, 等. 社区痴呆筛查知情人问卷在北京部分社区老年人中的试测 [J]. 中国心理卫生杂志, 2007, 21（6）: 375-378, 410.

[16] PRINCE M, GRAHAM N, BRODATY H, et al. Alzheimer Disease International's 10/66 Dementia Research Group-one model for action research in developing countries [J]. Int J Geriatr Psychiatry, 2004, 19（2）: 178-181.

[17] 闫芳, 李淑然, 刘津, 等. 社区老年期痴呆和老年抑郁症的两年随访研究 [J]. 中国心理卫生杂志, 2003, 17（11）: 745-748.

[18] KANAMORI M, SUZUKI M, YAMAMOTO K, et al. A day care program and evaluation of animal-assisted therapy（AAT）for the elderly with senile dementia [J]. Am J Alzheimers Dis Other Demen, 2001, 16（4）: 234-239.

[19] PRINCE M. Methodological issues for population-based research into dementia in developing countries. A position paper from the 10/66 Dementia Research Group [J]. Int J Geriatr Psychiatry, 2000, 15（1）: 21-30.

[20] PRINCE M. Dementia in developing countries. A consensus statement from the 10/66 Dementia Research Group [J]. Int J Geriatr Psychiatry, 2000, 15（1）: 14-20.

[21] 庞天鉴. DSM- IV分类与诊断标准 [M]. 北京: 上海科学技术文献出版社, 1999: 199-200.

[22] 范肖冬. ICD-10 精神与行为障碍分类 [M]. 北京: 人民卫生出版社, 1993: 41-49.

[23] 张明圆, 瞿光亚. 痴呆和 Alzheimer 病的患病率研究 [J]. 上海精神医学, 1989, 7（3）: 153-160.

第
三
章 | 酒精药物使用
障碍患病率和
分布及其影响
因素

物质使用障碍患病率

一、物质使用障碍诊断标准

在《国际疾病分类第十次修订本》（International Classification of Diseases，Tenth Revision，ICD-10）中，物质使用障碍是指由于使用精神活性物质而导致各种精神障碍的统称，包括有害性使用、依赖综合征、急性中毒、戒断状态、精神病性障碍、情绪障碍等。但其可能会与美国精神病学协会《精神障碍诊断与统计手册》（第 4 版）（Diagnostic and Statistical Manual of Mental Disorders，Fourth Edition，DSM- Ⅳ）中的物质使用障碍（substance use disorder）混淆，DSM-Ⅳ中物质使用障碍是依赖与滥用的统称。关于物质使用障碍的诊断标准，DSM-Ⅳ和 ICD-10 有许多差异。物质使用障碍的各类别诊断分类两套系统存在一定的差异，见表 3-1。

表 3-1 物质使用障碍诊断分类

DSM- Ⅳ	ICD-10
与酒精有关的障碍	F 使用精神活性物质所致的精神和行为障碍
与苯丙胺（或类苯丙胺）有关的障碍	F10. 使用酒精所致的精神和行为障碍
与咖啡因有关的障碍	F11. 使用鸦片类物质所致的精神和行为障碍
与大麻有关的障碍	F12. 使用大麻类物质所致的精神和行为障碍
与可卡因有关的障碍	F13. 使用镇静催眠剂所致的精神和行为障碍
与致幻剂有关的障碍	F14. 使用可卡因所致的精神和行为障碍
与吸入剂有关的障碍	F15. 使用其他兴奋剂（包括咖啡因）所致的精神和行为障碍
与尼古丁有关的障碍	F16. 使用致幻剂所致的精神和行为障碍

续表

DSM-Ⅳ	ICD-10
与鸦片类有关的障碍	F17.使用烟草所致的精神和行为障碍
与酚环啶（或类酚环啶）有关的障碍	F18.使用挥发性溶剂所致的精神和行为障碍
与镇静药、催眠药或抗焦虑药有关的障碍	F19.使用多种药物和其他精神活性物质所致的精神和行为障碍
与多种物质有关的障碍	
与其他（或未明）物质有关的障碍	

（一）美国精神病学协会标准

美国精神病学协会《精神障碍诊断与统计手册》（第 4 版）（Diagnostic and Statistical Manual of Mental Disorders，Fourth Edition，DMS-Ⅳ）的诊断标准如下。

物质依赖

适应不良地应用某种物质以致临床上明显的痛苦烦恼或功能缺损，表现为下列 3 项以上，并出现于 12 个月期间内的任何时候：

（1）耐受性，定义为以下二者之一：

（a）需要明显增加剂量才能达到中毒或所需效应；

（b）继续使用同一剂量，效应会明显减低。

（2）表现为以下二者之一：

（a）有特征性的该物质戒断症状（参阅某种物质的戒断标准 A 与 B）；

（b）用同一（或近似）物质，能缓解或避免戒断症状。

（3）该物质往往被摄入较大剂量，或在应该使用的时期之外作更长时期的应用。

（4）长期以来有戒掉或控制使用该药的欲望，或曾有失败的经验。

（5）花大量时间设法获得该物质（例如，多次请医生处方或长途跋涉），应用该物质（例如连续不断地吸烟），或从其效应下恢复过来。

（6）由于应用该物质，放弃或减少了不少重要的社交、职业或娱乐活动。

（7）尽管认识到该物质会引起持久的或反复发生的躯体或生理问题，或使这些问题加重，但仍继续应用它（例如，尽管认识到可卡因会诱发抑郁，仍应用可卡因；尽管认识到饮酒会使胃溃疡恶化，仍继续饮酒）。

物质滥用

A．适应不良地应用某种物质以致临床上明显的痛苦烦恼或功能缺损，表现为下列1项以上症状，并出现于12个月期间：

（1）由于多次应用某种物质而导致工作、学业或家庭的失责或失败（例如，由于物质应用而多次旷职或工作表现差；由于物质应用而旷课、停学或被除名；由于物质应用而忽视子女或家务）。

（2）在躯体有危险可能的场合多次应用某种物质（例如，在应用物质而功能有缺损时驾驶汽车或开机器）。

（3）多次发生与某种物质应用有关的法律问题（例如，因应用某种物质后品行不端而被拘捕）。

（4）尽管由于某种物质的效应导致或加重了一些持续的或多次发生的社交或人际关系问题，仍然继续应用此物质（例如，与配偶为酗酒的后果争吵，甚至打架）。

B．症状不符合该物质的物质依赖标准。

物质中毒

A．由于最近摄食（或暴露接触）某种物质而产生一类可逆的该物质特殊的症状群。（注：不同物质完全有可能产生相似或相同的症状群。）

B．由于该种物质对中枢神经系统的效应而产生明显的适应不良性行为或心理改变（例如，好斗、情绪脆弱多变、认知缺损、判断缺损、社交或职业功能缺损），而且这是正在应用该物质时，或在刚应用之后很快发生的。

C．这些症状并非一般躯体情况所致，也不可能归于其他精神障碍。

物质戒断

A．由于停用（或减量）某种曾大量长期应用的物质而产生的某种物质特殊性症状群。

B．此物质特殊性症状群导致明显痛苦烦恼，或社交、职业或其他方面功能的缺损。

C．这些症状并非一般躯体情况所致，也不可能归于其他精神障碍。

303.00 酒精中毒

A．最近饮酒。

B．正在饮酒时或刚饮酒后，出现临床上明显的适应不良行为或心理改变（例如，不合适的性行为或攻击行为，情感脆弱多变，判断缺损，社交或职业功能缺损）。

C．正在饮酒时或刚饮酒后出现下列症状 1 项以上：

（1）言语含糊不清；

（2）协调不良；

（3）步态不稳；

（4）眼球震颤；

（5）注意或记忆缺损；

（6）木僵或昏迷。

D．这些症状并非一般躯体情况所致，也不可能归于其他精神障碍。

291.8 酒精戒断

A．曾大量长期饮酒，现停止（或减少）饮酒。

B．在 A 之后几小时或几天出现下列症状 2 项以上：

（1）自主神经系统功能亢进（例如，出汗或心率超过 100 次／分）；

（2）手部震颤加重；

（3）失眠；

（4）恶心或呕吐；

（5）一过性的视、触、听幻觉或错觉；

（6）精神运动性激越；

（7）焦虑；

（8）癫痫大发作。

C．由于 B 的症状产生了临床上明显的痛苦烦恼，或社交、职业或其他重要功能方面的功能缺损。

D．这些症状并非一般躯体情况所致，也不可能归于其他精神障碍。

292.89 苯丙胺中毒

A．最近应用苯丙胺或类似药物［例如哌甲酯（利他林）］。

B．正在应用苯丙胺或类似药物或刚应用之后，出现临床上明显的适应不良行为或心理改变（例如，欣快或情感迟钝，社交能力改变，过分警觉，人际关系敏感，焦虑、紧张或发怒，刻板行为，判断缺损，社交或职业功能缺损）。

C．正在应用苯丙胺或类似药物时或刚应用之后，出现下列症状 2 项以上：

（1）心动过速或过缓；

（2）瞳孔扩大；

（3）血压升高或降低；

（4）出汗或寒颤；

（5）恶心或呕吐；

（6）体重减轻的迹象；

（7）精神运动性激越或迟缓；

（8）肌力减弱、呼吸减慢、胸痛或心律失常；

（9）意识混浊、抽搐、运动异常、肌张力异常或昏迷。

D．这些症状并非一般躯体情况所致，也不可能归于其他精神障碍。

292.0 苯丙胺戒断

A．曾大量长期应用苯丙胺或类似药物，而现停用（或减量）。

B．在 A 之后几小时或几天，出现心境恶劣及下列生理改变 2 项以上：

（1）乏力；

（2）生动而令人不愉快的梦；

（3）失眠或嗜睡；

（4）食欲增加；

（5）精神运动性迟缓或激越。

C．由于 B 的症状产生了在临床上明显的痛苦烦恼，或社交、职业或其他重要方面的功能缺损。

D．这些症状并非一般躯体情况所致，也不可能归于其他精神障碍。

305.90 咖啡因中毒

A．最近使用咖啡因，往往超过 250 毫克（例如 2 ～ 3 杯咖啡）。

B．正在使用咖啡因或刚使用之后，出现下列 5 项以上：

（1）坐立不安；

（2）神经质；

（3）兴奋；

（4）失眠；

（5）脸潮红；

（6）多尿；

（7）胃肠不适；

（8）肌肉抽搐；

（9）思想和言语"漫游"；

（10）心动过速或心律失常；

（11）一个阶段的不感疲倦；

（12）精神运动性激越。

C．由于 B 的症状产生了临床上明显的痛苦烦恼，或社交、职业或其他重要方面的功能缺损。

D．这些症状并非一般躯体情况所致，也不可能归于其他精神障碍（例如焦虑性障碍）。

292.89 大麻中毒

A．最近应用大麻。

B．正在应用大麻时或刚应用之后，出现临床上的适应不良行为或心理改变（例如，动作协调缺损、欣快、焦虑、感到时间过得太慢、判断缺损、社交退缩）。

C．在应用大麻 2 小时内出现下列症状 2 项以上：

（1）眼结膜充血；

（2）食欲增加；

（3）口干；

（4）心动过速。

D．这些症状并非一般躯体情况所致，也不可能归于其他精神障碍。

292.89 可卡因中毒

A．最近应用可卡因。

B．正在应用可卡因或刚应用之后，出现临床上明显的适应不良行为或心理改变（例如，过分发怒、刻板行为、判断缺损、社交或职业功能缺损）。

C．正在应用可卡因时或刚应用之后，出现下列症状 2 项以上：

（1）心动过速或过缓；

（2）瞳孔扩大；

（3）血压升高或降低；

（4）出汗或寒颤；

（5）恶心、呕吐；

（6）体重减轻的迹象；

（7）精神运动性激越或迟缓；

（8）肌力减弱，呼吸缓慢，胸痛，或心律失常；

（9）意识混浊，抽搐，运动异常，肌张力异常，或昏迷。

D．这些症状并非一般躯体情况所致，也不可能归于其他精神障碍。

292.0 可卡因戒断

A．曾大量长期应用可卡因，而现已停用（或减量）。

B．在 A 之后几小时或几天，出现心境恶劣及下列生理改变 2 项以上：

（1）乏力；

（2）生动而令人不愉快的梦；

（3）失眠或嗜睡；

（4）食欲增加；

（5）精神运动性迟缓或激越。

C．由于 B 的症状，产生了临床上明显的痛苦烦恼，或在社交、职业或其他重要方面的功能缺损。

D．这些症状并非一般躯体情况所致，也不可能归于其他精神障碍。

292.89 致幻剂中毒

A．最近应用某种致幻剂。

B．正在应用致幻剂时或刚应用之后，出现临床上明显的适应不良行为或心理改变（例如，显著的焦虑或抑郁，牵连观念，害怕精神失常，偏执想法，判断缺损，或社交、职业功能的缺损)。

C. 正在应用致幻剂时或刚应用之后,出现发生于意识完全清醒状态下的知觉改变(例如,知觉的主观体验加强、人格解体、现实解体、错觉、幻觉、感觉异常)。

D. 正在应用致幻剂时,或刚应用之后,出现下列症状 2 项以上:

(1) 瞳孔扩大;

(2) 心动过速;

(3) 出汗;

(4) 心悸;

(5) 视物模糊;

(6) 震颤;

(7) 协调不良。

E. 这些症状并非一般躯体情况所致,也不可能归于其他精神障碍。

292.89 致幻剂持续性知觉障碍 ("闪回")

A. 在停用致幻剂之后,一种或几种在致幻剂中毒时曾经体验的知觉症状又会再次重新体验(例如,几何形幻觉,周围视野中的假性运动知觉,颜色的闪烁,颜色的增强,移动物体的形象余迹,阳性视后像,物体周围的晕圈,视物变大和视物变小)。

B. 由于 A 的症状,产生了临床上明显的痛苦烦恼,或社交、职业、其他重要方面的功能缺损。

C. 这些症状并非一般躯体情况所致(例如,脑的解剖学病灶和炎症、视觉癫痫),也不可能归于其他精神障碍(例如,谵妄、痴呆、精神分裂症)或入睡前幻觉。

292.89 吸入物中毒

A. 最近有意地应用或短暂地、大剂量地暴露接触某种挥发性吸入物(除了麻醉气体及短时作用扩血管药之外)。

B. 正在应用或接触挥发性吸入物之时,或刚应用或接触之后,产生了临床上明显的适应不良行为或心理改变(例如,好斗、攻击、淡漠、判断缺损、社交或职业功能缺损)。

C. 正在应用或接触时,或刚应用或接触之后,出现下列症状 2 项以上:

（1）头晕；

（2）眼球震颤；

（3）协调不良；

（4）言语含糊不清；

（5）步态不稳；

（6）嗜睡；

（7）反射减弱；

（8）精神运动性迟缓；

（9）震颤；

（10）全身肌力减弱；

（11）视物模糊或复视；

（12）木僵或昏迷；

（13）欣快。

D．这些症状并非一般躯体情况所致，也不可能归于其他精神障碍。

292.0 尼古丁戒断

A．每日应用尼古丁至少数周。

B．突然停用尼古丁或减少用量，在随后的 24 小时内出现下列症状 4 项以上：

（1）心境恶劣抑郁；

（2）失眠；

（3）激惹、沮丧或发怒；

（4）焦虑；

（5）注意难以集中；

（6）坐立不安；

（7）心率减慢；

（8）食欲增加或体重增加。

C．由于 B 的症状产生了临床上明显的痛苦烦恼，或社交、职业或其他重要方面的功能缺损。

D．这些症状并非一般躯体情况所致，也不可能归于其他精神障碍。

292.89 鸦片类中毒

A．最近应用一种鸦片类制剂。

B．正在应用鸦片类或刚应用之后，出现了临床上明显的适应不良行为或心理改变（例如，先是欣快随即淡漠，心境恶劣，精神运动性激越或迟缓，判断缺损，或社交、职业功能缺损）。

C．正在应用鸦片类或刚应用之后，产生瞳孔收缩（或因严重超量而缺氧以致瞳孔扩大）及下列症状之一：

（1）嗜睡或昏迷；

（2）言语含糊不清；

（3）注意或记忆缺损。

D．这些症状并非一般躯体情况所致，也不可能归于其他精神障碍。

292.0 鸦片类戒断

A．符合下列二者之一：

（1）曾大量长期（数周以上）应用鸦片类，而现已停用（或减量）；

（2）在应用鸦片类一段时期后，服用某种鸦片类拮抗剂。

B．在 A 之后几分钟至数天内出现下列症状 3 项以上：

（1）心境恶劣；

（2）恶心或呕吐；

（3）肌肉酸痛；

（4）流泪、流鼻涕；

（5）瞳孔扩大、汗毛竖起或出汗；

（6）腹泻；

（7）呻吟；

（8）发热；

（9）失眠。

C．由于 B 的症状，产生了临床上明显的痛苦烦恼，或社交、职业或其他重要方面的功能缺损。

D．这些症状并非一般躯体情况所致，也不可能归于其他精神障碍。

292.89 酚环啶（PCP）中毒

A．最近应用酚环啶（或类似物质）。

B．正在应用酚环啶或刚应用之后，出现临床上明显的适应不良行为改变（例如好斗、攻击、冲动、不可预料的行为、精神运动性激越、判断缺损、社交或职业功能缺损）。

C．在 1 小时内（在吸入或静脉注射时更快）出现下列症状 2 项以上：

（1）垂直或水平的眼球震颤；

（2）血压升高或心动过速；

（3）麻木或对疼痛反应减退；

（4）共济失调；

（5）构音障碍；

（6）肌强直；

（7）抽搐或昏迷；

（8）失聪。

D．这些症状并非一般躯体情况所致，也不可能归于其他精神障碍。

292.89 镇静剂、催眠药或抗焦虑药中毒

A．最近应用某种镇静剂、催眠药或焦虑药。

B．正在应用上述药物时，或刚应用之后，出现临床上明显的适应不良行为或心理改变（例如，不合适的性行为或攻击行为，情绪脆弱多变，判断缺损，社交或职业功能缺损）。

C．正在应用上述药物时，或刚应用之后出现下列症状 1 项以上：

（1）言语含糊不清；

（2）协调不良；

（3）步态不稳；

（4）眼球震颤；

（5）注意或记忆缺损；

（6）木僵或昏迷。

D．这些症状并非一般躯体情况所致，也不可能归于其他精神障碍。

292.0 镇静剂、催眠药或抗焦虑药戒断

A．曾大量长期应用镇静剂、催眠药或抗焦虑药，而现停用（或减量）。

B．在 A 之后几小时或数天，出现下列症状 2 项以上：

(1) 自主神经系功能亢进（例如，出汗或心率超过 100 次/分）；

(2) 手部震颤加重；

(3) 失眠；

(4) 恶心或呕吐；

(5) 一过性视、触、听幻觉或错觉；

(6) 精神运动性激越；

(7) 焦虑；

(8) 癫痫大发作。

C．由于 B 的症状产生了临床上明显的痛苦烦恼，或社交、职业或其他重要方面的功能缺损。

D．这些症状并非一般躯体情况所致，也不可能归于其他精神障碍。

（二）国际疾病分类标准

根据《国际疾病分类第十次修订本》（International Classification of Diseases，Tenth Revision，ICD-10），关于精神活性物质所致精神障碍一节包括范围很广的一类障碍，其严重程度不同（从无并发症的中毒和有害性使用，到明显的精神病性障碍和痴呆），但均可归因于一种或多种精神活性物质的使用（无论是否曾有过医嘱）。

所涉及的活性物质以第二和第三位编码指明（即字母 F 之后的前两位数字），第四和第五位编码指明临床状态。为节省篇幅，首先列出所有的精神活性物质，继之以四位编码。如果需要，每一种所指明的活性物质均应使用编码，但请注意并非所有的四位编码均可使用于一切活性物质。

［诊断要点］

可在自我报告及尿样、血样等的客观分析或其他依据（患者的物品中混有药物样品、临床体征和症状以及知情第三者的报告）的基础上辨明所使用的精神活性物质，最

好从一种以上的来源去寻找使用活性物质的有关确证。

客观分析能提供当前或最近使用药物的最有力的依据，尽管这些资料对于辨明既往的使用情况及当前的使用水平有局限性。

许多药物使用者服用一种以上的药物，但只要可能就应根据所使用的最重要的一种（或一类）活性物质对疾病的诊断进行归类，往往根据某种或某类引起当前障碍的特殊药物做出判断。如有疑问，将患者最常滥用的药物进行编码，尤其是连续使用或每日使用的药物。

只有当精神活性物质的使用方式十分混乱或各种不同药物的作用混合在一起无法区分时，方可采用编码 F19.-（多种药物使用引起的障碍）。

错用精神活性物质以外的药物，诸如轻泻药或阿司匹林，应采用编码 F55.-（非依赖性物质的滥用），并以第四位编码指明所涉及的物质类型）。精神活性物质所致精神障碍（尤其是发生在老年的谵妄），凡不伴本节中任何一种障碍（如有害性使用或依赖综合征）者应在 F00-F09 处编码，而谵妄附加于本节中某种障碍者应使用 F1x.3 或 F1x.4 进行编码。

嗜酒水平可采用 ICD-10 第二十章中的补充编码：Y90.-（经检测血中酒精含量证明嗜酒）或 Y91.-（根据中毒水平证明嗜酒）。

F1x.0　急性中毒

使用酒精或其他精神活性物质后的短暂状况，导致意识水平、认知、知觉、情感或行为、或其他心理生理功能和反应的紊乱。

只有在出现中毒但不存在持续更久的酒精或药物有关问题时才能以此为主要诊断。若出现这些问题，则应优先诊断为有害性使用（F1x.1）、依赖综合征（F1x.2）或精神病性障碍（F1x.5）。

［诊断要点］

急性中毒往往与剂量密切相关（见 ICD-10 第二十章）。伴有某种潜在器质性状况（例如肾或肝功能不全）者可能例外，少量的精神活性物质即可使其产生与剂量不相称的严重中毒反应。社交场合出现的行为失控（例如在聚会或狂欢节时出现的行为失控）也应考虑在内。急性中毒是一种短暂现象，中毒的程度随时间的推移而减轻，如果不继续使用活性物质，中毒效应最终将消失。因此，只要不出现组织损害或另一种并发症，本状况均可完全缓解。

中毒的症状不一定总是反映出该物质的原有作用。例如，抑制性药物可导致激越或活动过多的症状，兴奋性药物可导致社会性退缩和内向化行为，而大麻和致幻剂类物质的效应尤其难以预料。而且许多精神活性物质在不同剂量水平时能产生不同类型的效应。例如，低剂量时酒精对行为有明显的兴奋作用，随着剂量的增加可产生激越和侵犯性，达到极高剂量时则产生显著的镇静作用。

包含：急性醉酒

"不适感（bad trips）"（致幻剂所致）

醉酒 NOS

[鉴别诊断]

应考虑急性头部外伤和低血糖，还应考虑精神活性物质混合性使用所致中毒的可能性。

下列第五位编码可用于指明急性中毒是否伴有并发症：

F1x.00 无并发症

不同严重程度的症状，往往为剂量依从性，尤其在高剂量时。

F1x.01 伴有外伤或其他躯体损伤

F1x.02 伴有其他内科合并症

如呕血，呕吐物吸入。

F1x.03 伴有谵妄

F1x.04 伴有知觉歪曲

F1x.05 伴有昏迷

F1x.06 伴有抽搐

F1x.07 病理性中毒

仅适用于酒精。患者饮酒后突然发生侵犯性、往往为暴力性行为，这种行为不是患者清醒时的典型行为，但患者所饮酒量在大多数人不会产生中毒。

F1x.1 有害性使用

对健康引起损害的一种精神活性物质的使用类型，损害可能是躯体性的（例如自我注射药物所致的肝炎）或精神性的（例如继发于大量饮酒的抑郁障碍发作）。

[诊断要点]

诊断要求急性损害已经影响到使用者的精神或躯体健康。

有害性使用的方式经常受到他人的批评，并经常与各类型的不良社会后果相关联；患者的某种使用方式或对某种特殊物质的使用，遭到他人或文化处境的反对或导致负性社会后果，例如被捕或婚姻不和；以上事实本身不能作为有害性使用的依据。

急性中毒（见 F1x.0）或"遗留效应"本身不足以作为编码有害性使用所要求的健康受到损害的依据。

如果存在依赖综合征（F1x.2）、某种精神病性障碍、另一种特殊的与药物或酒有关的障碍，则不应诊断为有害性使用。

F1x.2　依赖综合征

这是一组生理、行为和认知现象，使用某种或某类活性物质对特定的个人来说极大优先于其他曾经比较重要的行为。可将依赖综合征的特点概括描述为一种对使用精神活性药物（无论是否曾有过医嘱）、酒或烟的渴望（往往是强烈的，有时是无法克制的）。也可存在证据表明依赖者经过一段时间的禁用后重新使用该物质时较非依赖者更为迅速地再现本综合征的其他特征。

［诊断要点］

确诊依赖综合征通常需要在过去 1 年的某些时间内体验过或表现出下列至少 3 项：

（a）对使用该物质的强烈渴望或冲动感；

（b）对活性物质使用行为的开始、结束及剂量难以控制；

（c）当活性物质的使用被终止或减少时出现生理戒断状态（见 F1x.3 和 F1x.4），其依据为：该物质的特征性戒断综合征；或为了减轻或避免戒断症状而使用同一种（或某种有密切关系的）物质的意向；

（d）耐受的依据，例如必须使用较高剂量的精神活性物质才能获得过去较低剂量的效应（典型的例子可见于酒和鸦片依赖者，其使用量足以导致非耐受者残疾或死亡）；

（e）因使用精神活性物质而逐渐忽视其他的快乐或兴趣，在获取、使用该物质或从其作用中恢复过来所花费的时间逐渐增加；

（f）固执地使用活性物质而不顾其明显的危害性后果，如过度饮酒对肝的损害、周期性大量服药导致的抑郁心境或与药物有关的认知功能损害；应着重调查使用者是否实际上已经了解或估计使用者已经了解损害的性质和严重程度。

个人对精神活性物质的使用方式逐渐局限也被描述为一种特征性表现（例如倾向于在周日和周末以同样的方式饮用酒精类饮料，而不顾饮酒行为是否恰当和社会制约）。

依赖综合征的一个基本特征是存在精神活性物质的使用或渴望使用；患者使用药物的冲动感在试图停止或控制药物的使用时最为常见。诊断需除外为了缓解疼痛而应用鸦片类药物的外科患者。当不给药物时，患者会表现出鸦片戒断状态的体征，但患者无继续服药的渴望。

依赖综合征可针对一种特殊物质（如烟草或地西泮）、一类物质（如鸦片类）或范围较广的不同物质（某些人会规律性地出现服用可以得到的任何药物的冲动感，并在禁用时表现出不适、激越和／或戒断状态的躯体体征）。

包含：慢性酒精中毒

发作性酒狂

药瘾

可用下列第五位编码进一步指明依赖综合征的诊断：

F1x.20 目前禁用

F1x.21 目前禁用，但处于被保护的环境中

（例如医院、社区治疗中心、监狱等）

F1x.22 目前在临床监督下维持或替代性使用［控制性依赖］

（例如用美沙酮，烟碱胶或烟碱膏）

F1x.23 目前禁用，但接受厌恶性或阻断性药物治疗

（例如纳曲酮或双硫仑）

F1x.24 目前使用活性物质［活动性依赖］

F1x.25 连续性使用

F1x.26 发作性使用［发作性酒狂］

F1x.3 戒断状态

戒断状态是指在反复地、往往长时间和／或高剂量地使用某种物质后绝对或相对戒断时出现的一组不同表现、不同程度的症状。其起病和病程均有时间限制，并与禁用前所使用物质的类别和剂量有关。戒断状态可伴有抽搐。

［诊断要点］

戒断状态是依赖综合征的指征之一（见 F1x.2），而后一诊断也应予以考虑。

如果这些症状是就诊的原因或严重到足以引起医疗上的重视，则戒断状态应作为主

要诊断编码。

躯体症状依所用药物而异。心理障碍（例如焦虑、抑郁和睡眠障碍）也是戒断状态的常见特征。患者往往报告戒断症状因继续用药而得以缓解。

应注意，当最近未使用药物时，戒断症状可由条件性／习得性刺激所诱发。这类病例只有症状达到一定程度时才能被诊断为戒断状态。

[鉴别诊断]

药物戒断状态时出现的许多症状也可由其他精神科情况（例如焦虑状态和抑郁障碍）引起。其他状况所致的单纯性"遗留效应"或震颤，不应与戒断状态的症状相混淆。

可采用下列第五位编码进一步指明戒断状态的诊断：

F1x.30 无并发症

F1x.31 伴有抽搐

F1x.4 伴有谵妄的戒断状态

这是一种戒断状态（见 F1x.3）并发谵妄（见 F05.- 的标准）的精神状况。

酒引起的震颤谵妄应在此编码。震颤谵妄是一种持续时间短但偶尔可致命的伴有躯体症状的中毒性意识混浊状态。它通常是有长期饮酒历史的严重依赖者绝对或相对戒断的结果，往往在酒戒断后起病。有时可出现在某次暴饮过程中，这种情况也应在此编码。

典型的前驱症状包括失眠、震颤和恐惧。起病也可以戒断性抽搐为先导。经典的三联征包括意识混浊和精神错乱、涉及任一感官的生动幻觉和错觉以及明显的震颤；也常出现妄想、激越、失眠或睡眠周期颠倒以及自主神经功能亢进。

不含：谵妄，非药物和酒所致（F05.-）

可采用下列第五位编码进一步指明伴有谵妄的戒断状态的诊断：

F1x.40 不伴抽搐

F1x.41 伴有抽搐

F1x.5 精神病性障碍

这是在使用精神活性物质期间或之后立即出现的一类精神现象。其特点为生动的幻觉（典型者为听幻觉，但常涉及一种以上的感官）、人物定向障碍、妄想和（或）牵连观念（常具有偏执或被害色彩）、精神运动性障碍（兴奋或木僵）以及异常情感表现，后者可从极度恐惧到销魂状态。患者感觉往往清晰，有某种程度的意识混浊，但不存在严重的意识障碍。典型病例在 1 个月内至少部分缓解，而在 6 个月内痊愈。

[诊断要点]

用药期间或用药后立即（往往在 48 小时内）出现的精神病性障碍应在此编码，除非属于伴谵妄的药物戒断状态（见 F1x.4）的表现或者为迟发性起病。迟发起病的精神病性障碍（用药 2 周以后起病）也可出现，但应编码为 F1x.75。

精神活性物质所致的精神病性障碍可呈现不同形式的症状，症状的变异受药物类别及使用者人格的影响。可卡因、苯丙胺（安非他明）这类兴奋性药物所致的精神病性障碍通常与高剂量和（或）长时间使用密切相关。

当患者使用了具有原发性致幻效应的物质 [例如麦角酸二乙酰胺（LSD）、仙人球毒碱、高剂量的大麻] 时，不应仅依据知觉歪曲或幻觉性体验而诊断为精神病性障碍。对这些情况以及意识混浊状态，均应考虑诊断为急性中毒（F1x.0）的可能性。

当患者适合诊断为精神活性物质所致精神病时，应特别注意避免误诊为更严重的状态（例如精神分裂症）。只要不再使用更多的药物，精神活性物质所致的精神病性状态多数持续较短（如安非他明和可卡因性精神病）。对这类病例的误诊会给患者带来痛苦，卫生机构也会付出昂贵的代价。

包含：酒精中毒性幻觉症

酒精中毒性嫉妒症

酒精中毒性偏执症

酒精中毒性精神病 NOS

[鉴别诊断]

应考虑精神活性物质加重或诱发另一种精神障碍的可能性，例如精神分裂症（F20.-），心境 [情感] 障碍（F30-F39），偏执性或分裂性人格障碍（F60.0，F60.1）。如遇上述情况，精神活性物质所致精神病性状态这一诊断则可能不恰当。

可采用下列第五位编码进一步指明精神病性状态的诊断：

F1x.50 精神分裂症样

F1x.51 以妄想为主

F1x.52 以幻觉为主

（包括酒精中毒性幻觉症）

F1x.53 以多形性为主

F1x.54 以抑郁症状为主

F1x.55 以躁狂症状为主

F1x.56 混合型

F1x.6 遗忘综合征

这是一种以慢性近记忆损害为主的综合征，远记忆有时也可受累，而即刻回忆保留。患者往往有明显的时间观念和事件发生顺序的障碍以及学习新资料困难。虚构可为明显的症状，但也可缺如。其他认知功能常常相对保持完好，遗忘的程度与其他功能的障碍不成比例。

［诊断要点］

在此处编码的酒或其他精神活性物质所致的遗忘综合征应满足器质性遗忘综合征的一般性标准（见 F04），诊断的基本要求为：

（a）表现为近记忆障碍（学习新材料）的记忆损害；时间感受障碍（对事件的发生时序进行重排、将重复出现的几件事压缩为一件等）；

（b）无即刻回忆损害、意识损害及广泛的认知损害；

（c）慢性（尤其是高剂量）使用酒精或药物的病史或客观依据。

伴有明显的淡漠、缺乏始动性和倾向于自我忽视的人格改变亦可存在，但不是诊断的必要条件。

尽管虚构可能十分明显，但不应作为诊断的必需条件。

包含：科尔萨科夫精神病或综合征，酒精或其他精神活性物质所致。

［鉴别诊断］

应考虑器质性遗忘综合征（非酒精中毒性）（见 F04）；有明显记忆损害的其他器质性综合征（例如痴呆或谵妄）（F00-F03；F05.-）；某种抑郁性障碍（F31-F33）。

F1x.7 残留性或迟发性精神病性障碍

酒精或精神活性物质所致的认知、情感、人格或行为改变，其持续时间超过了与精神活性物质有关的直接效应所能达到的合理期限。

［诊断要点］

起病与酒精或某种精神活性物质有直接的联系。如初次起病晚于活性物质使用的发作，则需有清楚和有力的依据证明本状态为药物的残留影响所致，方可在此编码。本症应表现出原有正常功能的改变或对其特点的显著夸张。

本症的持续时间应超出精神活性物质的直接作用所能达到的期限（见 F1x.0 急性中毒）。酒精和精神活性物质所致的痴呆并非总是不可逆转的，经过长时间的完全禁用，智能和记忆有可能得到改善。

应仔细地将本症与戒断有关的状况（见 F1x.3 和 F1x.4）相鉴别，应注意在某些情况下以及使用某些药物时，戒断状态的表现在中断用药后许多天或许多星期依然存在。

精神活性药物所致的、停药后持续存在且符合精神病性障碍诊断标准的状况不应在此处归类（使用 F1x.5，精神病性障碍）。表现出慢性科尔萨科夫综合征后期症状的患者应在 F1x.6 处编码。

［鉴别诊断］

应考虑被药物使用所遮盖，药物作用消退后又重新显露的原本就存在的精神障碍（例如惊恐焦虑、抑郁性障碍、精神分裂症或分裂型障碍）；对闪回的病例应考虑急性而短暂的精神病性障碍（F23.-）；还应考虑器质性损伤或轻、中度精神发育迟滞（F70-F71），后者可与精神药物的滥用共存。

可采用下列第五位编码对本诊断进一步区分：

F1x.70 闪回

可部分地根据发作性、通常为短暂的病程（数秒或数分）以及既往与药物有关的体验的再现（有时完全相同）与精神病性障碍相鉴别。

F1x.71 人格或行为障碍

符合器质性人格障碍的标准（F07.0）。

F1x.72 残留性情感障碍

符合器质性心境［情感］障碍的标准（F06.3）。

F1x.73 痴呆

符合在 F00-F09 引言中所描述的痴呆的一般性标准。

F1x.74 其他持久的认知损害

这是为不符合精神活性物质所致遗忘综合征（F1x.6）或痴呆（F1x.73）的标准而伴有持久性认知损害的障碍所保留的编码。

F1x.75 迟发的精神病性障碍

F1x.8 其他精神和行为障碍

能辨明药物的使用为其直接原因，但未满足上述任何一种障碍的诊断标准的任何其他障碍在此处编码。

F1x.9 未特定的精神和行为障碍

二、酒精药物使用障碍终生患病率和12月患病率

（一）酒精药物使用障碍患病率

DSM-Ⅳ中物质使用障碍是依赖与滥用的统称。本次调查包括物质使用障碍中的两大类：酒精使用障碍和药物使用障碍。酒精使用障碍包括酒精依赖和酒精滥用，药物使用障碍包括药物依赖和药物滥用。酒精药物使用障碍的终生患病率指在调查人群中，从调查之日起，有生以来曾罹患酒精药物使用障碍的人群病例数占总人群数的比例。酒精药物使用障碍具有反复发作、病程较长的特点，因此为了满足病程的诊断标准，国际常采用终生患病率指标描述流行强度。在本次调查中发现，在 18 岁及以上人群中，酒精药物使用障碍在各类精神障碍中患病率排第三。

（二）酒精药物使用障碍终生患病率

酒精药物使用障碍未加权终生患病率为 3.92%，95% 置信区间为 3.70% ~ 4.15%，加权后的终生患病率为 4.67%，95% 置信区间为 4.05% ~ 5.28%。详见表 3-2。

表 3-2　各类酒精药物使用障碍终生患病率（*n*=32 552）

精神障碍类别	未加权终生患病率（%）		加权终生患病率（%）	
	%	95%CI	%	95%CI
酒精使用障碍	3.55	3.33 ~ 3.77	4.37	3.76 ~ 4.97
酒精依赖	1.08	0.96 ~ 1.20	1.29	1.04 ~ 1.54
酒精滥用	2.47	2.29 ~ 2.65	3.07	2.59 ~ 3.56
药物使用障碍	0.42	0.34 ~ 0.49	0.36	0.24 ~ 0.48
药物依赖	0.26	0.20 ~ 0.31	0.23	0.13 ~ 0.33
药物滥用	0.20	0.15 ~ 0.25	0.19	0.12 ~ 0.27
任何一种酒精药物使用障碍	3.92	3.70 ~ 4.15	4.67	4.05 ~ 5.28

（三）酒精药物使用障碍12月患病率

酒精药物使用障碍未加权的 12 月患病率为 1.38%，95% 的置信区间为 1.24% ~ 1.51%，加权后的 12 月患病率为 1.94%，95% 的置信区间为 1.61% ~ 2.27%。详见表 3-3。

表 3-3　各类酒精药物使用障碍 12 月患病率（*n*=32 552）

精神障碍类别	未加权 12 月患病率（%）		加权 12 月患病率（%）	
	%	95%CI	%	95%CI
酒精使用障碍	1.23	1.10 ~ 1.35	1.84	1.51 ~ 2.17
酒精依赖	0.50	0.42 ~ 0.58	0.69	0.51 ~ 0.87
酒精滥用	0.72	0.63 ~ 0.82	1.15	0.89 ~ 1.41
药物使用障碍	0.16	0.11 ~ 0.20	0.11	0.06 ~ 0.17
药物依赖	0.14	0.10 ~ 0.19	0.10	0.05 ~ 0.16
药物滥用	0.01	0.001 ~ 0.03	0.01	0.00 ~ 0.02
任何一种酒精药物使用障碍	1.38	1.24 ~ 1.51	1.94	1.61 ~ 2.27

酒精药物使用障碍患病率的分布

一、酒精药物使用障碍终生患病率分布

（一）酒精药物使用障碍终生患病率的性别分布

酒精药物使用障碍各类别的终生患病率，男性高于女性的有酒精使用障碍、酒精依赖、酒精滥用、任何一种酒精药物使用障碍，且差异具有统计学意义。详见表 3-4。

表 3-4　酒精药物使用障碍终生患病率的性别分布（$n = 552$）

精神障碍类别	终生患病率（%）		P
	男性	女性	
酒精使用障碍	8.35	0.30	< 0.001
酒精依赖	2.45	0.11	< 0.001
酒精滥用	5.91	0.18	< 0.001
药物使用障碍	0.29	0.44	0.125
药物依赖	0.20	0.26	0.922
药物滥用	0.19	0.20	0.418
任何一种酒精药物使用障碍	8.55	0.70	< 0.001

（二）酒精药物使用障碍终生患病率的年龄分布

酒精药物使用障碍各类别的终生患病率在酒精使用障碍、酒精滥用和任何一种酒精药物使用障碍患病率的年龄分布差异具有统计学意义。详见表 3-5。

表 3-5　酒精药物使用障碍终生患病率的年龄分布（*n*=32 552）

精神障碍类别	终生患病率（%）				*P*
	18～34 岁	35～49 岁	50～64 岁	65 岁及以上	
酒精使用障碍	3.47	5.48	5.17	2.46	＜ 0.001
酒精依赖	1.04	1.43	1.79	0.79	0.044
酒精滥用	2.43	4.06	3.39	1.67	＜ 0.001
药物使用障碍	0.16	0.39	0.62	0.42	0.011
药物依赖	0.08	0.20	0.47	0.37	0.011
药物滥用	0.15	0.29	0.18	0.06	0.163
任何一种酒精药物使用障碍	3.52	5.86	5.71	2.88	＜ 0.001

（三）酒精药物使用障碍终生患病率的城乡分布

酒精药物使用障碍各类别终生患病率的城乡分布差异没有统计学意义。详见表 3-6。

表 3-6　酒精药物使用障碍终生患病率的城乡分布（*n*=32 552）

精神障碍类别	终生患病率（%）		*P*
	城市	农村	
酒精使用障碍	1.99	1.67	0.289
酒精依赖	0.73	0.65	0.707
酒精滥用	1.26	1.02	0.294
药物使用障碍	0.09	0.14	0.405
药物依赖	0.09	0.12	0.540
药物滥用	–	0.01	
任何一种酒精药物使用障碍	2.08	1.79	0.343

二、酒精药物使用障碍12月患病率分布

通过 12 月患病率描述酒精药物使用障碍患病率的性别、年龄、城乡、东中西部经济区、受教育程度及婚姻状况的分布特征。

（一）酒精药物使用障碍12月患病率的性别分布

本次调查显示，酒精药物使用障碍男性 12 月患病率为 3.57%，女性 12 月患病率为 0.27%，男性高于女性，差异具有统计学意义。详见表 3-7。

表 3-7　酒精药物使用障碍 12 月患病率的性别分布

酒精药物使用障碍	男性	女性	χ^2	P
调查人数（人）	14784	17768	152.87	< 0.001
患病率（%）	3.57	0.27		

（二）酒精药物使用障碍12月患病率的年龄分布

本次调查显示，酒精药物使用障碍 18 ~ 34 岁年龄组 12 月患病率为 2.31%，35 ~ 49 岁年龄组 12 月患病率为 2.19%，50 ~ 64 岁年龄组 12 月患病率为 1.81%，65 岁及以上年龄组 12 月患病率为 0.31%，随年龄增长患病率下降，差异具有统计学意义。详见表 3-8。

表 3-8　酒精药物使用障碍 12 月患病率的年龄分布

酒精药物使用障碍	18 ~ 34 岁	35 ~ 49 岁	50 ~ 64 岁	65 岁及以上	χ^2	P
调查人数（人）	5625	10 619	10 898	5326	18.928	< 0.001
患病率（%）	2.31	2.19	1.81	0.31		

（三）酒精药物使用障碍12月患病率的城乡分布

本次调查显示，酒精药物使用障碍城市 12 月患病率为 2.08%，农村 12 月患病率为 1.79%，患病率的城乡分布差异没有统计学意义。详见表 3-9。

表 3-9　酒精药物使用障碍 12 月患病率的城乡分布

酒精药物使用障碍	城市	农村	χ^2	P
调查人数（人）	15 309	17 243	0.899	0.343
患病率（%）	2.08	1.79		

（四）酒精药物使用障碍12月患病率的东中西经济区分布

本次调查通过对酒精药物使用障碍 12 月患病率的地区分布研究显示，东部地区酒精药物使用障碍 12 月患病率为 2.03%，中部地区为 2.19%，西部地区为 1.57%，患病率的地区分布差异没有统计学意义。

（五）酒精药物使用障碍12月患病率的受教育程度分布

酒精药物使用障碍 12 月患病率在不同受教育程度人群的分布显示，受教育程度高的人群患病率高于受教育程度低的人群，差异具有统计学意义。详见表 3-10。

表 3-10　酒精药物使用障碍 12 月患病率的受教育程度分布

酒精药物使用障碍	文盲/小学以下	小学	初中	高中	大专及以上	χ^2	P
调查人数（人）	8358	6062	8506	3675	2111	16.328	0.003
患病率（%）	0.99	1.80	2.30	2.14	2.94		

（六）酒精药物使用障碍12月患病率的婚姻状况分布

酒精药物使用障碍 12 月患病率在不同婚姻状况人群的分布显示，酒精药物使用障碍患者已婚 12 月患病率为 1.95%，未婚 12 月患病率为 2.23%，分居/离婚 12 月患病率为 2.84%，丧偶 12 月患病率为 0.36%。12 月患病率的婚姻状况分布差异均无统计学意义。详见表 3-11。

表 3-11　酒精药物使用障碍 12 月患病率的婚姻状况分布

酒精药物使用障碍	已婚	未婚	分居/离婚	丧偶	χ^2	P
调查人数（人）	24 683	1568	643	1868	6.914	0.077
患病率（%）	1.95	2.23	2.84	0.36		

（七）酒精药物使用障碍12月患病率的收入水平分布

酒精药物使用障碍 12 月患病率在不同收入水平的分布，单因素分析结果显示，酒精药物使用障碍高收入水平人群的患病率（2.42%）高于中收入水平人群的患病率（1.76%）和低收入水平人群的患病率（1.54%），差异有统计学意义。详见表 3-12。

表 3-12　酒精药物使用障碍 12 月患病率的收入水平分布

酒精药物使用障碍	低收入	中收入	高收入	χ^2	P
调查人数（人）	9461	8818	10 310	8.479	0.016
患病率（%）	1.54	1.76	2.42		

（八）酒精药物使用障碍12月患病率的城乡、性别、年龄变化趋势

本研究进一步对酒精药物使用障碍城乡不同性别人群年龄变化趋势进行了描述。研究显示，酒精药物使用障碍在城市男性和农村男性均以 65 岁及以上患病率最低；而在城市女性和农村女性中各年龄组变化不大。详见图 3-1。

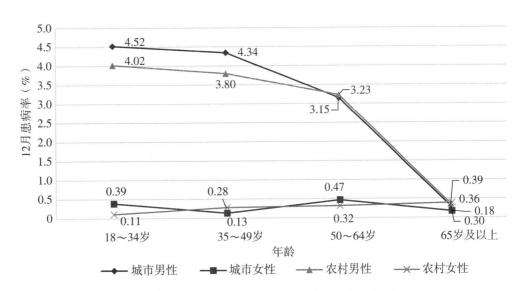

▲ 图 3-1　酒精药物使用障碍 12 月患病率的城乡、性别、人群年龄变化趋势

（九）酒精药物使用障碍各类别12月患病率的年龄分布

酒精药物使用障碍各类别 12 月患病率的年龄分布，详见表 3-13。

表 3-13　酒精药物使用障碍各类别 12 月患病率的年龄分布（*n*=32 552）

精神障碍类别	12 月患病率（%）			
	18 ~ 34 岁	35 ~ 49 岁	50 ~ 64 岁	65 岁及以上
酒精使用障碍	2.29	2.08	1.60	0.15
酒精依赖	0.83	0.77	0.68	0.07
酒精滥用	1.46	1.32	0.92	0.08
药物使用障碍	0.03	0.12	0.21	0.16
药物依赖	0.01	0.12	0.21	0.16
药物滥用	0.02	0.003	—	—
任何一种酒精药物使用障碍	2.31	2.19	1.81	0.31

（十）酒精药物使用障碍男性各类别12月患病率的年龄分布

酒精药物使用障碍男性各类别 12 月患病率的年龄分布，详见表 3-14。

表 3-14　酒精药物使用障碍男性各类别 12 月患病率的年龄分布（*n*=32 552）

精神障碍类别	12 月患病率（%）				
	18 ~ 34 岁	35 ~ 49 岁	50 ~ 64 岁	65 岁及以上	合计
酒精使用障碍	4.27	4.01	3.14	0.31	3.52
酒精依赖	1.60	1.46	1.32	0.15	1.34
酒精滥用	2.67	2.55	1.83	0.16	2.19
药物使用障碍	0.06	0.10	0.05	0.02	0.07
药物依赖	0.03	0.10	0.05	0.02	0.06
药物滥用	0.03	0.002	—	—	0.01
任何一种酒精药物使用障碍	4.30	4.09	3.19	0.33	3.57

（十一）酒精药物使用障碍女性各类别12月患病率的年龄分布

酒精药物使用障碍女性各类别 12 月患病率的年龄分布，详见表 3-15。

表 3-15　酒精药物使用障碍女性各类别 12 月患病率的年龄分布（*n*=32 552）

精神障碍类别	12 月患病率（%）				
	18～34 岁	35～49 岁	50～64 岁	65 岁及以上	合计
酒精使用障碍	0.26	0.07	0.03	–	0.12
酒精依赖	0.04	0.05	0.03	–	0.03
酒精滥用	0.22	0.02	–	–	0.09
药物使用障碍	0.01	0.14	0.36	0.30	0.16
药物依赖	–	0.13	0.36	0.30	0.15
药物滥用	0.01	0.01	–	–	0.004
任何一种酒精药物使用障碍	0.27	0.20	0.39	0.30	0.27

（十二）酒精药物使用障碍各类别12月患病率的城乡分布

酒精药物使用障碍各类别 12 月患病率的城乡差异没有统计学意义。详见表 3-16。

表 3-16　酒精药物使用障碍各类别 12 月患病率的城乡分布（*n*=32 552）

精神障碍类别	12 月患病率（%）		*P*
	城市	农村	
酒精使用障碍	1.99	1.67	0.289
酒精依赖	0.73	0.65	0.707
酒精滥用	1.26	1.02	0.294
药物使用障碍	0.09	0.14	0.405
药物依赖	0.09	0.12	0.540
药物滥用	–	0.01	
任何一种酒精药物使用障碍	2.08	1.79	0.343

三、酒精药物使用障碍患病的影响因素

（一）酒精药物使用障碍患病影响因素的单因素分析

酒精药物使用障碍患病率的单因素分析显示，有统计学意义的影响因素有性别、年龄、婚姻状况、受教育程度和收入水平。详见表 3-17。

表 3-17　酒精药物使用障碍影响因素的单因素分析

因素	分类	OR	95%CI	P
性别	女性	1		< 0.001
	男性	13.48	7.84 ~ 23.17	
年龄	18 ~ 34 岁	1		< 0.001
	35 ~ 49 岁	0.95	0.61 ~ 1.48	
	50 ~ 64 岁	0.78	0.51 ~ 1.18	
	65 岁及以上	0.13	0.07 ~ 0.27	
居住地	农村	1		0.341
	城市	1.17	0.85 ~ 1.60	
婚姻状况	已婚	1		< 0.001
	未婚	1.14	0.73 ~ 1.80	
	分居 / 离婚	1.47	0.47 ~ 4.58	
	丧偶	0.18	0.08 ~ 0.40	
受教育程度	文盲 / 小学以下	1		0.001
	小学	1.84	1.11 ~ 3.06	
	初中	2.36	1.53 ~ 3.64	
	高中	2.20	1.30 ~ 3.72	
	大专及以上	3.05	1.63 ~ 5.69	
收入水平	低	1		0.012
	中	1.15	0.78 ~ 1.71	
	高	1.59	1.15 ~ 2.20	

（二）酒精药物使用障碍患病影响因素的多因素分析

酒精药物使用障碍患病率的多因素 Logistic 回归分析显示，有统计学意义的影响因素有性别和年龄。详见表 3-18。

表 3-18　酒精药物使用障碍影响因素的多因素 Logistic 回归分析

因素	分类	OR	95%CI	P
性别	女性	1		< 0.001
	男性	13.38	7.77 ~ 23.04	
年龄	18 ~ 34 岁	1		< 0.001
	35 ~ 49 岁	0.90	0.55 ~ 1.47	
	50 ~ 64 岁	0.79	0.48 ~ 1.30	
	65 岁及以上	0.15	0.07 ~ 0.31	
居住地	农村	1		0.696
	城市	1.06	0.79 ~ 1.41	
婚姻状况	已婚	1		0.277
	未婚	0.69	0.44 ~ 1.09	
	分居 / 离婚	1.15	0.35 ~ 3.78	
	丧偶	0.64	0.28 ~ 1.48	
受教育程度	文盲 / 小学以下	1		0.773
	小学	1.09	0.66 ~ 1.79	
	初中	1.16	0.74 ~ 1.84	
	高中	1.06	0.61 ~ 1.84	
	大专及以上	1.57	0.80 ~ 3.12	
收入水平	低	1		0.634
	中	1.00	0.67 ~ 1.48	
	高	1.16	0.80 ~ 1.68	

酒精药物使用障碍的疾病负担

一、酒精药物使用障碍各类别的残疾率和致残率

（一）酒精药物使用障碍的残疾率和致残率及影响因素

1. 残疾率

本研究对酒精药物使用障碍的残疾情况进行了分析，表 3-19 显示酒精药物使用障碍残疾率为 0.32%。

表 3-19　中国社区成人酒精药物使用障碍各类别的残疾率（n=32 552）

精神障碍类别	残疾人数（人）	残疾率（%）	残疾率 95%CI（%）
酒精使用障碍	66	0.26	0.16 ~ 0.36
酒精依赖	43	0.17	0.08 ~ 0.25
酒精滥用	23	0.09	0.04 ~ 0.15
药物使用障碍	24	0.07	0.02 ~ 0.11
药物依赖	23	0.07	0.02 ~ 0.11
药物滥用	1	0.001	0.001 ~ 0.01
任何一种酒精药物使用障碍	89	0.32	0.21 ~ 0.44

2. 致残率

表 3-20 显示酒精药物使用障碍致残率：酒精使用障碍为 14.00%，药物使用障碍为 61.56%，任何一种酒精药物使用障碍为 16.58%。

表 3-20 酒精药物使用障碍患者的致残率及残疾等级

精神障碍类别	致残率（%）	残疾等级构成比（%）			
		一级残疾	二级残疾	三级残疾	四级残疾
酒精使用障碍	14.00	6.37	1.30	3.45	88.88
酒精依赖	23.89	7.11	2.02	3.00	87.87
酒精滥用	8.03	5.04	–	4.26	90.70
药物使用障碍	61.56	–	1.99	2.21	95.80
药物依赖	64.92	–	2.01	2.24	95.75
药物滥用	12.24	–	–	–	100.00
任何一种酒精药物使用障碍	16.58	5.10	1.46	3.23	90.21

3. 影响因素

表 3-21 显示对酒精药物使用障碍残疾率影响因素的分析结果。单因素分析发现性别是影响因素；多因素 Logistic 回归分析发现，性别和年龄是残疾率的影响因素。

表 3-21 酒精药物使用障碍残疾率的单因素和多因素 Logistic 回归分析

因素	分类	单因素			多因素		
		OR	95%CI	P	OR	95%CI	P
性别	女性	1		< 0.001	1		< 0.001
	男性	3.74	1.86 ~ 7.51		4.27	2.11 ~ 8.62	
年龄	65 岁以下	1		0.176	1		0.041
	65 岁及以上	0.52	0.20 ~ 1.35		0.34	0.12 ~ 0.95	
居住地	城市	1		0.540	1		0.889
	农村	1.25	0.60 ~ 2.61		1.05	0.50 ~ 2.24	
婚姻状况	已婚	1		0.420	1		0.345
	未婚/分居/离婚	0.66	0.24 ~ 1.81		0.61	0.22 ~ 1.70	
受教育程度	文盲/小学以下	1		0.146	1		0.077
	小学	1.44	0.58 ~ 3.58		1.08	0.46 ~ 2.57	
	初中	0.54	0.24 ~ 1.17		0.39	0.18 ~ 0.87	
	高中及以上	0.69	0.26 ~ 1.86		0.61	0.22 ~ 1.71	
收入水平	低	1		0.136	1		0.210
	中	0.90	0.44 ~ 1.84		0.83	0.39 ~ 1.76	
	高	0.45	0.19 ~ 1.04		0.43	0.16 ~ 1.14	

表 3-22 显示对酒精药物使用障碍致残率影响因素的分析结果。单因素分析发现，性别、年龄、受教育程度和收入水平是影响因素；多因素 Logistic 回归分析发现，性别、受教育程度和收入水平是致残率的影响因素。

表 3-22　酒精药物使用障碍致残率的单因素和多因素 Logistic 回归分析

因素	分类	单因素			多因素		
		OR	95%CI	P	OR	95%CI	P
性别	女性	1		< 0.001	1		< 0.001
	男性	0.17	0.06 ~ 0.47		0.20	0.08 ~ 0.50	
年龄	65 岁以下	1		0.002	1		0.323
	65 岁及以上	6.83	2.06 ~ 22.73		1.97	0.51 ~ 7.63	
居住地	城市	1		0.221	1		0.973
	农村	1.57	0.76 ~ 3.26		0.98	0.38 ~ 2.53	
婚姻状况	已婚	1		0.459	1		0.528
	未婚 / 分居 / 离婚	0.66	0.21 ~ 2.03		0.65	0.17 ~ 2.52	
受教育程度	文盲 / 小学以下	1		0.001	1		0.021
	小学	0.70	0.20 ~ 2.40		1.22	0.29 ~ 5.08	
	初中	0.16	0.06 ~ 0.39		0.24	0.08 ~ 0.71	
	高中及以上	0.19	0.06 ~ 0.63		0.43	0.11 ~ 1.72	
收入水平	低	1		0.009	1		0.024
	中	0.72	0.32 ~ 1.63		0.88	0.31 ~ 2.49	
	高	0.22	0.08 ~ 0.59		0.24	0.07 ~ 0.89	

（二）酒精药物使用障碍残疾患者过去12个月利用卫生服务的状况

表 3-23 显示了酒精药物使用障碍残疾患者过去 12 个月的治疗状况，只有 3.96% 的酒精药物使用障碍残疾患者进行过治疗。

表 3-23　酒精药物使用障碍残疾患者过去 12 个月治疗状况

精神障碍类别	调查残疾患者数（人）	治疗患者数（人）	治疗率（%）			
			未加权	95%CI	加权	95%CI
酒精使用障碍	57	0	–	–	–	–
药物使用障碍	23	5	23.81	6.75 ~ 40.86	18.17	2.55 ~ 33.79
药物依赖	22	5	25.00	7.18 ~ 42.82	18.44	2.55 ~ 34.32
药物滥用	1	0	–	–	–	–
任何一种酒精药物使用障碍	79	5	6.49	1.59 ~ 11.40	3.96	0.57 ~ 7.35

二、酒精药物使用障碍疾病负担的分布

（一）酒精药物使用障碍伤残调整寿命年

按照世界银行和世界卫生组织"全球疾病负担研究"的研究方法，酒精药物使用障碍的严重程度分为轻度、中度、重度，残疾权重详见表 3-24。酒精药物使用障碍的 DALY 率为 5.744/1000。其中酒精使用障碍其 DALY 率为 5.442/1000。

表 3-24　酒精药物使用障碍疾病负担

精神障碍类别	严重程度	残疾权重	DALY 率（/1000）
酒精药物使用障碍	–	–	5.744
酒精使用障碍	–	–	5.442
	重度	0.549	0.636
	中度	0.388	1.040
	轻度	0.259	3.766
药物使用障碍	–	–	0.302
药物	–	0.252	0.265
大麻	–	0.329	0.015
可卡因	–	0.376	0.021

（二）酒精药物使用障碍伤残调整寿命年的性别分布

按照世界银行和世界卫生组织"全球疾病负担研究"的研究方法，酒精药物使用障碍各类别的伤残调整寿命年的性别分布表明，酒精药物使用障碍男性的 DALY 率明显高于女性。详见表 3-25。

表 3-25　酒精药物使用障碍 DALY 率的性别分布

精神障碍类别	DALY 率（/1000）	
	男性	女性
酒精药物使用障碍	10.654	0.733
酒精使用障碍	10.470	0.311
药物使用障碍	0.184	0.422

（三）酒精药物使用障碍伤残调整寿命年的年龄分布

酒精药物使用障碍各类别的伤残调整寿命年的年龄分布中，18 ~ 34 岁、35 ~ 49 岁、50 ~ 64 岁年龄组酒精药物使用障碍 DALY 率相对较高，且主要是酒精使用障碍 DALY 率相对较高。详见表 3-26。

表 3-26　酒精药物使用障碍 DALY 率的年龄分布

精神障碍类别	DALY 率（/1000）			
	18 ~ 34 岁	35 ~ 49 岁	50 ~ 64 岁	65 岁及以上
酒精药物使用障碍	6.460	6.316	5.794	0.889
酒精使用障碍	6.635	6.014	5.204	0.471
药物使用障碍	0.095	0.302	0.590	0.418

（四）酒精药物使用障碍伤残调整寿命年的城乡分布

酒精药物使用障碍伤残调整寿命年的城乡分布中，酒精药物使用障碍总体的疾病负担和酒精使用障碍的 DALY 率城市高于农村，而药物使用障碍的 DALY 率农村略高于城市。详见表 3-27。

表 3-27　酒精药物使用障碍 DALY 率的城乡分布

精神障碍类别	DALY 率（/1000）	
	城市	农村
酒精药物使用障碍	6.040	5.425
酒精使用障碍	5.820	5.037
药物使用障碍	0.220	0.389

三、酒精药物使用障碍患者的精神卫生服务利用情况

（一）治疗意向

关于社区受访者出现酒精药物使用障碍相关的精神问题时的治疗意向构成比详见表 3-28，其中肯定不治疗的意向比例最高，为 42.03%，可能不治疗的意向最低，为 11.80%。

表 3-28　社区居民酒精药物使用障碍患者的治疗意向构成比

治疗意向	构成比（%）
肯定治疗	29.45
可能治疗	16.72
可能不治疗	11.80
肯定不治疗	42.03
合计	100

（二）病耻感程度

几乎所有精神疾病受访者都存在一定程度的病耻感。对于酒精药物使用障碍患者而言，完全没有病耻感的人群比例为 51.94%，很少病耻感的人群比例为 21.44%，有些病耻感的人群比例为 22.56%，强烈病耻感的人群比例为 4.06%。

（三）对精神卫生服务效果的认识

酒精药物使用障碍患者认为精神卫生服务可以有效控制病情的比例为 51.23%，认为可不治自愈的比例为 36.96%。

（四）终生治疗状况

酒精使用障碍患者未接受任何治疗。药物使用障碍及各类别患者选择在其他机构接受治疗的比例高于选择在精神科或心理科接受治疗的比例。药物使用障碍患者选择在心理科治疗的比例总体高于选择在精神科治疗的比例，但不同类别的患者选择治疗机构的比例不同，药物依赖患者选择在精神科治疗的比例高于选择在心理科治疗的比例，药物滥用患者选择在心理科治疗的比例高于选择在精神科治疗的比例。求助者选择咨询高于选择治疗。详见表 3-29。

表 3-29　酒精药物使用障碍患者的精神卫生需求和治疗

精神障碍类别	调查患病人数（人）	咨询率（%）	治疗率（%）	治疗机构			在其他机构接受治疗的比例（%）
				在精神科或心理科接受治疗的比例（%）			
				精神科	心理科	合计	
酒精使用障碍	999	0	0	–	–	–	–
酒精依赖	303	0	0	–	–	–	–
酒精滥用	696	0	0	–	–	–	–
药物使用障碍	117	36.95	21.76	7.69	16.15	23.10	80.21
药物依赖	72	29.48	16.65	9.04	3.31	12.35	92.99
药物滥用	45	47.97	32.28	1.86	28.28	30.14	71.89
任何一种酒精药物使用障碍	1104	2.52	1.48	7.69	16.15	23.10	80.21

药物使用障碍患者首次接受治疗选择在其他机构治疗的比例高于选择在精神科或心理科治疗的比例。详见表 3-30。

表 3-30　药物使用障碍患者首次接受治疗机构的构成比（%）

药物使用障碍类别	精神卫生机构或科室			非精神卫生机构或科室
	精神专科医院	综合医院心理科	合计	
药物依赖	9.04	3.31	12.35	87.65
药物滥用	1.86	28.28	30.14	69.86

　　关于患者求助专业人员类型，酒精使用障碍患者不求助任何医务工作者和非医务工作者。药物使用障碍患者中，向非精神科或非心理科医务工作者求助的患者最多，向精神科或心理科医务工作者求助的患者其次，也有少部分的患者向非医务工作者求助。药物使用障碍患者选择向非精神科或非心理科医务工作者求助的比例总体高于向精神科或心理科医务工作者求助的比例，但不同类别的患者求助专业人员的比例不同，药物依赖患者选择向精神科或心理科医务工作者求助的比例高于选择向非精神科或非心理科医务工作者求助的比例，药物滥用患者选择向非精神科或非心理科医务工作者求助的比例高于向精神科或心理科医务工作者求助的比例。详见表 3-31。

表 3-31　酒精药物使用障碍患者的求助人员

精神障碍类别	求助人员比例（％）									
	向精神科或心理科医务工作者求助			向非精神科或非心理科医务工作者求助			向非医务工作者求助			
	医生	其他	合计	医生	其他	合计	咨询师	宗教界人士	其他	合计
酒精使用障碍	–	–	–	–	–	–	–	–	–	–
酒精依赖	–	–	–	–	–	–	–	–	–	–
酒精滥用	–	–	–	–	–	–	–	–	–	–
药物使用障碍	30.36	6.53	35.12	62.34	–	62.34	1.54	3.27	4.02	7.29
药物依赖	49.50	13.77	63.26	24.24	–	24.24	4.45	9.47	11.63	21.10
药物滥用	26.29	7.63	31.84	70.79	–	70.79	–	–	–	–
任何一种酒精药物使用障碍	30.36	6.53	35.12	62.34	–	62.34	1.54	3.27	4.02	7.29

　　关于治疗方式，酒精使用障碍患者未治疗。药物使用障碍采取药物治疗者多于采取心理治疗者，药物使用障碍患者也选择向心理热线求助，但其比例较低（18.81%）。详见表 3-32。

表 3-32　酒精药物使用障碍患者的治疗方式（%）

精神障碍类别	治疗方式比例（%）						
	药物或心理治疗			其他治疗方式			
	药物治疗	心理治疗	合计	互联网或聊天室	自助团体	心理热线	合计
酒精使用障碍	–	–	–	–	–	–	–
酒精依赖	–	–	–	–	–	–	–
酒精滥用	–	–	–	–	–	–	–
药物使用障碍	76.73	19.76	81.19	–	–	18.81	18.81
药物依赖	71.11	5.53	76.64	–		23.36	23.36
药物滥用	100	38.19	100	–		–	–
任何一种酒精药物使用障碍	76.73	19.76	81.19			18.81	18.81

关于酒精药物使用障碍患者及时治疗比例，酒精使用障碍患者小于 0.01%，药物滥用患者为 14.83%，药物依赖患者为 8.22%。关于延误治疗 10 年及以上的比例，药物滥用患者小于 0.01%，药物依赖患者为 100%。详见表 3-33。

表 3-33　酒精药物使用障碍患者及时治疗比例及延误治疗时间

精神障碍类别	及时治疗比例（%）	延误治疗时间中位数（年）	延误治疗 10 年及以上的比例（%）
酒精使用障碍	< 0.01	–	–
药物滥用	14.83	2	< 0.01
药物依赖	8.22	20	100

（五）酒精药物使用障碍过去12个月利用卫生服务的状况

表 3-34 显示了酒精药物使用障碍各类别患者过去 12 个月的治疗状况。酒精药物使用障碍过去 12 个月加权治疗率为 1.11%。

表3-34 酒精药物使用障碍12月患病的患者治疗状况

精神障碍类别	调查患病人数（人）	过去12个月治疗率（%）	
		加权	95%CI
酒精使用障碍	345	0	0
酒精依赖	141	0	0
酒精滥用	204	0	0
药物使用障碍	42	20.78	7.74 ~ 33.83
药物依赖	38	22.31	8.95 ~ 35.67
药物滥用	4	–	–
任何一种酒精药物使用障碍	385	1.11	0.001 ~ 2.29

（六）酒精药物使用障碍患者自杀相关行为

在酒精药物使用障碍的终生患者中，有6.04%的人曾有过自杀意念，1.85%的人有过自杀计划，1.62%的人自杀未遂。

酒精药物使用障碍患病率的国内外比较

一、国内外酒精药物使用障碍调查工具

（一）复合性国际诊断交谈表物质使用障碍章节介绍

复合性国际诊断交谈表（Composite International Diagnostic Interview，CIDI）为完全定式化的精神障碍诊断工具，是目前国际公认的适用于非精神卫生专业人员使用的精神障碍流行病学调查工具。CIDI 可以按照美国精神病学协会《精神障碍诊断与统计手册》（第 4 版）（DSM-Ⅳ）和国际疾病分类标准第 10 版（ICD-10）两套诊断分类标准做出精神障碍诊断。CIDI 包括疾病章节和非疾病章节两个部分。其中物质使用障碍章节包括酒精滥用 AU1 ～ AU47，烟草使用 TB1 ～ TB42，精神活性药物使用 IU1 ～ IU65。

（二）定式临床访谈诊断表物质使用障碍章节介绍

DSM-Ⅳ 轴 Ⅰ 障碍定式临床检查（Structured Clinical Interview for DSM-Ⅳ Axis Ⅰ Disorders，SCID-Ⅰ）为精神病专科医生使用的半定式问卷，可以对 DSM-Ⅳ 轴 Ⅰ 的大多数障碍，包括心境障碍、精神病性障碍、酒精药物使用障碍、焦虑障碍、躯体形式障碍、进食障碍、适应障碍等进行诊断。物质使用障碍章节包括 E1 ～ E230。酒精滥用为 E1 ～ E10，酒精依赖为 E11 ～ E28，非酒精物质使用障碍为 E29 ～ E74，非酒精物质依赖为 E75 ～ E181，非酒精物质滥用为 E182 ～ E230。

二、国内外酒精药物使用障碍患病率比较

本调查结果显示酒精药物使用障碍加权 12 月患病率为 1.94%，终生患病率为 4.67%。其中以酒精使用障碍为主。该结果高于 1982 年中国 12 个地区调查结果（酒精依赖、药物依赖时点患病率分别为 0.06%、0.47‰）和 1993 年中国 7 个地区调查结果（酒精依赖、药物依赖时点患病率 0.68‰、0.52%）。本调查结果与国内采用 SCID 进行的地区性调查相比，12 月患病率低于费立鹏等 2001—2004 年调查的中国四省结果（5.9%）。本调查结果还低于 2014 年 Zachary Steel 等对 1980—2013 年期间全球 104 个物质使用障碍流行病学调查进行 meta 分析的结果（酒精药物使用障碍 12 月患病率 3.8%，终生患病率 3.4%）。详见表 3-35。

酒精使用障碍患病率的分布特征为男性高于女性，符合我国饮酒文化中男性饮酒偏好的现象；酒精药物使用障碍各年龄组患病率呈现逐渐下降的趋势，18 ~ 34 岁人群患病率最高，65 岁及以上人群患病率最低，这提示要对青壮年人群给予饮酒的正确指导，采取限制措施减少酗酒、酒驾等与酒精相关的危险行为。

表 3-35　酒精使用障碍患病率国内外比较

作者	调查地区	调查时间	诊断标准调查工具	12 月患病率（%）	30 天患病率（%）
Deborah S. Hasin 等	美国	2001—2002	DSM-IV AUDA-DIS-IV	8.5	–
Evelyn J. Bromet 等	乌克兰	2002	DSM-IV CIDI	5.84	–
Maree Teesson 等	澳大利亚	2007	ICD-10 CIDI	4.3	–
Laura Helena Andrade 等	巴西	2005—2007	DSM-IV CIDI	1.3（仅酒精依赖）	–
Dan J Stein 等	南非	2002—2004	DSM-IV CIDI	1.2（仅酒精依赖）	–
Norito Kawakami 等	日本	2002—2006	DSM-IV CIDI	0.9	–
Viviane Kovess, Jean Pierre Lepine 等	法国	2001—2002	DSM-IV CIDI	0.76	–

续表

作者	调查地区	调查时间	诊断标准 调查工具	12月 患病率（%）	30天 患病率（%）
Oye Gureje 等	尼日利亚	2002	DSM-Ⅳ CIDI	0.1（仅酒精依赖）	—
Giovannide Girolamo 等	意大利	1998	DSM-Ⅳ CIDI	0.1	—
沈渔邨等 12 单位	中国 12 地区	1982	ICD-9 全国流调工具	—	0.06（仅酒 精依赖）
沈渔邨等 7 单位	中国 7 地区	1993	ICD-9 全国流调工具	—	0.07（仅酒 精依赖）
石其昌、费立鹏等	浙江省	2001	DSM-Ⅳ SCID	—	2.92
沈渔邨等 2 单位	北京市、上 海市城区	2002	DSM-Ⅳ CIDI	1.60	—
阮冶等	昆明市	2005	DSM-Ⅳ CIDI	0.90（仅酒精依赖）	0.69（仅酒 精依赖）
胡赤怡等	深圳市	2005	DSM-Ⅳ CIDI	—	—
张敬悬、费立鹏等	山东省	2004—2005	DSM-Ⅳ SCID	—	5.55
宋志强、费立鹏等	青海省	2005	DSM-Ⅳ SCID	—	12.24
闫永平等	西安市	2010	DSM-Ⅳ CIDI	0.65（仅酒精依赖）	0.08（仅酒 精依赖）
徐广明等	天津市	2012	DSM-Ⅳ SCID	—	3.30
黄悦勤等 10 单位	中国 31 省市	2013	DSM-Ⅳ CIDI	1.94	—

（徐向东　吕淑云）

参考文献

[1] HUANG Y Q, WANG Y, WANG H, et al. Prevalence of mental disorders in China: a cross-sectional epidemiological study [J]. Lancet Psychiatry, 2019, 6 (3): 211-224. DOI: 10.1016/S2215-0366 (18) 30511-X.

[2] STEEL Z, MARNANE C, IRANPOUR C, et al. The global prevalence of common mental disorders: a systematic review and meta-analysis 1980-2013 [J]. Int J Epidemiol, 2014, 43 (2): 476-493.

[3] PHILLIPS M R, ZHANG J X, SHI Q C, et al. Prevalence, treatment, and associated disability of mental disorders in four provinces in China during 2001-05: an epidemiological survey [J]. Lancet, 2009, 373 (9680): 2041-2053.

[4] 张维熙, 沈渔邨, 李淑然, 等. 中国七个地区精神疾病流行病学调查 [J]. 中华精神科杂志, 1998, 31 (2): 69-71.

[5] 12 地区精神疾病流行学调查协作组. 国内 12 地区精神疾病流行学调查的方法学及资料分析 [J]. 中华神经精神科杂志, 1986, 19 (2): 66-69.

第四章 | 精神分裂症及其他精神病性障碍患病率和分布及其影响因素

精神分裂症及其他精神病性障碍患病率

一、精神分裂症及其他精神病性障碍诊断标准

（一）美国精神病学协会标准

根据美国精神病学协会《精神障碍诊断与统计手册》（第4版）（Diagnostic and Statistical Manual of Mental Disorders，Fourth Edition，DSM-IV），精神分裂症及其他精神病性障碍包括：精神分裂症、精神分裂症样精神障碍、分裂情感性精神障碍、妄想性精神障碍、短暂精神病性障碍、分享（感应性）精神病性障碍、物质所致精神病性障碍。

2013年5月，美国精神病学协会颁布的DSM-5正式生效，相对于DSM-IV，DSM-5在分类分型方面取消了精神分裂症类别的划分，在诊断标准方面也有改变：DSM-5制定组认为有些症状的特异性差，而且信度不高，因而不再强调这些症状。精神分裂症的A项诊断标准不再强调怪异的妄想和幻听。诊断精神分裂症均需符合A项诊断标准≥2个症状，且个体必须符合妄想、幻觉、言语紊乱3个阳性症状中的至少1个。对于妄想性障碍，A项诊断标准也删除了"妄想必须是非怪异的"这一要求。根据DSM-5，精神分裂症及其他精神病性障碍包括：精神分裂症、精神分裂症样障碍、短暂精神病性障碍、妄想障碍、分裂型（人格）障碍、分裂情感性障碍、物质/药物所致的精神病性障碍、其他躯体疾病所致的精神病性障碍、与其他精神障碍相关的紧张症、其他躯体疾病所致的紧张症、未特定的紧张症、其他特定的精神分裂症谱系及其他精神病性障碍、未特定的精神分裂症谱系及其他精神病性障碍。

（二）国际疾病分类标准

根据《国际疾病分类第十次修订本》（International Classification of Diseases，Tenth Revision，ICD-10），精神分裂症或其他原发性精神病性障碍包括：精神分裂症、分裂型障碍、持久的妄想性障碍、急性短暂性精神病性障碍、感应性妄想性障碍、分裂情感性障碍、其他非器质性精神病性障碍、未特定的非器质性精神病。

ICD-11 于 2022 年 2 月 11 日生效，相对于 ICD-10，ICD-11 最显著的变化是：取消 ICD-10 关于精神分裂症传统类别的划分，除了"分裂型障碍"；将疾病病程小于 1 个月的患者诊断为"其他特定的原发性精神障碍"；取消 ICD-10 中对于"急性短暂性精神病性障碍"类别进一步划分；将"妄想性障碍"的 3 种类型合并为 1 种疾病。根据 ICD-11，精神分裂症或其他原发性精神病性障碍包括：精神分裂症、分裂型障碍、妄想性障碍、急性短暂性精神病性障碍、分裂情感性障碍、其他特定的原发性精神病性障碍、未特定的精神分裂症或其他原发性精神病性障碍。

本调查于 2012 年 1 月开始实施，故以 DSM-Ⅳ 与 ICD-10 为诊断标准。

二、精神分裂症及其他精神病性障碍调查工具

本调查采用两阶段设计，包括精神病症状的第一阶段筛查和临床医生主导的第二阶段半结构化访谈，分别采用复合性国际诊断交谈表（Composite International Diagnostic Interview，CIDI）和 DSM 障碍定式临床访谈检查（Structured Clinical Interview for the Diagnostic and Statistical Manual，SCID）两种工具进行研究，以提供对精神分裂症和其他精神障碍终生患病率的更准确估计。

（一）复合性国际诊断交谈表精神分裂症及其他精神病性障碍章节介绍

复合性国际诊断交谈表（CIDI）为完全定式化的精神障碍诊断工具，是目前国际公认的适用于非精神卫生专业人员使用的精神障碍流行病学调查工具。CIDI 可以按照美国精神病学协会《精神障碍诊断与统计手册》（第 4 版）（DSM-Ⅳ）和《国际疾病分类第十次修订本》（ICD-10）两套诊断分类标准做出精神障碍诊断。CIDI 包括疾病章节和非疾病章节两个部分。

（二）DSM障碍定式临床检查精神分裂症及其他精神病性障碍章节介绍

DSM-Ⅳ轴Ⅰ障碍定式临床检查（Structured Clinical Interview for DSM-Ⅳ Axis Ⅰ Disorders，SCID-Ⅰ）为精神病专科医生使用的半定式问卷，可以对 DSM-Ⅳ轴Ⅰ的大多数障碍，包括心境障碍、精神病性障碍、酒精药物使用障碍、焦虑障碍、躯体形式障碍、进食障碍、适应障碍等进行诊断；DSM-Ⅳ轴Ⅱ障碍定式临床检查（Structured Clinical Interview for DSM-Ⅳ Axis Ⅱ Disorders，SCID-Ⅱ）是人格障碍的诊断问卷，本调查未使用，故不做简述。

其中精神病性障碍的鉴别诊断包括：精神分裂症、精神分裂样障碍、分裂情感性障碍、妄想障碍、短暂精神病性障碍、物质 / 药物所致的精神病性障碍、其他躯体疾病所致的精神病性障碍、其他特定精神病性障碍。

（三）精神分裂症及其他精神病性障碍筛查问卷的创新性

精神障碍是一类具有明显病耻感的疾病，其中精神分裂症及其他精神病性障碍造成的病耻感更为明显，加之精神分裂症及其他精神病性障碍患者由于受精神病性症状支配，常不能如实回答问题，如此可能带来的漏诊对本就患病率低的精神障碍流调结果真实性的影响更大。因此，采用面对面访谈方式的调查可能会低估精神障碍患病率。

根据以往调查经验，为了避免在社区调查进行 CIDI 访谈时漏诊因精神病性症状所致的拒访或中途退出访谈的受访者，以及因重病住院或智力问题而不具备回答问题能力的受访者，本研究专门设计了受访者无法访谈原因列表（A1 问卷）和受访者中途退出原因列表（A2 问卷），对全部 A1 问卷和 A2 问卷筛查阳性的受访者及随机抽取的相同数量的筛查阴性受访者进行 SCID 访谈，从而减少漏诊对这类精神障碍患病率真实性的影响。

三、终生患病率、12月患病率和30天患病率的定义

（一）精神分裂症及其他精神病性障碍终生患病率

在中国精神卫生调查中，精神分裂症及其他精神病性障碍终生患病率是在调查人群

中，从调查之日起，以有生以来曾罹患精神分裂症及其他精神病性障碍的人群作为病例，得到的该病例数占总人群数的比例。因为多数精神障碍具有反复发作、病程较长的特点，为了满足病程的诊断标准，国际上常采用终生患病率指标描述流行强度。

（二）精神分裂症及其他精神病性障碍30天患病率

在中国精神卫生调查中，精神障碍12月患病率是在调查人群中，从调查之日起，以之前12个月曾罹患某种精神障碍的人群作为病例，得到的该病例数占总人群数的比例。采用12月患病率描述精神障碍患病率的性别、年龄、城乡、东中西部经济区、受教育程度及婚姻状况的分布特征。

而在本调查中，由于SCID用于诊断30天内的精神分裂症，因此精神分裂症及其他精神病性障碍采用30天患病率来描述，即在调查人群中，从调查之日起，以之前30天曾罹患精神分裂症及其他精神病性障碍的人群作为病例，得到的该病例数占总人群数的比例。并采用30天患病率描述精神分裂症及其他精神病性障碍患病率的性别、年龄、城乡、东中西部经济区、受教育程度及婚姻状况的分布特征。

四、精神分裂症及其他精神病性障碍各类别患病率

本次调查结果显示，任何一类精神障碍（不含老年期痴呆）终生患病率为16.57%（95%置信区间：12.97%～20.18%），12月患病率为9.32%（95%置信区间：5.37%～13.28%）。而任何一类精神分裂症及其他精神病性障碍的终生患病率仅为0.75%（95%置信区间：0.26%～1.23%），30天患病率为0.61%（95%置信区间：0.16%～1.07%），详见表4-1。其中主要障碍类别为精神分裂症，终生患病率为0.59%（95%置信区间：0.14%～1.04%），详见表4-2；30天患病率为0.56%（95%置信区间：0.11%～1.01%），详见表4-3。上述结果可以看出精神分裂症在精神障碍中的患病率相对较低。

表 4-1 各类精神障碍患病率 (n=32 552)

精神障碍分类	终生患病率 (%)				12 月患病率 (%)			
	未加权		加权		未加权		加权	
	%	95%CI	%	95%CI	%	95%CI	%	95%CI
Ⅰ. 心境障碍	7.45	7.14 ~ 7.76	7.37	6.29 ~ 8.44	4.04	3.81 ~ 4.27	4.06	3.42 ~ 4.70
Ⅱ. 焦虑障碍	6.11	5.73 ~ 6.50	7.57	6.33 ~ 8.81	4.14	3.84 ~ 4.44	4.98	4.15 ~ 5.81
Ⅲ. 酒精药物使用障碍	3.92	3.70 ~ 4.15	4.67	4.05 ~ 5.28	1.38	1.24 ~ 1.51	1.94	1.61 ~ 2.27
Ⅳ. 间歇性暴发性障碍	1.39	1.25 ~ 1.53	1.54	1.19 ~ 1.89	1.03	0.91 ~ 1.15	1.23	0.90 ~ 1.55
Ⅴ. 进食障碍	0.05	0.02 ~ 0.07	0.06	0.01 ~ 0.11	0.02	0.002 ~ 0.03	0.03	0.001 ~ 0.06
Ⅵ. 精神分裂症及其他精神病性障碍*	0.91	0.35 ~ 1.48	0.75	0.26 ~ 1.23	0.75	0.22 ~ 1.27	0.61	0.16 ~ 1.07
Ⅷ. 老年期痴呆#	5.85	4.38 ~ 7.31	5.56	3.54 ~ 7.57	–	–	–	–

注: * 30 天患病率。# 仅计算 65 岁及以上人群的患病率。

表 4-2 各类精神分裂症及其他精神病性障碍终生患病率 (n=32 552)

精神障碍类别	未加权终生患病率 (‰)		加权终生患病率 (‰)	
	‰	95%CI	‰	95%CI
精神分裂症	5.25	0.95 ~ 9.55	5.88	1.35 ~ 10.41
其他精神病性障碍	3.89	0.16 ~ 7.62	1.58	0.13 ~ 3.04
精神分裂样障碍	0.04	0.001 ~ 0.13	0.03	0.001 ~ 0.09
分裂情感性障碍	< 0.001	–	< 0.001	–
偏执性障碍	1.18	0.001 ~ 3.33	0.08	0.001 ~ 0.18
短暂精神病性障碍	0.13	0.001 ~ 0.33	0.69	0.001 ~ 1.95
物质所致精神病性障碍	1.14	0.001 ~ 3.28	0.34	0.001 ~ 0.81
躯体疾病所致精神病性障碍	1.18	0.001 ~ 3.33	0.33	0.001 ~ 0.83
未特定精神病性障碍	0.22	0.03 ~ 0.41	0.11	0.01 ~ 0.27
任何一类精神分裂症及其他精神病性障碍	9.14	3.46 ~ 14.82	7.46	2.63 ~ 12.29

表 4-3　精神分裂症及其他精神病性障碍各类别 30 天患病率（*n*=32 552）

精神障碍类别	未加权 30 天患病率（%）		加权 30 天患病率（%）	
	‰	95%CI	‰	95%CI
精神分裂症	5.12	0.82 ~ 9.42	5.59	1.08 ~ 10.10
其他精神病性障碍	2.36	0.001 ~ 5.40	0.54	0.001 ~ 1.14
精神分裂样障碍	< 0.001	–	< 0.001	–
分裂情感性障碍	< 0.001	–	< 0.001	–
偏执性障碍	1.09	0.001 ~ 3.24	0.04	0.001 ~ 0.12
短暂精神病性障碍	< 0.001	–	< 0.001	–
物质所致精神病性障碍	0.04	0.001 ~ 0.13	0.16	0.001 ~ 0.49
躯体疾病所致精神病性障碍	1.18	0.001 ~ 3.33	0.33	0.001 ~ 0.83
未特定精神病性障碍	0.04	0.001 ~ 0.13	0.01	0.001 ~ 0.02
任何一类精神分裂症及其他精神病性障碍	7.48	2.23 ~ 12.74	6.13	1.57 ~ 10.70

五、国内外精神分裂症及其他精神病性障碍患病率比较

（一）国外精神分裂症及其他精神病性障碍患病率

1987 年 Torrey 发表的一篇综述回顾了自 1948 年以来发表的 70 多篇精神分裂症患病率的文章，结果详见表 4-4。作者在结论中提到，虽然由于研究方法等多种问题上的差异，这些结果不一定具有可比性，但不考虑方法学等方面的局限性，不同人群之间精神分裂症的患病率可能相差多达 10 倍。

表 4-4　精神分裂症患病率

国家 / 地区	第一作者	发表年份	研究类型[1]	样本量	患病率类型	精神分裂症患病率（‰）	
						总人群	校正年龄后[2]
美国：阿米什人	Egeland	1983	R，K	12 500	5 年患病率	0.3	0.5
加纳	Sikanarty	1984	U，K	45 195	时点患病率	0.6	1.1（15+）
意大利	Zimmerman-Tansella	1985	U，CR	74 852	1 年患病率	?	1.3（14+）

续表

国家/地区	第一作者	发表年份	研究类型[1]	样本量	患病率类型	精神分裂症患病率（‰）	
						总人群	校正年龄后[2]
中国台湾：原住民	Rin	1962	R，C	11 442	终生患病率	0.9	1.5（15+）
美国：赫特人	Eaton	1955	R，K	8542	终生患病率	1.1	2.1（15+）
阿根廷	Bonhour	1966 1969	U，R，C	4442	?	1.1	?
苏格兰	Wing	1967	U，CR	185 000	1年患病率	?	2.5（15+）
苏格兰	Robertson	1981 1985	U，CR	477 700	时点患病率	1.4	?
伊朗	Bash	1974	U，C	928	时点患病率	?	2.2（7+）
加拿大	Roy	1970	R，K	28 096	终生患病率	1.6	2.4（15+）
加拿大	Murphy	1964	R，K	18 470	时点患病率	?	2.4（15+）
爱尔兰（都柏林）	Walsh	1986	U，CR	234 300	时点患病率	1.7	2.5（15+）
印度	Thacore	1975	U，C	2696	1年患病率	1.9	?
南斯拉夫	Kulcar	1971	R，C	36 326	3月患病率	?	2.9（20～64）
博茨瓦纳	Ben-Tovim	1986	R，K	2526	1年患病率	2.0	4.4（15+）
意大利	DeSalvia	1986	U，CR	92 104	1年患病率	2.0	2.5（15+）
英格兰（伦敦）	Wing	1976	U，CR	154 900	时点患病率	2.0	?
中国台湾	Lin	1969	U，R，C	29 184	终生患病率	2.1	?
日本	Kato	1969	U，C	5207	时点患病率	2.1	5.0（W^2）
英格兰	Gibbons	1980 1985	?	?	1年患病率	2.1	?
中国台湾	Lin	1953	U，R，C	19 931	终生患病率	2.2	5.9（W）
日本	Kato	1969	U，C	2712	时点患病率	2.2	4.9（W）
印度	Nandi	1980	R，C	4053	时点患病率	2.2	?
印度	Dube	1970	R，C	28 468	终生患病率	2.3	?
日本	Kato	1969（1954年研究）	U，R，C	23 993	1年患病率	2.3	?

续表

国家/地区	第一作者	发表年份	研究类型[1]	样本量	患病率类型	精神分裂症患病率（‰）	
						总人群	校正年龄后[2]
日本	Kato	1969（1963年研究）	U，R，C	44 092	1年患病率	2.3	?
印度	Sethi	1974	U，C	4481	时点患病率	2.5	3.4
德国	Hafner	1980	U，CR	308 975	时点患病率	2.5	?
德国	Dilling	1984	R，C	1536	时点患病率	?	3.9（16+）
苏联	Krasik	1965 1978	R，? R，C	?	?	2.6	?
丹麦	Nielson	1976		6013	时点患病率	2.7	3.5（15+）
保加利亚	Temkov	1975 1986	U，CR	140 758	时点患病率	2.8	?
英格兰（索尔福德）	Wing	1976	U，CR	130 900	时点患病率	2.8	?
英格兰（索尔福德）	Freeman	1986	U，CR	91 700	1年患病率	?	6.8（15+）
南斯拉夫	Crocetti	1971	U，C	4282	3月患病率	?	4.2（20～64）
印度	Nandi	1975	R，C	1060	时点患病率	2.8	5.0
苏联	Krasik	1965 1978	U，?	?	?	3.1	?
瑞典	Stromgren	1948	R，K	45 930	终生患病率	3.3	4.7（W）
英格兰	Wing	1967	U，CR	175 304	1年患病率	3.4	4.4（15+）
美国：纽黑文	Hollingshead	1958	U，K	238 831	6月患病率	3.6	?
苏联	Zharikov	1968	U，CR	400 000	时点患病率	3.6	5.1（16+）
斯里兰卡	Wijesinghe	1978	U，C	7653	6月患病率	3.7	5.5（15+）
斯里兰卡	Jayasundera	1969	R，C	4718	?	3.8	?
韩国	Yoo	1961	R，C	?	终生患病率	3.8	9.6（W）
苏联	Rotstein	1977 1986	U，R，C	?	?	3.8	?
瑞典：斯德哥尔摩	Halldin	1984	U，C	2009	1年患病率	?	6.0（18～65）
美国：圣路易斯	Myers	1984	U，C	3004	6月患病率	?	6.0（18+）
美国：农村	Blazer	1985	R，C	1936	6月患病率	?	6.0（18+）
日本：八丈岛	Kato	1969（1940年调查）	K	8318	时点患病率	3.9	9.1（W）

续表

国家/地区	第一作者	发表年份	研究类型[1]	样本量	患病率类型	精神分裂症患病率（‰）	
						总人群	校正年龄后[2]
美国：罗彻斯特	Babigian	1985 (1970年调查)	U，CR	712 000	1年患病率	4.1	?
苏格兰	Mayer-Gross	1948	R，K	56 231	终生患病率	4.2	?
印度	Elnagar	1971	R，C	1363	终生患病率	4.3	?
澳大利亚：原住民	Jones	1973	R，K	1800	终生患病率	4.4	?
澳大利亚：原住民	Eastwell	1975	R，K	3400	终生患病率	4.4	8.7 (17+)
瑞典	Hagnell	1966	R，C	3310	终生患病率	4.5	5.1 (11+)
瑞典	Sjogren	1948	K，R	8736	45年患病率	4.6	8.3 (W)
美国：巴尔的摩	Wing	1967	U，CR	950 000	1年患病率	?	7.0
日本：八丈岛	Kato	1969 (1961年调查)	K	12 027	时点患病率	4.7	?
印度	Carstairs	1976	R，C	1233	终生患病率	?	7.2 (15+)
爱尔兰：3个郡，1982年数据	Walsh	1986	R，CR	165 223	时点患病率	4.9	7.1 (15+)
南斯拉夫	Crocetti	1971	U，C	4282	3月患病率	?	7.3 (20~64)
南斯拉夫	Kulcar	1971	R，C	15 756	3月患病率	?	7.4 (20~64)
美国：罗彻斯特	Babigian	1985 (1975年调查)	U，CR	702 000	1年患病率	5.1	?
挪威	Bremer	1951	R，C	1325	终生患病率	5.3	6.5 (11+)
印度	Nandi	1979	R，C	3718	时点患病率	5.6	?
爱尔兰：3个郡，1973年数据	Walsh	1980	R，CR	149 422	时点患病率	5.6	8.1 (15+)
加拿大：印第安人	Roy	1970	R，K	4723	终生患病率	5.7	11.0 (15+)
挪威	Fugelli	1975	R，C	1726	2年患病率	5.8	6.9 (10+)
爱尔兰：罗斯康芒郡，1982年数据	Walsh	1986	R，CR	45 324	时点患病率	5.9	8.1 (15+)
瑞典	Larsson	1954	R，K	13 085	45年患病率	6.3	?
瑞典	Essen-Moller	1956	R，C	2550	终生患病率	6.7	8.1 (15~45)

续表

国家/地区	第一作者	发表年份	研究类型[1]	样本量	患病率类型	精神分裂症患病率（‰）	
						总人群	校正年龄后[2]
美国：巴尔的摩	Myers	1984	U，C	3481	6月患病率	？	10.0（18+）
美国：纽黑文	Myers	1984	U，C	3058	6月患病率	？	11.0（18+）
美国：达勒姆	Blazer	1985	U，C	1862	6月患病率	？	11.0（18+）
爱尔兰：罗斯康芒郡，1973年数据	Walsh	1980	R，CR	45 426	时点患病率	7.1	9.8（15+）
芬兰	Vaisanen	1975	U，R，C	991	时点患病率	？	15.1（15～64）
瑞典（疑似高流行区）	Book	1953	R，K	8981	时点患病率	9.4	23.9（15～45）
爱尔兰（疑似高流行区）	Torrey	1984	R，K	2848	6月患病率	12.6	17.4（15+）
瑞典（高流行区二次研究）	Book	1978	R，K	5748	时点患病率	17.0	？

注：[1] R：农村；U：城市；K：知情人；CR：病例登记册；C：普查，咨询医院病案管理人员，查询所有精神障碍患者的信息，然后采访所有可疑病例；或挨家挨户调查。对于精神分裂症，有证据表明，期间患病率是识别社区中所有精神分裂症患者的关键方法，因此等同于通过普查方法获得的患病率。然而，调查时点患病率的方法可能无法调查到所有现存病例，因此无法直接与普查方法获得的患病率进行比较。

[2] 年龄校正的精神分裂症患病率是根据每个年龄组中的病例数计算的。由于这些患病率不同，因此本栏中的患病率之间不具有严格的可比性。其中许多是使用Weinberg简化方法（用W表示）计算的。标注W的患病率在表中可以相互比较。

　　1996年，为弥补精神疾病流行病学知识方面的缺陷，荷兰启动了精神健康调查和发病率研究（The Netherlands Mental Health Survey and Incidence Study，NEMESIS）。NEMESIS是第一个对荷兰18～64岁人群的代表性样本进行全面、结构化精神病学访谈的研究。它采用两阶段分层随机抽样的方法，以DSM-Ⅲ-R作为诊断标准，使用CIDI（1.1版）对7146名年龄在18～64岁的人群进行了访谈，当发现被试有精神病症状时，再使用SCID进行临床再访谈。研究结果显示精神分裂症的终生患病率为0.4%，12月患病率和30天患病率均为0.2%，30天患病率和终生患病率之间的比值是0.50，表明一半的终生精神分裂症病例会康复。但 NEMESIS 调查出的精神分裂症患病率远低于之前根据其他数据对荷兰精神分裂症患病率的假设。研究者认为，研究设计的局限性可能对这一差异有影响。患有精神分裂症等相对不常见疾病的人中有很大一部分已经在精神病院长期居住，因此不包括在 NEMESIS 中，这意味着 NEMESIS 调查的精神分裂症患病率是绝对最低的。可尽管 NEMESIS 的设计对未涉及的人口群体有一些局限性，精神分裂症无家可归者的数量也不足以解释如此低的患病率。

在中国精神卫生调查之后，新加坡于 2016 年启动了新加坡心理健康研究（The Singapore Mental Health Study，SMHS 2016）。这是一项基于居住在新加坡的 18 岁及以上的新加坡居民人群的横断面流行病学研究。抽样框架以新加坡所有公民和永久居民的国家人口登记数据库为基础，使用不等概率的分层抽样设计随机选择概率样本，根据不同种群（华人、马来人、印度人、其他族群人）和年龄组（18 ～ 34 岁、35 ～ 49 岁、50 ～ 64 岁、65 岁及以上）定义 16 个分层。对 65 岁及以上的居民以及马来人和印度人居民进行了过度抽样，以确保达到足够的样本量，以提高亚组分析估计数的可靠性。该研究也采用了两阶段设计，共调查了 6126 名受访者，受访者的应答率为 69.5%，面谈的可接受性很高。具体流程如图 4-1。

研究结果显示，新加坡精神分裂症及其他精神病性障碍的终生患病率为 2.30%。其中，精神分裂症的终生患病率为 0.86%，分裂情感性障碍的终生患病率为 0.08%，妄想性精神障碍的终生患病率为 0.01%，短暂精神病性障碍的终生患病率为 0.01%，未特定精神病性障碍的终生患病率为 0.65%，而物质所致精神病性障碍的终生患病率为 0.68%，如表 4-5。

表 4-5 新加坡精神分裂症及其他精神病性障碍各类别终生患病率

精神障碍类别	%	95%CI
精神分裂症	0.86	0.86 ～ 0.86
分裂情感性障碍	0.08	0.08 ～ 0.08
妄想性精神障碍	0.01	0.01 ～ 0.01
短暂精神病性障碍	0.01	0.01 ～ 0.01
物质所致精神病性障碍	0.68	0.68 ～ 0.68
未特定精神病性障碍	0.65	0.65 ～ 0.65

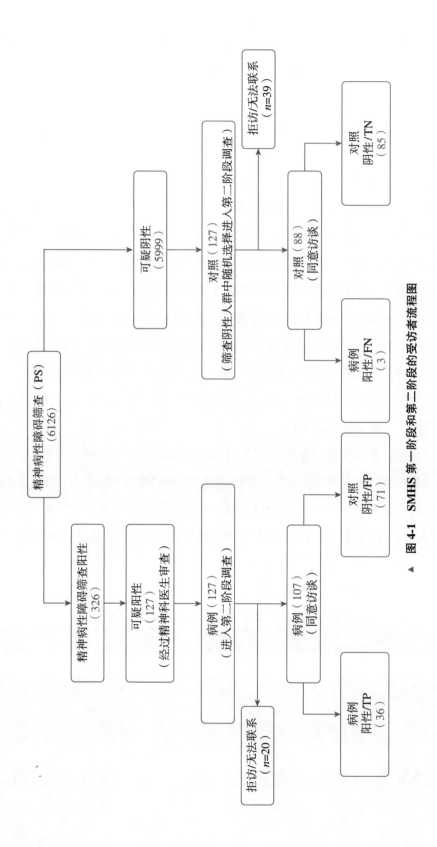

▲ 图 4-1 SMHS 第一阶段和第二阶段的受访者流程图

除了经常用于估计精神分裂症患病率的大型人口调查、两阶段社区调查等方法，一些研究者开始使用行政索赔数据库来估计精神分裂症的年患病率。

Eric Q Wu 等发表在 *Psychological Medicine* 上的文章表示，由于样本量限制和精神分裂症患者在流行病学调查中的代表性不足，美国精神分裂症的患病率难以估计。为了提供解决这个问题的替代方法，他们使用了多个行政索赔数据库的数据，估计出美国真正的年均精神分裂症患病率在 0.51% ~ 0.53%，这一结果与基于系统文献综述的研究结果一致。当然，由于分析只包括接受医疗诊断和（或）医疗护理的患者，使用行政索赔数据可能会低估精神分裂症的患病率。但之前的社区调查发现，大多数精神分裂症患者都在接受治疗，这意味着该分析中被低估的部分可能很小。另一个可能低估精神分裂症患病率的原因是，被诊断为精神分裂症的患者可能会退出治疗。为了最好地解决这个问题，研究者检索了研究样本中每个被试在 1999—2002 年的所有医疗记录。只要患者在这 4 年期间有精神分裂症诊断的医疗索赔，他（她）就会被认定为精神分裂症患者。相反，如果某些人群被误诊为精神分裂症，行政索赔数据的使用可能会导致对患病率的高估。为了测试潜在的误诊程度，研究还使用更严格的精神分裂症患者识别标准进行了敏感性分析。在敏感性分析中，只有一小部分由先前较为宽松的标准确定的精神分裂症患者被排除在外，这表明由于误诊导致的对精神分裂症患病率高估的可能相对较小。此外，这项研究使用加州医保人群的精神分裂症患病率作为全国医疗补助计划患病率的代表。如果精神分裂症在加州的流行率与美国其他地方相比有很大的不同，那么这种近似可能会导致偏差。

在这之后，韩国的 2 项研究也分别使用韩国国民健康保险服务（National Health Insurance Service，NHIS）和健康保险审查和评估服务（Health Insurance Review and Assessment Service，HIRA）数据库估计精神分裂症患病率。结果显示，使用 NHIS 数据库估计的精神分裂症患病率为 0.40% ~ 0.45%，使用 HIRA 数据库估计出的患病率为 0.48% ~ 0.66%。

此外，印度的研究者在 2019 年也发表了 1 篇关于精神分裂症患病率的文章。由于印度每个邦都无法系统地了解其精神分裂症患病率，该项研究使用了多个来源的所有可访问数据估计出 1990—2017 年印度所有邦的精神分裂症患病率为 0.3%（0.2% ~ 0.3%）。

（二）国内精神分裂症及其他精神病性障碍患病率

1982 年，在卫生部医政司的直接领导与资助下，北京医科大学精神卫生研究所牵头，联合上海市精神病防治院、四川华西医科大学精神病学研究室、南京神经精神病防治院、大庆市第三医院和湖南医学院精神病学教研室，以上述 6 个单位作为核心组，发起了 12 个地区的精神疾病流行学调查。这是新中国成立以来在精神疾病流行学调查研究方面第一次规模较大的协作研究项目。在调查工具上，研究者们充分汲取了国际精神疾病流行学调查方法上的成就，并结合我国国情，对引进的工具进行修改，使之适合我国社会文化，再加上自行设计的筛选工具、调查表格和半定式的病史记录格式，编制撰写了《精神疾病流行学调查手册》。在研究方法上，它采用了小群体整群抽样与在各小群体（即初级抽样单位）范围内进行随机抽样确定样本相结合的方法。即各协作单位均以整群抽样确定抽样的框架地区，12 个协作单位的城乡抽样框架地区如表4-6。在框架区内，先用整群抽样方法确定初级抽样单位。每一协作单位的城乡初级抽样单位均不得少于 10 个。在上述城乡各 10 个初级抽样单位内，每一抽样单位随机抽样确定 50 户为调查样本。这种方法避免了样本在框架地区过于集中，同时也是从我国的国情出发，有利于调查工作的开展。

表 4-6　12 个协作单位的城乡抽样框架地区

单位名称	抽样框架地区
北京安定医院	北京市西城区二龙路街道、丰台区 3 个公社
北京医科大学精神卫生研究所	北京市西城区厂桥街道、海淀区 4 个公社
大庆市第三医院	黑龙江省大庆市红岗区 5 个街道、大同区 10 个公社
广州市精神病院，广东省精神病防治研究所	广州市荔湾区 3 个街道、广东省龙门县 2 个公社 1 大队
湖南省精神病医院	长沙市西区 5 个街道、湖南省汨罗县 4 个公社
吉林省精神病医院	四平市 4 个街道、吉林省梨树县 5 个公社
兰州医学院精神科	兰州市城关区 4 个街道、甘肃省永登县 5 个公社
辽宁省精神病医院	沈阳市沈河区 4 个街道、辽宁省开原县 4 个公社
南京神经精神病防治院	南京市鼓楼区 3 个街道、江苏省江宁县 3 个公社
上海市精神病防治院	上海市徐汇区 2 个街道、上海市郊嘉定县 5 个公社
四川华西医科大学精神病学研究室	成都市中心贯通城郊的主干道包括 13 个街道和四川省新津县 6 个公社
新疆石河子精神病院	克拉玛依市、新疆玛纳斯县

* 要求该地区在近二三十年内人口较稳定、流动性小，居民职业、文化、经济状况亦相对稳定，民族以汉族为主，居民组织和精神病防治工作比较健全，人口 8 ～ 10 万，对协作单位所在地的社会文化具有一定代表性。

　　与 20 世纪 50 年代和 70 年代的调查完全不同的是，这项研究还调查了社会人口学的资料。样本和框架区的结果均说明，当前我国城乡居民在人口密度、人口结构、文化、职业、经济、医疗条件等方面，均有较大差别，因此在进行精神疾病流行学调查研究时从城乡比较角度进行研究具有十分重要的意义。

　　此项目最终共调查了 12 000 户的 51 982 名 15 岁及以上居民，结果显示，精神分裂症及其他精神病性障碍的时点患病率为 0.61%，终生患病率为 0.75%；其中，精神分裂症的 30 天患病率为 0.56%，终生患病率为 0.59%。

　　而后，为探讨 1982 年首次精神疾病流行病学调查以后 11 年期间各类精神疾病的患病率变动情况与分布情况，揭示精神分裂症患病率发展趋势和规律，以及了解当前精神与智力残疾的残疾率与致残原因和精神卫生服务需求，北京医科大学精神卫生研究所、大庆市第三医院、湖南省精神病医院、吉林省精神病院、辽宁省精神病院、南京脑科医院和上海市精神卫生中心这 7 所单位，于 1993 年 4 月 1 日零时在 1982 年调查的 12 个地区中的 7 个地区（北京、大庆、湖南、吉林、辽宁、南京和上海）共同进行了第二次精神分裂症流行病学调查。

　　为了使两次调查的结果具有可比性，这次调查在首次调查的抽样框架地区使用了相同的抽样方法、调查工具、诊断标准与操作流程。这次研究共调查了 7000 户的 23 333 名居民，结果显示，精神分裂症的时点患病率为 0.53%，终生患病率为 0.66%，详见表 4-7；在地区分布上，7 个地区之间时点患病率和终生患病率差异均有统计学意义，其中时点和终生患病率均以吉林最低，湖南最高，详见表 4-7；在性别分布上，男性的时点患病率（0.40%）与终生患病率（0.54%）均低于女性（时点患病率 0.67%，终生患病率 0.77%），详见表 4-8；在年龄分布上，终生患病率随年龄增长而增加，在 55 ～ 59 岁达最高峰（1.20%）；在城乡分布上，城市的时点患病率（0.67%）和终生患病率（0.82%）均高于农村（时点患病率 0.41%，终生患病率 0.52%），详见表 4-8。

表 4-7　1993 年 7 个地区 ≥ 15 岁人口精神分裂症患病率

地区	人口数（人）	时点患病		终生患病	
		例数（人）	患病率（‰）	例数（人）	患病率（‰）
北京	2368	12	5.07	14	5.91
大庆	3032	17	5.61	18	5.94
湖南	2666	25	9.38	31	11.63
吉林	3074	8	2.60	8	2.60
辽宁	2797	10	3.58	12	4.29
南京	676	15	5.61	20	7.47
上海	2610	15	5.75	23	8.81
合计	19 223	102	5.31	126	6.55

表 4-8　1993 年与 1982 年 7 个地区 ≥ 15 岁人口精神分裂症终生患病率比较（‰）

地区	≥ 15 岁人口		城市		农村		男性		女性	
	1993	1982	1993	1982	1993	1982	1993	1982	1993	1982
北京	5.91	5.71	4.31	7.08	7.45	4.21	6.16	4.72	5.67	5.69
大庆	5.94	3.51	9.53	5.32	2.56	1.74	1.91	2.31	10.27	4.74
湖南	11.63	10.23	13.68	10.83	9.84	9.66	11.25	8.20	12.00	12.46
吉林	2.60	2.25	2.54	1.95	2.64	2.55	1.90	1.26	3.35	3.30
辽宁	4.29	6.42	3.92	6.19	4.61	6.67	4.16	6.49	4.42	6.36
南京	7.47	5.21	10.79	8.24	4.35	1.91	7.00	4.89	7.91	5.52
上海	8.81	6.61	11.96	9.26	6.25	3.55	7.18	6.05	8.11	7.15
合计	6.55	5.69	8.18	6.97	5.18	4.30	5.41	4.79	7.69	6.53

注：≥ 15 岁人口为 19 223 人；1993 年与 1982 年各项比较，经 χ^2 检验，P 均大于 0.05。

　　与 1982 年的研究结果相比，尽管 1993 年精神分裂症的时点患病率和终生患病率及城乡、男女患病率较 1982 年均有所上升，但差异无统计学意义。值得注意的是，与 1982 年比较，1993 年的结果显示精神分裂症患者向经济下等水平聚集的趋势更为突出，即所谓精神分裂症患者的社会漂流过程，是指家庭中一旦出现精神分裂症患者，家庭经济水平便明显下降，进而不可避免地向下等经济水平聚集的现象。

　　这两次全国大样本的精神障碍流行病学调查，获得了当时的全国大样本精神障碍数据，成为了解 20 世纪 80—90 年代我国精神障碍患病现况的重要参考资料，对于此后精神卫生措施的制定以及开展精神卫生工作具有重要的历史意义。

　　进入 21 世纪以后，随着定式诊断访谈工具的研发以及复杂抽样和入户面对面访谈技术的发展，精神障碍的描述性流行病学研究水平迅速提升，浙江、深圳、山东、广州、北京、广西、河北、江西等地区陆续开展了不同规模的区域性精神障碍流行病学调查。但由于各项目在研究工具、实施方案、质量控制措施上的差异，无法简单地对各个研究的结果进行直接比较，也无法对全国的精神障碍患病率进行准确估计。此外，由于当时国内缺乏全国精神卫生服务利用方面系统而深入的研究，精神疾病卫生服务利用方面也缺少国家层面的数据。在此背景下，2012 年国家卫生计生委和科技部资助开展了"中国精神障碍疾病负担及卫生服务利用的研究"，目标是准确描述我国社区成人在包括精神分裂症及其他精神病性障碍在内的 7 类主要精神障碍的患病率及分布特点，以伤残调整寿命年为指标测算各类精神障碍的疾病负担，分析各类精神障碍患者利用精神卫生服务的现况及分布特点，探讨人口学和心理社会影响因素，为有效而公平地利用国家卫生资源、制定宏观卫生政策提供科学依据。结果显示，精神分裂症及其他精神病性障碍加权 30 天患病率为 6.13‰，终生患病率为 7.46‰；其中，精神分裂症的 30 天患病率为 5.59‰，终生患病率为 5.88‰。

　　此次调查结果中精神分裂症患病率与 1982 年、1993 年两次调查相似，低于费立鹏 2001—2004 年调查四省的 1% 的患病率。2000 年全球精神分裂症流行病学调查的 meta 分析结果显示，精神分裂症时点患病率为 1.4‰～ 4.6‰。一项中国精神分裂症患病率的 meta 分析结果显示，精神分裂症的平均终生患病率为 5.44‰，时点患病率为 4.62‰。而后 2015 年王长虹等在河南进行的流调的结果也与本次相似。由此可见，我国精神分裂症患病率处于相对稳定的水平，无论是不同年代、不同工具、不同地区的调查，精神分裂症的患病率都很接近，符合高遗传度疾病的流行特征。详细信息见表 4-9。

表 4-9 精神分裂症患病率国内外比较

作者	调查地区	调查时间	诊断标准调查工具	终生患病率（%）	12月患病率（%）	30天患病率（%）
Ronald C.Kessler 等	美国	1990—1992	DSM-Ⅲ CIDI 和精神科医生	0.2	–	–
de Salvia D 等	South-Verona 城市和 Portogruaro 农村（意大利北部）	1993	ICD-9 CIDI	–	0.27	–
Bijl R V 等	荷兰	1996	DSM-Ⅲ-R CIDI 和 SCID	0.4	0.2	0.2
Jonna Perälä 等	芬兰	2000	DSM-Ⅳ	0.87	–	–
CeliaLandmann Szwarcwald 等	巴西	2003	–	–	1.7	–
Eric Q Wu 等	美国	2002	–	–	0.51～0.53	–
Yoon-Sun Jung 等	韩国	2008—2017	ICD-10	–	0.40～0.45	–
Sung Joon Cho 等	韩国	2010—2015	–	–	0.48～0.66	–
Mythily Subramaniam 等	新加坡	2016	DSM-Ⅳ CIDI 和 SCID	0.86	–	–
印度国家级疾病负担倡议精神障碍合作者	印度	2017	DSM-Ⅳ/ICD-10 DisMod-MR	–	0.3	–
沈渔邨等 12 单位	中国 12 地区	1982	ICD-9 全国流调工具	0.57	–	0.48
沈渔邨等 7 单位	中国 7 地区	1993	ICD-9 全国流调工具	0.66	–	0.53
石其昌、费立鹏等[*]	浙江省	2001	DSM-Ⅳ SCID	–	–	0.54
沈渔邨等 2 单位	北京市、上海市城区	2002	DSM-Ⅳ CIDI	–	–	–
陈贺龙等	江西省	2002	ICD-10 CIDI	–	–	0.58
项玉涛等	北京市	2003	ICD-10 CIDI	0.49	–	–
崔利军、栗克清等	河北省	2004	DSM-Ⅳ SCID	0.66	–	0.55

续表

作者	调查地区	调查时间	诊断标准 调查工具	终生 患病率 （%）	12月 患病率 （%）	30天 患病率（%）
胡赤怡等[*]	深圳市	2005	DSM-Ⅳ CIDI	–	0.63	–
张敬悬、费立鹏等	山东省	2004—2005	DSM-Ⅳ SCID	–	–	1.12
赵振环等	广州市	2006	DSM-Ⅳ CIDI	–	–	0.49
韦波、陶领钢等	广西壮族自治区	2007	ICD-10 CIDI	0.98	–	0.83
徐广明等[*]	天津市	2012	DSM-Ⅳ SCID			0.7
黄悦勤等10单位	中国31省市 （本次）	2013	DSM-Ⅳ CIDI			0.559
Wing Chung Chang 等	香港	2010—2013	DSM-Ⅳ SCID	1.25	–	–
王长虹、吕路线等	河南省	2015	DSM-Ⅳ SCID	0.56		0.5

[*] 精神病性障碍。

（三）精神分裂症及其他精神病性障碍患病率差异的原因

分析我国30多年来多次调查精神分裂症患病率存在差异的影响因素，第一，自1982年以来，诊断标准、调查工具、评估指标、统计、质量控制方法均有差异，不能笼统地以患病率数字进行直接比较；第二，本调查人群为社区常住居民，不包括长期住院治疗的严重精神分裂症及其他有精神病性症状的患者；第三，国家"686"项目实施10年来，有相当一部分精神分裂症及其他精神病性障碍患者得到了有效的治疗和管理，这可能与社区人群患病率下降有一定的关系；第四，本调查结果具有全国代表性，但不具备各自地区的代表性，而患病率存在一定的地区差异。正如Torrey的综述所示，不同国家/地区、人群之间精神分裂症的患病率存在很大差异，可能相差多达10倍，因此很难简单地以社会心理和人口学因素进行单因素解释。本次中国精神卫生调查采用了严格的实施方案与质量控制方案，所得到的患病率，能真实地代表目前全国精神障碍流行病学现况。

第二节

精神分裂症及其他精神病性障碍患病率的分布

一、精神分裂症及其他精神病性障碍患病率的性别分布

如表 4-10 所示，男性罹患任何一类精神分裂症及其他精神病性障碍的患病率为 0.94%，其中罹患精神分裂症的患病率为 0.66%，罹患其他精神病性障碍的患病率为 0.28%；女性罹患任何一类精神分裂症及其他精神病性障碍的患病率为 0.55%，其中罹患精神分裂症的患病率为 0.52%，罹患其他精神病性障碍的患病率为 0.03%。如图 4-2 所示，精神分裂症及其他精神病性障碍的终生患病率无性别差异，仅有其他精神病性障碍的性别分布差异有统计学意义（$P > 0.05$）。

上述结果显示，我国精神分裂症终生患病率男性与女性的差异并无统计学意义，与 1993 年全国 7 个地区精神分裂症的流行病学调查男性终生患病率（0.54%）与女性终生患病率（0.77%）的差异无统计学意义的结果一致；此外，Sukanta Saha 等一项关于精神分裂症患病率的 meta 分析，综合了来自 46 个国家的 188 项研究共 1721 个患病率估值，结果也显示男性和女性罹患精神分裂症的患病率差异无统计学意义。

表 4-10　精神分裂症及其他精神病性障碍终生患病率的性别分布（n=32 552）

精神障碍类别	终生患病率（%）		P
	男性	女性	
精神分裂症	0.66	0.52	0.751
其他精神病性障碍	0.28	0.03	0.002
任何一类精神分裂症及其他精神病性障碍	0.94	0.55	0.403

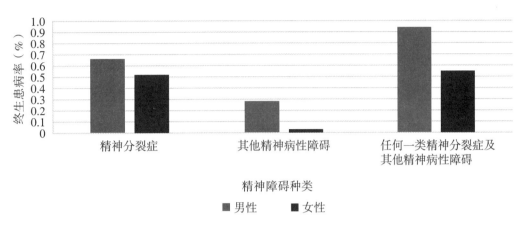

▲ 图 4-2　精神分裂症及其他精神病性障碍终生患病率的性别分布

二、精神分裂症及其他精神病性障碍患病率的年龄分布

（一）精神分裂症及其他精神病性障碍终生患病率的年龄分布

18～34岁年龄组罹患任何一类精神分裂症及其他精神病性障碍的患病率为1.64%，其中罹患精神分裂症的患病率为1.33%，罹患其他精神病性障碍的患病率为0.31%；35～49岁年龄组罹患任何一类精神分裂症及其他精神病性障碍的患病率为0.54%，其中罹患精神分裂症的患病率为0.44%，罹患其他精神病性障碍的患病率为0.10%；50～64岁年龄组罹患任何一类精神分裂症及其他精神病性障碍的患病率为0.15%，其中罹患精神分裂症的患病率为0.13%，罹患其他精神病性障碍的患病率为0.02%；65岁及以上年龄组罹患任何一类精神分裂症及其他精神病性障碍的患病率为0.33%，其中罹患精神分裂症的患病率为0.03%，罹患其他精神病性障碍的患病率为0.30%。如图4-3所示，精神分裂症的终生患病率随年龄增长而降低；其他精神病性障碍、任何一类精神分裂症及其他精神病性障碍在18～64岁年龄组的终生患病率随年龄增长而降低，50～64岁年龄组的终生患病率最低，65岁及以上年龄组的终生患病率则较前一年龄组增高；其中其他精神病性障碍的差异无统计学意义。详见表4-11。

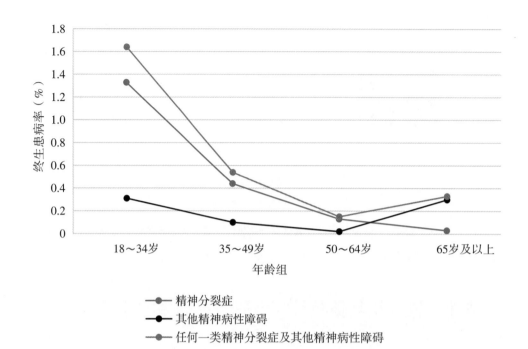

▲ 图4-3 精神分裂症及其他精神病性障碍终生患病率的年龄分布

表4-11 精神分裂症及其他精神病性障碍终生患病率的年龄分布 (*n*=32 552)

精神障碍类别	终生患病率（%）				*P*
	18～34岁	35～49岁	50～64岁	65岁及以上	
精神分裂症	1.33	0.44	0.13	0.03	0.007
其他精神病性障碍	0.31	0.10	0.02	0.30	0.115
任何一类精神分裂症及其他精神病性障碍	1.64	0.54	0.15	0.33	0.004

（二）精神分裂症及其他精神病性障碍30天患病率的年龄分布

18～34岁年龄组罹患任何一类精神分裂症及其他精神病性障碍的30天患病率为1.39%，其中罹患精神分裂症的30天患病率为1.31%，罹患其他精神病性障碍的30天患病率为0.08%；35～49岁年龄组罹患任何一类精神分裂症及其他精神病性障碍的30天患病率为0.44%，其中罹患精神分裂症的30天患病率为0.39%，罹患其他精神病性障碍的30天患病率为0.05%；50～64岁年龄组罹患任何一类精神分裂症及其他精神病性障碍的 30 天患病率为 0.13%，其中罹患精神分裂症的 30 天患病率为 0.13%；65 岁及以上年龄组罹患任何一类精神分裂症及其他精神病性障碍的 30 天患病率为 0.15%，其中罹患精神分裂症的 30 天患病率为 0.03%，罹患其他精神病性障碍的 30 天患病率为 0.11%。如图 4-4 所示，精神分裂症 30 天患病率随年龄增长而降低，符合其多发于青年时期的特点；其他精神病性障碍、任何一类精神分裂症及其他精神病性障碍的 30 天患病率均随年龄增长先降低后增高；其他精神病性障碍的 30 天患病率在 35 ～ 49 岁年龄组最低，在 65 岁及以上年龄组最高；任何一类精神分裂症及其他精神病性障碍的 30 天患病率在 50 ～ 64 岁年龄组最低，详见表 4-12。

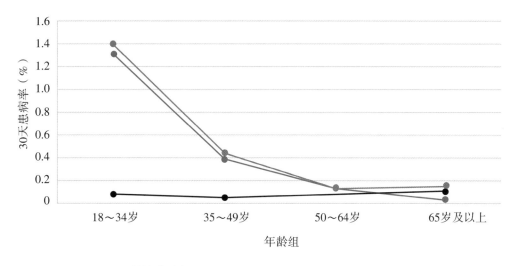

▲　图 4-4　精神分裂症及其他精神病性障碍 30 天患病率年龄分布

表 4-12　精神分裂症及其他精神病性障碍 30 天患病率年龄分布 （*n*=32 552）

精神障碍类别	30 天患病率 （%）			
	18 ~ 34 岁	35 ~ 49 岁	50 ~ 64 岁	65 岁及以上
精神分裂症	1.31	0.39	0.13	0.03
其他精神病性障碍	0.08	0.05	–	0.11
任何一类精神分裂症及其他精神病性障碍	1.39	0.44	0.13	0.15

（三）精神分裂症及其他精神病性障碍男性30天患病率的年龄分布

男性罹患任何一类精神分裂症及其他精神病性障碍的 30 天患病率合计为 0.71%，其中罹患精神分裂症的 30 天患病率合计为 0.62%，罹患其他精神病性障碍的 30 天患病率为 0.10%；18 ~ 34 岁男性罹患任何一类精神分裂症及其他精神病性障碍的 30 天患病率为 1.35%，其中罹患精神分裂症的 30 天患病率为 1.18%，罹患其他精神病性障碍的 30 天患病率为 0.17%；35 ~ 49 岁男性罹患任何一类精神分裂症及其他精神病性障碍的 30 天患病率为 0.79%，其中罹患精神分裂症的 30 天患病率为 0.70%，罹患其他精神病性障碍的 30 天患病率为 0.10%；50 ~ 64 岁男性罹患任何一类精神分裂症及其他精神病性障碍的 30 天患病率为 0.03%，其中罹患精神分裂症的 30 天患病率为 0.03%；65 岁及以上男性罹患任何一类精神分裂症及其他精神病性障碍的 30 天患病率为 0.09%，其中罹患其他精神病性障碍的 30 天患病率为 0.09%。如图 4-5 所示，精神分裂症及其他精神病性障碍的男性 30 天患病率均随年龄增长而降低，任何一类精神分裂症及其他精神病性障碍的男性 30 天患病率随年龄增长先降低后增高，在 50 ~ 64 岁年龄组最低。详见表 4-13。

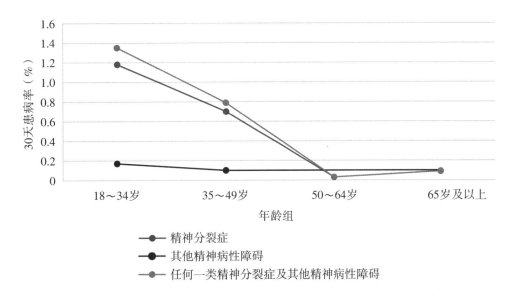

▲ 图 4-5　精神分裂症及其他精神病性障碍 30 天患病率年龄分布（男性）

表 4-13　精神分裂症及其他精神病性障碍男性 30 天患病率年龄分布（*n*=32 552）

精神障碍类别	30 天患病率（%）				
	18 ～ 34 岁	35 ～ 49 岁	50 ～ 64 岁	65 岁及以上	合计
精神分裂症	1.18	0.70	0.03	–	0.62
其他精神病性障碍	0.17	0.10	–	0.09	0.10
任何一类精神分裂症及其他精神病性障碍	1.35	0.79	0.03	0.09	0.71

（四）精神分裂症及其他精神病性障碍女性30天患病率的年龄分布

　　女性罹患任何一类精神分裂症及其他精神病性障碍的 30 天患病率合计为 0.51%，其中罹患精神分裂症的 30 天患病率合计为 0.50%，罹患其他精神病性障碍的 30 天患病率为 0.01%；18 ～ 34 岁女性罹患任何一类精神分裂症及其他精神病性障碍的 30 天患病率为 1.43%，35 ～ 49 岁女性罹患任何一类精神分裂症及其他精神病性障碍的 30 天患病率为 0.05%，50 ～ 64 岁女性罹患任何一类精神分裂症及其他精神病性障碍的 30 天患病率为 0.23%，均为罹患精神分裂症的 30 天患病率；65 岁及以上女性罹患任何一类精神分裂症及其他精神病性障碍的 30 天患病率为 0.20%，其中精神分裂症的 30 天患病率为 0.07%，罹患其他精神病性障碍的 30 天患病率为 0.13%。如图 4-6 所示，女性罹患精神分裂症的30天患病率随年龄增长呈高低变化,18 ～ 34 岁年龄组的 30 天患病率最高,35 ～ 49 岁年龄组的 30 天患病率最低。详见表 4-14。

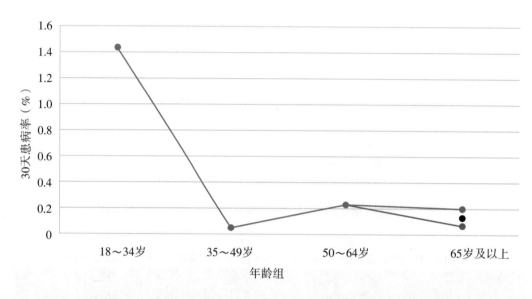

▲ **图 4-6**　精神分裂症及其他精神病性障碍 30 天患病率年龄分布（女性）

表 4-14　精神分裂症及其他精神病性障碍女性 30 天患病率年龄分布（*n*=32 552）

精神障碍类别	30 天患病率（%）				
	18 ～ 34 岁	35 ～ 49 岁	50 ～ 64 岁	65 岁及以上	合计
精神分裂症	1.43	0.05	0.23	0.07	0.50
其他精神病性障碍	–	–	–	0.13	0.01
任何一类精神分裂症及其他精神病性障碍	1.43	0.05	0.23	0.20	0.51

关于患病率的年龄分布，本次全国调查结果显示精神分裂症的时点患病率随年龄增长而降低，最高峰为 18 ～ 34 岁年龄组（1.39%），符合其多于青壮年发病的疾病特点；H Häfner 等的综述也表明，精神分裂症的高峰年龄为 20 ～ 35 岁，这与本次全国调查的结果相符。

三、精神分裂症及其他精神病性障碍患病率的城乡分布

（一）精神分裂症及其他精神病性障碍终生患病率的城乡分布

城市人口罹患任何一类精神分裂症及其他精神病性障碍的患病率为 0.31%，其中罹患精神分裂症的患病率为 0.09%，罹患其他精神病性障碍的患病率为 0.22%；农村人口罹患任何一类精神分裂症及其他精神病性障碍的患病率为 1.22%，其中罹患精神分裂症的患病率为 1.13%，罹患其他精神病性障碍的患病率为 0.09%。如图 4-7 所示，精神分裂症、任何一类精神分裂症及其他精神病性障碍的农村人口终生患病率均明显高于城市人口，差异有统计学意义；其他精神病性障碍终生患病率的城乡分布差异无统计学意义。详见表 4-15。

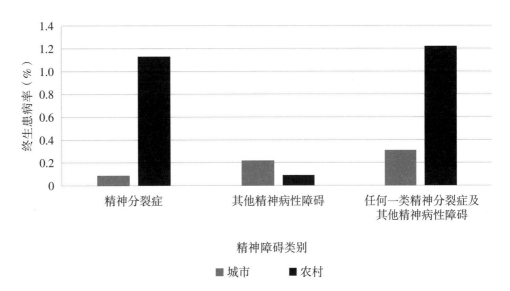

▲　**图 4-7**　精神分裂症及其他精神病性障碍终生患病率的城乡分布

表 4-15　精神分裂症及其他精神病性障碍终生患病率的城乡分布（*n*=32 552）

精神障碍类别	终生患病率（%）		*P*
	城市	农村	
精神分裂症	0.09	1.13	< 0.001
其他精神病性障碍	0.22	0.09	0.243
任何一类精神分裂症及其他精神病性障碍	0.31	1.22	0.007

（二）精神分裂症及其他精神病性障碍30天患病率的城乡分布

城市中罹患任何一类精神分裂症及其他精神病性障碍的 30 天患病率为 0.13%，其中罹患精神分裂症的 30 天患病率为 0.06%，罹患其他精神病性障碍的 30 天患病率为 0.07%；农村中罹患任何一类精神分裂症及其他精神病性障碍的 30 天患病率为 1.13%，其中罹患精神分裂症的 30 天患病率为 1.09%，罹患其他精神病性障碍的 30 天患病率为 0.04%。如图 4-8 所示，农村人口罹患精神分裂症、任何一类精神分裂症及其他精神病性障碍的 30 天患病率均明显高于城市人口，差异有统计学意义；其他精神病性障碍 30 天患病率的城乡分布差异无统计学意义。详见表 4-16。

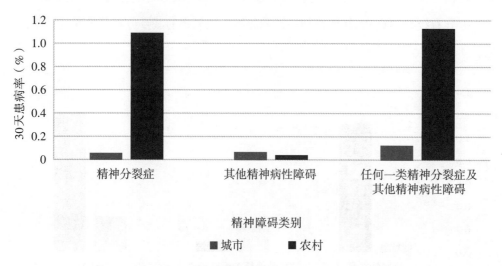

▲ **图 4-8 精神分裂症及其他精神病性障碍 30 天患病率的城乡分布**

表 4-16 精神分裂症及其他精神病性障碍 30 天患病率的城乡分布 (n=32 552)

精神障碍类别	30 天患病率（%）		P
	城市	农村	
精神分裂症	0.06	1.09	< 0.001
其他精神病性障碍	0.07	0.04	0.643
任何一类精神分裂症及其他精神病性障碍	0.13	1.13	< 0.001

图 4-9 呈现了 6 类精神障碍 12 月患病率的城乡分布。单因素分析结果显示，6 类精神障碍中仅有精神分裂症及其他精神病性障碍农村 30 天患病率（1.13%）高于城市

30 天患病率（0.13%），差异有统计学意义；其他 5 类精神障碍 12 月患病率的城乡差异均无统计学意义，见表 4-17。

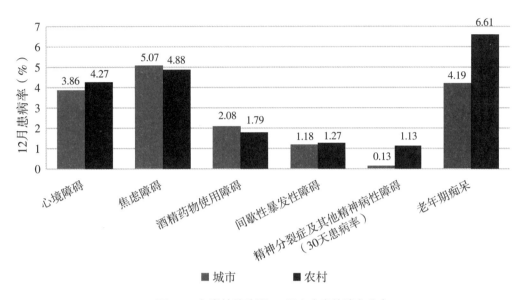

▲　图 4-9　各类精神障碍 12 月患病率的城乡分布

表 4-17　各类精神障碍 12 月患病率的城乡分布（%）

精神障碍类别	12 月患病率（%）		χ^2	P
	城市（n=15 309）	农村（n=17 243）		
焦虑障碍	5.07	4.88	0.079	0.779
心境障碍	3.86	4.27	0.605	0.437
抑郁症	1.94	2.27	1.332	0.249
双相障碍	0.37	0.55	1.464	0.226
酒精药物使用障碍	2.08	1.79	0.899	0.343
间歇性暴发性障碍	1.18	1.27	0.161	0.689
精神分裂症及其他精神病性障碍[*]	0.13	1.13	18.835	< 0.001
精神分裂症[*]	0.06	1.09	27.541	< 0.001
老年期痴呆[#]	4.19	6.61	2.13	0.148

[*] 30 天患病率。

[#] 仅计算 65 岁及以上人群的 12 月患病率。

关于精神分裂症患病率的城乡分布，很多研究的结果都不相同。本次调查结果显示，我国城市人口罹患任何一类精神分裂症及其他精神病性障碍的终生患病率低于农村人口，这与 1982 年（城市终生患病率 0.70%，高于农村的 0.43%）和 1993 年（城市终生患病率 0.82%，高于农村的 0.52%）的调查结果相反。而 Sukanta Saha 等的研究结果则显示城市和农村的患病率差异无统计学意义。这一情况可能与不同地区、不同时期，城乡居民在人口密度、人口结构、文化、职业、经济、医疗条件等方面差别较大有关。中国精神卫生调查的对象是社区居民，不包括居住在机构的患者。在城市，有部分精神分裂症患者居住在医院和托养机构，而农村缺少类似机构，以至于更多的患者居住在家。此外，如果在城市务工的农民工罹患精神分裂症，医保导向和照护可及性都促使患者返回原居住地诊治和居住，因此在农村入户调查容易更多地发现患者。因此在进行精神疾病流行学调查研究时，从城乡比较角度进行研究具有十分重要的意义。

四、精神分裂症及其他精神病性障碍患病的影响因素

精神分裂症及其他精神病性障碍患病的影响因素的多因素 Logistic 回归分析显示，有统计学意义的影响因素有年龄、居住地、婚姻状况和受教育程度，高龄、城市居民、高中及以上受教育程度为保护因素，非在婚状态为危险因素，结果详见表 4-18。除上述提到的几点，Mythily Subramaniam 等于 2016 年在新加坡的调查结果显示，失业和低收入为精神分裂症的危险因素。Simona A Stilo 等认为，产科并发症（如紧急剖宫产、先兆子痫）、春季或冬末出生、父亲年龄＞34 岁、儿童时期的创伤（如性虐待）、移民群体以及精神活性类物质的使用也常被认为是精神分裂症的危险因素。

表 4-18　精神分裂症及其他精神病性障碍影响因素的单因素及多因素分析

因素	分类	单因素			多因素		
		OR	95%CI	*P*	OR	95%CI	*P*
性别	女性	1		0.659	1		0.940
	男性	1.38	0.33 ~ 5.88		1.07	0.20 ~ 5.55	
年龄	18 ~ 34 岁	1		0.011	1		0.022
	35 ~ 49 岁	0.31	0.06 ~ 1.61		0.28	0.04 ~ 1.92	
	50 ~ 64 岁	0.09	0.02 ~ 0.47		0.08	0.01 ~ 0.78	
	65 岁及以上	0.10	0.02 ~ 0.48		0.07	0.01 ~ 0.40	
居住地	农村	1		< 0.001	1		0.044
	城市	0.11	0.03 ~ 0.39		0.23	0.06 ~ 0.96	
婚姻状况	已婚	1		0.089	1		0.007
	未婚	5.27	1.10 ~ 25.27		10.73	2.16 ~ 53.28	
	分居 / 离婚 / 丧偶	1.06	0.21 ~ 5.22		0.46	0.02 ~ 10.09	
受教育程度	文盲 / 小学以下	1		< 0.001	1		0.001
	小学	1.26	0.22 ~ 7.16		1.79	0.25 ~ 12.91	
	初中	0.31	0.05 ~ 1.80		0.20	0.03 ~ 1.51	
	高中及以上	0.01	0.001 ~ 0.10		0.002	0.001 ~ 0.04	
收入水平	低	1		0.018	1		0.123
	中	0.40	0.09 ~ 1.81		0.46	0.05 ~ 4.77	
	高	0.09	0.02 ~ 0.47		0.14	0.02 ~ 0.92	

精神分裂症的疾病负担

精神分裂症是一种患病率低，但致残率高的精神疾病。本次流调关于致残率的结果显示，精神障碍致残率为37.29%。计算各类精神障碍患者中的残疾比例，发现除酒精使用障碍等疾病外，大多数精神障碍的致残率均高于30%，精神分裂症及其他精神病性障碍致残率为58.91%，其中精神分裂症的致残率为57.01%，详见表4-19。

表4-19　精神分裂症及其他精神病性障碍致残率及残疾率（n=32 552）

精神障碍类别	致残率（%）	残疾率（%）	残疾率95%CI（%）
精神分裂症	57.01	0.31	0.001～0.65
其他精神病性障碍	1.90	0.03	0.001～0.06
任何一类精神分裂症及其他精神病性障碍	58.91	0.34	0.01～0.68

正由于精神分裂症的低患病率与高致残率，精神分裂症的残疾权重在精神障碍中最高（详见表4-20），因此精神分裂症的疾病负担也备受重视。

1990年，世界卫生组织（World Health Organization，WHO）在全球疾病负担（Global Burden of Disease，GBD）研究中首次对精神分裂症引起的疾病负担进行了量化，此后又进行了多次改进与更新。研究显示，GBD最新的迭代是GBD 2019。按照WHO推荐的疾病负担研究方法，本调查结果测算的各类精神障碍的DALY率为26.042/1000。精神分裂症及其他精神病性障碍所造成的DALY损失在精神疾病中排序第三，为4.226/1000（详见表4-20），这一结果与2016年WHO进行的GBD研究结果相似。

表 4-20　各类精神障碍疾病负担

精神障碍类别	严重程度	残疾权重	DALY 率（/1000）
Ⅰ．心境障碍	–	–	10.179
抑郁症	–	–	6.757
	重度	0.655	1.111
	中度	0.406	4.245
	轻度	0.159	1.402
心境恶劣	–	0.159	1.636
双相障碍	–	0.480	1.786
Ⅱ．焦虑障碍	–	–	5.345
惊恐障碍	–	–	0.267
	重度	0.523	0.064
	中度	0.149	0.159
	轻度	0.030	0.044
广场恐怖症（不伴惊恐）	–	–	0.255
	重度	0.523	0.095
	中度	0.149	0.118
	轻度	0.030	0.042
特殊恐怖症	–	–	1.991
	重度	0.523	0.563
	中度	0.149	1.077
	轻度	0.030	0.351
社交恐怖症	–	–	0.455
	重度	0.523	0.142
	中度	0.149	0.257
	轻度	0.030	0.057
强迫障碍	–	–	1.718
	重度	0.523	0.732
	中度	0.149	0.676
	轻度	0.030	0.310
创伤后应激障碍	–	–	0.263
	重度	0.523	0.135
	中度	0.149	0.093
	轻度	0.030	0.035
广泛性焦虑障碍	–	–	0.396
	重度	0.523	0.235
	中度	0.149	0.143
	轻度	0.030	0.017

续表

精神障碍类别	严重程度	残疾权重	DALY 率（/1000）
Ⅲ. 酒精药物使用障碍	–	–	5.744
酒精使用障碍	–	–	5.442
	重度	0.549	0.636
	中度	0.388	1.040
	轻度	0.259	3.766
药物使用障碍	–	–	0.302
药物	–	0.252	0.265
大麻	–	0.329	0.015
可卡因	–	0.376	0.021
Ⅳ. 进食障碍	–	0.223	0.058
Ⅴ. 精神分裂症	–	0.756	4.226
Ⅵ. 老年期痴呆	–	–	0.490
	重度	0.438	0.001
	中度	0.346	0.076
	轻度	0.082	0.414
合计 #	–	–	26.042

未包括间歇性暴发性障碍。

　　此外，在性别分布上，精神分裂症 DALY 率男性高于女性，男性精神分裂症患者的 DALY 率为 4.649/1000，女性精神分裂症患者的 DALY 率为 3.795/1000；在年龄分布上，精神分裂症 18～34 岁年龄组的 DALY 率最高，为 9.868/1000，35～49 岁年龄组的 DALY 率为 2.939/1000，50～64 岁年龄组的 DALY 率为 0.974/1000，65 岁及以上年龄组的 DALY 率最低，为 0.252/1000。如图 4-10 所示，精神分裂症的疾病负担随年龄增长而减轻，DALY 率呈降低趋势，详见表 4-21。对于不同年龄别的人群，18～34 岁人群的精神分裂症所致的 DALY 率高于其他人群；在城乡分布上，精神分裂症 DALY 率农村高于城市，城市中精神分裂症的 DALY 率为 0.460/1000，农村中精神分裂症的 DALY 率为 8.270/1000。

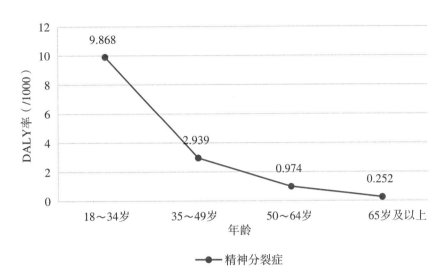

▲ 图 4-10 精神分裂症疾病负担年龄分布

表 4-21 精神分裂症疾病负担年龄分布

精神分裂症	年龄组			
	18 ~ 34 岁	35 ~ 49 岁	50 ~ 64 岁	65 岁及以上
患病人数（人）	184	451	466	206
DALY 率（/1000）	9.868	2.939	0.974	0.252

精神分裂症及其他精神病性障碍的治疗及卫生服务利用现况

本次调查发现，任何一类精神分裂症及其他精神病性障碍终生患者的咨询率与治疗率均为 51.64%；其中精神分裂症终生患者的咨询率与治疗率均为 55.69%，详见表 4-22。这一结果表明，精神分裂症及其他精神病性障碍在本次研究中调查的各类精神障碍中对精神卫生的需求最高，这是国家卫计委 10 年来投资 14 亿元开展的 "686" 项目所取得的可喜成果。但我们还是需要看到，仍然有接近 50% 的患者未被治疗。

表 4-22　精神分裂症及其他精神病性障碍终生患者的精神卫生需求和治疗

精神障碍类别	调查患病人数（人）	咨询率（%）	治疗率（%）	治疗机构			在其他机构接受治疗的比例（%）
				在精神科或心理科接受治疗的比例（%）			
				精神科	心理科	合计	
精神分裂症	24	55.69	55.69	88.90	6.43	95.33	4.67
物质躯体疾病所致的精神病性障碍	5	86.55	86.55	0	0	0	100
其他精神病性障碍	11	0	0	–	–	–	–
任何一类精神分裂症及其他精神病性障碍	40	51.64	51.64	82.37	5.96	88.32	11.68

此外，本研究发现精神分裂症及其他精神病性障碍患者过去 12 个月治疗率为 20.39%，其中精神分裂症患者过去 12 个月治疗率为 18.29%，详见表 4-23。精神分裂症患者及时治疗的比例为 51.25%，延误治疗者的延误治疗时间中位数为 34 年，延误治疗

10 年及以上的比例为 100%。精神分裂症及其他精神病性障碍患者发病 12 个月内及时治疗的比例明显低于国外，发病后延误治疗时间也明显长于国外，延误治疗 10 年及以上的比例甚至达到 100%，说明多数精神障碍患者不能及时得到治疗，影响预后和康复。

表 4-23　精神分裂症及其他精神病性障碍 12 月患病的患者治疗率

精神障碍类别	调查患病人数（人）	过去 12 个月治疗率（%）	
		加权	95%CI
精神分裂症	24	18.29	0.001 ~ 60.89
物质躯体疾病所致的精神病性障碍	5	37.47	37.47 ~ 37.47
其他精神病性障碍	11	–	–
任何一类精神分裂症及其他精神病性障碍	40	20.39	0.001 ~ 58.57

造成上述现象的原因是多方面的。第一，本研究发现 22.03% 的精神分裂症及其他精神病性障碍患者病耻感程度为强烈，12.85% 的患者病耻感程度为有些，32.50% 的患者病耻感程度为很少，仅 32.62% 的患者完全没有病耻感，如图 4-11 所示。这说明社会普遍存在对精神分裂症及其他精神病性障碍的偏见和歧视，导致患者回避利用精神卫生服务。

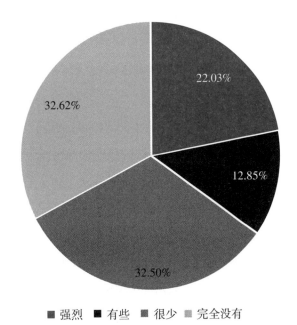

■ 强烈　■ 有些　■ 很少　■ 完全没有

▲ 图 4-11　精神分裂症及其他精神病性障碍患者的病耻感程度构成比

第二，患者对精神卫生服务效果认识的结果显示，精神分裂症及其他精神病性障碍患者中认为可有效控制病情的比例仅25.14%，而患者治疗意向的结果显示，22.65%的精神分裂症及其他精神病性障碍患者选择肯定治疗，30.34%的患者选择可能治疗，2.00%的患者选择可能不治疗，而选择肯定不治疗的患者高达45.02%，如图4-12所示。上述结果说明社区居民精神卫生知识较为匮乏，对精神分裂症及其他精神病性障碍的治疗效果缺乏信心，主动利用社会提供卫生服务的意向性欠佳。

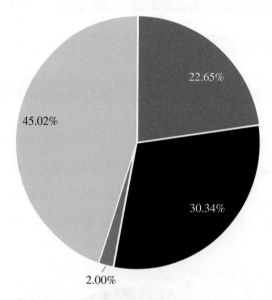

▲ 图4-12 精神分裂症及其他精神病性障碍患者的治疗意向构成比

第三，精神分裂症及其他精神病性障碍治疗机构的结果显示，任何一类精神分裂症及其他精神病性障碍患者在精神或心理专科医院接受治疗的比例为88.32%，其中精神分裂症患者在精神或心理专科医院接受治疗的比例为95.33%，详见表4-22。患者求助人员情况结果显示，精神分裂症患者向精神科或心理科医务工作者求助的比例为100%，详见表4-24。而在治疗方式的选择上，精神分裂症患者采用药物或心理治疗的比例为99.30%，采用其他治疗方式的比例仅为0.70%，详见表4-25。上述结果表明，虽然社区居民对精神分裂症及其他精神病性障碍的治疗效果缺乏信心，但由于精神病性症状的特殊性，有治疗意向的患者往往能够选择去精神专科医院就诊，并向精神科或心理科医务工作者求助。

表 4-24 精神分裂症患者的求助人员

精神分裂症	向精神科或心理科医务工作者求助			向非精神科或非心理科医务工作者求助			向非医务工作者求助			
	医生	其他	合计	医生	其他	合计	咨询师	宗教界人士	其他	合计
求助人数（人）	8	0	8	1	0	1	0	1	0	1
构成比(%)	100	-	100	0.63	-	0.63	-	0.63	-	0.63

表 4-25 精神分裂症患者的治疗方式

精神分裂症	药物或心理治疗			其他治疗方式			
	药物治疗	心理治疗	合计	互联网或聊天室	自助团体	心理热线	合计
治疗人数（人）	5	3	8	0	1	0	1
构成比（%）	99.30	97.42	99.30	-	0.70	-	0.70

综上所述，针对这种普遍现象，建议政府部门加大对精神卫生工作的投入与政策支持，合理增加综合医院的精神科室和精神科专科医院，加强精神科医生队伍建设，以满足精神障碍患者和社区居民精神卫生服务的需求。更应该积极开展精神卫生知识的普及宣传活动，提高公众的精神卫生知识水平，降低患者对于精神障碍的病耻感，从而使患者得到及时有效的治疗。

（谭立文）

参考文献

[1] GBD 2019 Mental Disorders Collaborators. Global, regional, and national burden of 12 mental disorders in 204 countries and territories, 1990-2019 : a systematic analysis for the Global Burden of Disease Study 2019 [J]. Lancet Psychiatry, 2022, 9 (2): 137-150.

[2] SUBRAMANIAM M, ABDIN E, VAINGANKAR J A, et al. Lifetime Prevalence and Correlates of Schizophrenia and Other Psychotic Disorders in Singapore [J]. Front Psychiatry, 2021, 12 : 650674.

[3] JUNG Y S, KIM Y E, GO D S, et al. The prevalence, incidence, and admission rate of diagnosed schizophrenia spectrum disorders in Korea, 2008-2017 : A nationwide population-based study using claims big data analysis [J]. PloS One, 2021, 16 (8): e0256221.

［4］CHO S J, KIM J, KANG Y J, et al. Annual Prevalence and Incidence of Schizophrenia and Similar Psychotic Disorders in the Republic of Korea: A National Health Insurance Data-Based Study［J］. Psychiatry Investig, 2020, 17（1）: 61-70.

［5］India State-Level Disease Burden Initiative Mental Disorders Collaborators. The burden of mental disorders across the states of India: the Global Burden of Disease Study 1990-2017［J］. Lancet Psychiatry, 2020, 7（2）: 148-161.

［6］王长虹, 吕路线, 姚丰菊, 等. 河南省精神障碍流行病学调查精神分裂症流行情况分析［J］. 中华精神科杂志, 2020, 53（1）: 23-28.

［7］WEI Y, LI W, ZHANG L, et al. Unmedicated patients with schizophrenia in economically underdeveloped areas of China［J］. Asian J Psychiatr, 2020, 47: 101865.

［8］STILO S A, MURRAY R M. Non-Genetic Factors in Schizophrenia［J］. Curr Psychiatry Rep, 2019, 21（10）: 100.

［9］CHARLSON F J, FERRARI A J, SANTOMAURO D F, et al. Global Epidemiology and Burden of Schizophrenia: Findings From the Global Burden of Disease Study 2016［J］. Schizophr Bull, 2018, 44（6）: 1195-1203.

［10］CHANG W C, WONG C S M, CHEN E Y H, et al. Lifetime Prevalence and Correlates of Schizophrenia-Spectrum, Affective, and Other Non-affective Psychotic Disorders in the Chinese Adult Population［J］. Schizophr Bull, 2017, 43（6）: 1280-1290.

［11］张敬悬, 卢传华, 唐济生, 等. 山东省 18 岁及以上人群精神障碍流行病学调查［J］. 中国心理卫生杂志, 2010, 24（3）: 161-167, 182.

［12］韦波, 陈强, 冯启明, 等. 广西壮族自治区城乡居民精神疾病流行病学调查［J］. 广西医科大学学报, 2010, 27（6）: 951-956.

［13］胡纪泽, 胡赤怡, 段卫东, 等. 深圳市户籍及非户籍居民精神疾病现况调查［J］. 中华流行病学杂志, 2009, 30（6）: 543-548.

［14］赵振环, 黄悦勤, 李洁, 等. 广州地区常住人口精神障碍的患病率调查［J］. 中国神经精神疾病杂志, 2009, 35（9）: 530-534.

［15］XIANG Y T, MA X, CAI Z J, et al. Prevalence and socio-demographic correlates of schizophrenia in Beijing, China［J］. Schizophr Res. 2008, 102（1-3）: 270-277.

［16］PERÄLÄ J, SUVISAARI J, SAARNI S I, et al. Lifetime prevalence of psychotic and bipolar I disorders in a general population［J］. Arch Gen Psychiatry, 2007, 64（1）: 19-28.

［17］崔利军, 栗克清, 崔泽, 等. 河北省精神分裂症的患病率、人口学特征及功能状况分析［J］. 中国神经精神疾病杂志, 2007, 33（3）: 155-158.

［18］WU E Q, SHI L Z, BIRNBAUM H, et al. Annual prevalence of diagnosed schizophrenia in the USA: a claims data analysis approach［J］. Psychol Med, 2006, 36（11）: 1535-1540.

［19］THEME-FILHA M M, SZWARCWALD C L, SOUZA-JÚNIOR P R. Socio-demographic characteristics, treatment coverage, and self-rated health of individuals who reported six chronic diseases in Brazil, 2003 [J]. Cad Saude Publica, 2005, 21 Suppl: 43-53.

[20] 石其昌，章健民，徐方忠，等．浙江省 15 岁及以上人群精神疾病流行病学调查 [J]．中华预防医学杂志，2005，39（4）：229-236.

[21] SAHA S, CHANT D, WELHAM J, et al. A systematic review of the prevalence of schizophrenia [J]. PLoS Med, 2005, 2（5）: e141.

[22] 陈贺龙，胡斌，陈宪生，等．2002 年江西省精神疾病患病率调查 [J]．中华精神科杂志，2004，37（3）: 172-175.

[23] GOLDNER E M, JONES W, WARAICH P. Using administrative data to analyze the prevalence and distribution of schizophrenic disorders [J]. Psychiatr Serv, 2003, 54（7）: 1017-1021.

[24] JENKINS R, LEWIS G, BEBBINGTON P, et al. The National Psychiatric Morbidity Surveys of Great Britain-initial findings from the household survey [J]. Int Rev Psychiatry, 2003, 15（1-2）: 29-42.

[25] BIJL R V, RAVELLI A, VAN ZESSEN G. Prevalence of psychiatric disorder in the general population: results of The Netherlands Mental Health Survey and Incidence Study（NEMESIS）[J]. Soc Psychiatry Psychiatr Epidemiol, 1998, 33（12）: 587-595.

[26] BIJL R V, VAN ZESSEN G, RAVELLI A, et al. The Netherlands Mental Health Survey and Incidence Study（NEMESIS）: objectives and design [J]. Soc Psychiatry Psychiatr Epidemiol, 1998, 33（12）: 581-586.

[27] 陈昌惠，沈渔邨，张维熙，等．中国七个地区精神分裂症流行病学调查 [J]．中华精神科杂志，1998，31（2）: 72-74.

[28] JENKINS R, LEWIS G, BEBBINGTON P, et al. The National Psychiatric Morbidity surveys of Great Britain-initial findings from the household survey [J]. Psychol Med, 1997, 27（4）: 775-789.

[29] HÄFNER H, AN DER HEIDEN W. Epidemiology of schizophrenia [J]. Can J Psychiatry, 1997, 42（2）: 139-151.

[30] KENDLER K S, GALLAGHER T J, ABELSON J M, et al. Lifetime prevalence, demographic risk factors, and diagnostic validity of nonaffective psychosis as assessed in a US community sample. The National Comorbidity Survey [J]. Arch Gen Psychiatry, 1996, 53（11）: 1022-1031.

[31] KESSLER R C, MCGONAGLE K A, ZHAO S, et al. Lifetime and 12-month prevalence of DSM-Ⅲ-R psychiatric disorders in the United States. Results from the National Comorbidity Survey [J]. Arch Gen Psychiatry, 1994, 51（1）: 8-19.

[32] THORNICROFT G, BISOFFI G, DE SALVIA D, et al. Urban-rural differences in the associations between social deprivation and psychiatric service utilization in schizophrenia and all diagnoses: a case-register study in Northern Italy [J]. Psychol Med, 1993, 23（2）: 487-496.

[33] BAMRAH J S, FREEMAN H L, GOLDBERG, D P. Epidemiology of schizophrenia in Salford, 1974-84. Changes in an urban community over ten years [J] . Br J Psychiatry, 1991, 159 : 802-810.

[34] TORREY E F. Prevalence studies in schizophrenia [J] . Br J Psychiatry, 1987, 150 (5): 598-608.

第五章 | 心境障碍患病率和分布及其影响因素

心境障碍患病率

一、心境障碍诊断标准

（一）美国精神病学协会标准

美国精神病学协会《精神障碍诊断与统计手册》（第 4 版）（Diagnostic and Statistical Manual of Mental Disorders，Fourth Edition，DSM-Ⅳ）有关心境障碍的分类，主要包括两部分内容。

（1）抑郁障碍：①重性抑郁障碍；②心境恶劣障碍；③未特定抑郁障碍。

（2）双相障碍：①双相Ⅰ型障碍；②双相Ⅱ型障碍；③其他双相障碍（环性心境障碍、未特定双相障碍）。

（3）其他：①物质所致心境障碍；②躯体疾病所致心境障碍。

1. 抑郁障碍诊断标准

（1）重性抑郁障碍诊断标准

至少一次重性抑郁发作不是一般躯体疾病（comorbidity of general physical and mental disorders，GMC）或物质使用的直接生理效应。

至少一次重性抑郁发作不能归于分裂情感性障碍，也不是叠加于精神分裂症、精神分裂样障碍、妄想性精神障碍或其他未特定的精神病性障碍。

从无躁狂发作、混合发作或明确的轻躁狂发作。

重性抑郁发作：

A．在 2 个星期中，出现 5 个（或以上）下列症状，且功能较以前有所改变；其中至少有一个症状为：①抑郁心境，或②兴趣或愉快感缺少。

① 抑郁心境占据一天的大部分时间，几乎每天如此，可为主观体验（如感到悲伤或空虚）或被他人观察到的（如显得眼泪汪汪）。注：儿童和青少年可表现为易激惹；

② 几乎每天的大部分时间对所有的或几乎所有的活动明显失去兴趣或愉快感（主观感受到或被他人观察到）；

③ 非节食性的体重显著减轻或增加（如 1 个月内体重增减超过原体重的 5%），或几乎每天出现食欲的增加或下降。注：儿童主要为体重增加不理想；

④ 几乎每天存在失眠或睡眠过多；

⑤ 几乎每天存在精神运动性激越或迟滞（不仅主观感觉到不安或迟钝，而且其外在表现他人也能看得出来）；

⑥ 几乎每天均感疲倦或精力缺失；

⑦ 几乎每天有无价值感或过分的、不适切的罪恶感（可为妄想）（不只因为患病而自责自罪）；

⑧ 思考或集中注意力的能力降低，或犹豫不决，几乎每天如此（主观体验或他人观察到）；

⑨ 反复想到死（不只是怕死）、反复出现无计划的自杀观念、自杀未遂或具体自杀计划。

B．这些症状并不符合混合发作的标准。

C．症状引起显著临床意义的痛苦或社会、工作、其他重要领域的功能障碍。

D．症状并非物质（如毒品、处方药物）或一般躯体疾病的直接生理效应。

病因学上的一般躯体疾病包括：神经系统退行性疾病（如帕金森病），脑血管疾病（如脑卒中），代谢性疾病（如维生素 B_{12} 缺乏），内分泌疾病（如甲状腺功能亢进或减退、肾上腺皮质功能亢进或减退），病毒或其他感染（如肝炎、传染性单核细胞增多症、艾滋病）和某些癌症（如胰腺癌）。

病因学上的一些物质包括：酒精、苯丙胺、可卡因、致幻剂、吸入剂、鸦片类、苯环己哌啶、镇静剂、催眠药、抗焦虑药。处方药物包括抗高血压药、口服避孕药、皮质类固醇、代谢类固醇、抗癌药、镇痛剂、抗胆碱药、心脏用药。

E．症状不能由居丧反应来解释。居丧反应即失去至爱的人后，症状持续 2 个月以上或以功能显著受损、病态地沉浸于无价值感、自杀观念、精神病性症状或精神运动性迟滞为特征。

（2）心境恶劣障碍诊断标准

A．2 年内的多数日子里，每天多数时间出现抑郁心境，主观体验或被他人观察到。

注：儿童和少年，心境可为易激惹，病期至少 1 年。

B．抑郁时，呈现下列 2 项（或以上）：

① 食欲差或食量过多；

② 失眠或睡眠过多；

③ 精力不足或疲劳；

④ 自我评价低；

⑤ 集中注意或做决定困难；

⑥ 感到绝望。

C．在此障碍的 2 年病期中（儿童和少年为 1 年），没有一次标准 A 及 B 的症状消失长于 2 月。

D．在此障碍的前 2 年病期中（儿童和少年为 1 年），无重性抑郁发作，即不可以归于慢性重性抑郁或重性抑郁发作的部分缓解。

注：在心境恶劣障碍之前可以先有一次重性抑郁发作，随之完全缓解（无明显症状 2 个月之久）。此外，在心境恶劣障碍的最初 2 年（儿童和少年为 1 年）后可以叠加重性抑郁发作，只要满足该诊断标准，可同时给予两种诊断。

E．从无躁狂发作、混合发作、轻躁狂发作，也不符合环性心境的诊断标准。

F．此障碍并非仅仅发生于某种慢性精神病性障碍病程中，如精神分裂症或妄想性精神障碍。

G．症状并非物质（如毒品、处方药物）或一般躯体疾病（GMC）的直接生理效应。

病因学上的一般躯体疾病包括：神经系统退行性疾病（如帕金森病、亨廷顿病），脑血管疾病，代谢性或内分泌疾病（如维生素 B_{12} 缺乏、甲状腺功能减退），自身免疫疾病（系统性红斑狼疮），病毒或其他感染（如肝炎、单核细胞增多症、艾滋病）和一些癌症（如胰腺癌）。

病因学上的一些物质包括：酒精、苯丙胺、可卡因、致幻剂、吸入剂、鸦片类、苯环己哌啶、镇静剂、催眠药、抗焦虑药。处方药物包括抗高血压药、口服避孕药、皮质类固醇、代谢类固醇、抗癌药、镇痛剂、抗胆碱能药、心脏用药。

H．症状引起临床上明显的沮丧或社交、职业或其他重要的功能缺损。

（3）未特定抑郁障碍诊断标准

（精神分裂症的精神病后抑郁障碍、叠加于妄想性障碍、未特定的精神病性障碍或精神分裂症活跃期的重性抑郁发作、经前心境不良障碍、轻度心境不良障碍、轻度抑郁障碍、反复短暂抑郁障碍等。）

临床显著的抑郁症状，不符合重性抑郁障碍、心境恶劣障碍或伴有抑郁心境的适应障碍或伴有焦虑和抑郁混合心境的适应障碍的诊断标准，也不适于归入居丧反应。（排除适应障碍）

不是一般躯体疾病（GMC）或物质（如毒品、处方药）使用的直接生理效应。

病因学上的 GMC 包括：神经系统退行性疾病（如帕金森病），脑血管疾病（如卒中），代谢性疾病（如维生素 B_{12} 缺乏），内分泌疾病（如甲状腺功能亢进或减退、肾上腺皮质功能亢进或减退），病毒或其他感染（如肝炎、单核细胞增多症、艾滋病）和某些癌症（如胰腺癌）。

病因学上的物质包括：酒精、苯丙胺、可卡因、致幻剂、吸入剂、鸦片类、苯环己哌啶、镇静剂、催眠药、抗焦虑药。药品包括抗高血压药、口服避孕药、皮质类固醇、代谢类固醇、抗癌药、镇痛剂、抗胆碱药、心脏用药。

2. 双相障碍诊断标准

（1）双相Ⅰ型障碍诊断标准

一次或多次躁狂或混合发作的历史。

注：混合发作的标准为既符合躁狂发作又符合重性抑郁发作（除病程外），并在至少 1 周的病期内几乎每天如此。

至少一次躁狂或混合发作不是一般躯体疾病（GMC）或物质使用的直接生理效应。

注：明显由于躯体性抗抑郁治疗引起的躁狂样发作（如药物、电抽搐治疗、光疗）不应归于双相Ⅰ型障碍的诊断。

至少一次躁狂或混合发作不能归于分裂情感性障碍，也不是叠加于精神分裂症、精神分裂样障碍、妄想性障碍或未特定的精神病性障碍之上。

1）躁狂发作

A. 持续至少 1 周（或更短时期，如果达到必须住院程度）的一个异常的而且持续的心境高涨、夸大或易激惹。

B. 在此心境障碍时期内，持续地表现出 3 项以上的下列症状（如仅为心境易激惹，便需 4 项），并达到显著的程度：

① 自我评价过高或夸大；

② 睡眠需要量减少（如感到只需 3 小时睡眠便休息好了）；

③ 比平时更健谈，或有一直要讲话的紧迫感；

④ 思维奔逸，或主观体验到思想在赛跑；

⑤ 随境转移（即注意很容易转到无关紧要的外界刺激上去）；

⑥ 有目的的活动增加（社交、工作学习、性活动）或精神运动性激越；

⑦ 过分地参与某些有乐趣的活动，而这些活动极有可能会造成痛苦的后果（如无节制的疯狂购物、轻率的性行为或不明智的商业投资）。

C. 这些症状并不符合混合发作的标准。

D. 心境障碍已严重到足以引起职业、日常社交及人际关系的明显缺损，或必须住院以防伤人或自伤，或者已有精神病性表现。

E. 不是躯体疾病或物质（如毒品、处方药）使用的直接生理效应。

注：明显由躯体性抗抑郁治疗（如药物治疗、电抽搐治疗、光疗）所致的躁狂样发作，不应归于双相 I 型障碍而应认为是物质所致的心境障碍。

病因学上的 GMC 包括：退行性神经疾病（亨廷顿病、多发性硬化），脑血管疾病（如卒中），代谢性疾病（如维生素 B_{12} 缺乏、威尔逊病），内分泌疾病（如甲状腺功能亢进），病毒或其他感染和某些癌症（如脑瘤）。

病因学上的一些物质包括：酒精、苯丙胺、可卡因、致幻剂、吸入剂、鸦片类、苯环己哌啶、镇静剂、催眠药、抗焦虑药。处方药物包括精神药物（例如，抗抑郁药）、皮质类固醇、代谢类固醇、异烟肼、抗帕金森药（例如，左旋多巴）、拟交感药/减充血剂。

2) 混合发作

A. 既符合躁狂发作标准，又符合重性抑郁发作标准（除病期外），在至少 1 周内几乎每天如此。

B. 此心境已严重到会产生职业或日常社交活动及人际关系的明显缺损，或严重到必须予以住院以防伤人或自伤，或者具有精神病性表现。

C．这些症状并非由于某种物质（例如，某种滥用药物，某种治疗药品，或其他治疗方法），或由于一般躯体情况（例如，甲亢）所致的直接生理性效应。

注：明显由躯体性抗抑郁治疗（如药物治疗、电抽搐治疗、光疗）所致的混合发作，不应归于双相Ⅰ型障碍。

3）轻躁狂发作

A．表现为高涨、夸大或易激惹，持续至少4天的一段确切时间，明显与平时非抑郁心境不同，表现为高涨、夸大或易激惹。

B．在此心境障碍时期内持续地表现出3项以上的下列症状（如心境为易激惹，则需4项），并达到显著的程度：

①自我评价过高或夸大；

②睡眠需要量减少（如感到只需3小时睡眠便休息好了）；

③比平时更健谈，或有一直要讲话的紧迫感；

④思维奔逸，或主观体验到思想在赛跑；

⑤随境转移（即注意很容易转到无关紧要的外界刺激上去）；

⑥有目的的活动增加（社交、工作学习、性活动）或精神运动性激越；

⑦过分地参与某些有乐趣的活动，而这些活动有潜在可能会造成痛苦的后果（如无节制的疯狂购物、轻率的性行为或不明智的商业投资）。

C．发作伴有明确的功能改变；患者无症状时没有这种特征。

D．心境障碍和功能改变已被他人观察到。

E．发作的严重性尚未达到引起明显社会和职业功能缺损或住院的需要，且没有精神病性症状。

F．症状不是一般躯体疾病（GMC）或物质（如毒品、处方药）使用的直接生理效应。

（2）双相Ⅱ型障碍诊断标准

至少一次轻躁狂发作不是一般躯体疾病（GMC）或物质使用的直接生理效应。

注：明显由于躯体性抗抑郁治疗引起的轻躁狂样发作（如药物、电抽搐治疗、光疗）不应归于双相Ⅱ型障碍的诊断。

至少一次重性抑郁发作不是一般躯体疾病（GMC）或物质使用的直接生理效应。

从无任何躁狂或混合发作

心境症状不能归于分裂性情感障碍，也不是叠加于精神分裂症、精神分裂样障碍、妄想性精神障碍或未特定的精神病性障碍之上的心境发作。

（3）其他双相障碍诊断标准

具有显著临床意义的躁狂或轻躁狂症状。

已做出精神病性障碍（如精神分裂症）的诊断。

精神病性障碍（如精神分裂症）不能解释所有具有显著临床意义的躁狂或轻躁狂症状。

1）环性心境障碍

必须具备以下 3 条标准：

A．至少 2 年（儿童和少年则至少 1 年）呈现多次轻躁狂症状及多次抑郁症状，但不符合重性抑郁发作。

B．在上述 2 年中（儿童和少年则至少 1 年），患者无 A 症状的时间每次不超过 2 个月。

C．在疾病的前 2 年中，从无重性抑郁发作、躁狂发作或混合发作。

2）未特定双相障碍

① 间歇性轻躁狂发作；

② 叠加于精神分裂症、精神分裂样障碍、妄想性障碍或未特定精神病性障碍上的躁狂或混合发作；

③ 有阈下躁狂发作的未特定双相障碍（由于病程少于 1 周），由于发作引起明显的功能受损，因此不符合轻躁狂发作的诊断标准。

3）物质所致心境障碍

A．临床突出表现为显著而持续的心境障碍，其特点为以下二者或二者之一：

① 抑郁心境，或对所有或几乎所有活动的兴趣或乐趣明显减退；

② 心境高涨、夸大或易激惹。

B．从病史、体检或实验室检查发现① A 项中的症状发生于物质使用或戒断过程中或在使用 / 戒断后 1 个月内，或②所用治疗药品在病因上与本障碍有关。

C．此障碍不能归于非物质所致心境障碍。症状若归于非物质所致心境障碍应有以下根据：

① 症状出现于物质滥用或依赖（或治疗药品使用）之前；

② 心境症状在急性戒断或严重中毒停止之后仍持续相当长时期（如大约 1 个月）；

③ 心境症状远远超过致病所用物质的类型、时间及用量；

④ 有其他证据表明存在一种与物质无关的心境障碍（如有反复发作重性抑郁的病史）。

D．该紊乱不仅仅出现在谵妄过程中。

E．症状引起临床上明显的沮丧或社交、职业或其他重要的功能缺损。

4）一般躯体疾病所致的心境障碍

症状与一般躯体疾病（GMC）有时间上的关联。

A．临床突出表现为显著而持续的心境障碍，其特点为以下二者或二者之一：

① 抑郁心境，或对所有（或几乎所有）活动的兴趣或乐趣明显减退；

② 心境高涨、夸大或易激惹。

B．C．病史、体检、实验室检查有证据表明此障碍为一般躯体情况的直接生理效应，且不可能归于其他精神障碍（如与一般躯体状况有关的应激引起伴有抑郁心境的适应障碍）。

D．该紊乱不仅仅出现在谵妄过程中。

E．症状引起临床上明显的沮丧或社交、职业或其他重要功能缺损。

（二）国际疾病分类标准

根据《国际疾病分类第十次修订本》（International Classification of Diseases，Tenth Revision，ICD-10），心境障碍包括：①躁狂发作；②双相情感障碍；③抑郁发作；④复发性抑郁障碍；⑤持续性心境［情感］障碍；⑥其他心境［情感］障碍；⑦未特定的心境［情感］障碍。

1. F30 躁狂发作

F30.0 轻躁狂

F30.1 躁狂，不伴精神病性症状

F30.2 躁狂，伴精神病性症状

F30.8 其他躁狂发作

F30.9 躁狂发作，未特定

包含：躁狂 NOS

2. F31双相情感障碍

F31.0 双相情感障碍，目前为轻躁狂

F31.1 双相情感障碍，目前为不伴有精神病性症状的躁狂发作

F31.2 双相情感障碍，目前为伴有精神病性症状的躁狂发作

F31.3 双相情感障碍，目前为轻度或中度抑郁发作

   F31.30 不伴躯体症状

   F31.31 伴躯体症状

F31.4 双相情感障碍，目前为不伴精神病性症状的重度抑郁发作

F31.5 双相情感障碍，目前为伴精神病性症状的重度抑郁发作

F31.6 双相情感障碍，目前为混合状态

F31.7 双相情感障碍，目前为缓解状态

F31.8 其他双相情感障碍

F31.9 双相情感障碍，未特定

3. F32抑郁发作

F32.0 轻度抑郁发作

   F32.00 不伴躯体症状

   F32.01 伴躯体症状

F32.1 中度抑郁发作

   F32.10 不伴躯体症状

   F32.11 伴躯体症状

F32.2 重度抑郁发作，不伴精神病性症状

F32.3 重度抑郁发作，伴精神病性症状

F32.8 其他抑郁发作

F32.9 抑郁发作，未特定

包含：抑郁 NOS

抑郁性障碍 NOS

4. F33复发性抑郁障碍

F33.0 复发性抑郁障碍，目前为轻度发作

  F33.00 不伴躯体症状

  F33.01 伴躯体症状

F33.1 复发性抑郁障碍，目前为中度发作

  F33.10 不伴躯体症状

  F33.11 伴躯体症状

F33.2 复发性抑郁障碍，目前为不伴精神病性症状的重度发作

F33.3 复发性抑郁障碍，目前为伴精神病性症状的重度发作

F33.4 复发性抑郁障碍，目前为缓解状态

F33.8 其他复发性抑郁障碍

F33.9 复发性抑郁障碍，未特定

包含：单相抑郁 NO

5. F34 持续性心境［情感］障碍

F34.0 环性心境

F34.1 恶劣心境

F34.8 其他持续性心境［情感］障碍

F34.9 持续性心境［情感］障碍，未特定

6. F38 其他心境［情感］障碍

F38.0 其他单次发作的心境［情感］障碍

  F38.00 混合性情感发作

F38.1 其他复发性心境［情感］障碍

  F38.10 复发性短暂抑郁障碍

F38.8 其他特定的心境［情感］障碍

7. F39 未特定的心境 [情感] 障碍

仅在无其他术语可用时选用。

包含：情感性精神病 NOS

二、终生患病率和12月患病率定义

1. 心境障碍终生患病率

调查中，心境障碍的终生患病率指在调查人群中，从调查之日起，有生以来曾罹患某种心境障碍的人群的病例数占总人群数的比例。因为多数精神障碍具有反复发作、病程较长的特点，因此为满足病程的诊断标准，国际上常采用终生患病率指标描述流行强度。

2. 心境障碍12月患病率

调查中，心境障碍的 12 月患病率指在调查人群中，从调查之日起，过去 12 个月曾罹患某种心境障碍的人群作为病例，该病例数占总人群数的比例。采用 12 月患病率描述患病率的性别、年龄、城乡、东中西部经济区、受教育程度及婚姻状况的分布特征。

三、心境障碍各类别患病率

1. 心境障碍终生患病率

在 18 岁及以上人群中，心境障碍患病率仅次于焦虑障碍居于第二位，加权后终生患病率为 7.37%。各类心境障碍，加权后终生患病率在 0.01% ～ 3.40%，终生患病率最高的为重性抑郁障碍（3.40%），其次为未特定抑郁障碍（3.24%），第三位的是心境恶劣障碍（1.36%），患病率最低的为物质所致心境障碍（0.01%）。各类心境障碍终生患病率详见表 5-1。

未特定抑郁障碍的终生患病率高达 3.24%，说明人群中存在虽然不完全符合抑郁障碍的诊断标准但是已经有明显自我感觉痛苦的亚临床表现患者，正确识别这类人群，积极给予及时的干预，可以预防其发展为严重的抑郁障碍，有利于减少抑郁障碍的发生。

2. 心境障碍12月患病率

在 18 岁及以上人群中，心境障碍的 12 个月总患病率为 4.06%。各类心境障碍加权后 12 月患病率在 0.01% ~ 2.10%，12 月患病率最高的为抑郁症（即重性抑郁障碍）（2.10%），其次为未特定抑郁障碍（1.38%），第三位的是心境恶劣障碍（1.03%），患病率最低的为物质所致心境障碍（0.01%）。各类心境障碍 12 月患病率详见表 5-1。

表 5-1　各类心境障碍患病率（*n*=32 552）

分类	终生患病率（%）				12 月患病率（%）			
	未加权		加权		未加权		加权	
	%	95%CI	%	95%CI	%	95%CI	%	95%CI
抑郁障碍	6.92	6.62 ~ 7.22	6.82	5.80 ~ 7.84	3.58	3.36 ~ 3.80	3.59	3.00 ~ 4.17
抑郁症	3.88	3.66 ~ 4.11	3.40	2.92 ~ 3.89	2.33	2.15 ~ 2.50	2.10	1.76 ~ 2.44
心境恶劣障碍	1.47	1.33 ~ 1.61	1.36	1.05 ~ 1.67	1.11	0.99 ~ 1.23	1.03	0.77 ~ 1.29
未特定抑郁障碍	2.86	2.67 ~ 3.06	3.24	2.60 ~ 3.88	1.14	1.02 ~ 1.27	1.38	1.07 ~ 1.69
双相障碍	0.53	0.45 ~ 0.62	0.57	0.41 ~ 0.72	0.43	0.35 ~ 0.51	0.46	0.32 ~ 0.60
双相Ⅰ型障碍	0.38	0.31 ~ 0.45	0.41	0.29 ~ 0.54	0.32	0.26 ~ 0.39	0.35	0.22 ~ 0.47
双相Ⅱ型障碍	0.04	0.02 ~ 0.07	0.03	0.01 ~ 0.05	0.04	0.01 ~ 0.06	0.02	0.01 ~ 0.04
其他双相障碍	0.11	0.07 ~ 0.15	0.12	0.06 ~ 0.19	0.07	0.04 ~ 0.10	0.09	0.03 ~ 0.14
物质所致心境障碍	0.01	0.00 ~ 0.02	0.01	0.00 ~ 0.02	0.01	0.00 ~ 0.02	0.01	0.00 ~ 0.02
躯体疾病所致心境障碍	0.07	0.04 ~ 0.10	0.06	0.02 ~ 0.10	0.06	0.03 ~ 0.09	0.05	0.01 ~ 0.09
心境障碍	7.45	7.14 ~ 7.76	7.37	6.29 ~ 8.44	4.04	3.81 ~ 4.27	4.06	3.42 ~ 4.70

四、心境障碍患病率的国内外比较

本调查心境障碍加权 12 月患病率为 4.06%，终生患病率为 7.37%。该结果高于 1982 年 12 个地区调查的心境障碍时点患病率（0.37‰）和终生患病率（0.76‰），亦高于 1993 年 7 个地区调查的时点患病率（0.52‰）和终生患病率（0.83‰）。与 2001 年 WMHS 北京和上海的调查结果相比，本调查结果高于其 12 月患病率（2.2%）。本调查结果与国内采用 SCID 进行的地区性调查相比，12 月患病率低于费立鹏等 2001—2004

年调查的四省市结果（12 月患病率 6.1%）。本调查结果还低于 2014 年 Zachary Steel 等对 1980—2013 年期间全球 148 个心境障碍流行病学调查进行 meta 分析的结果（心境障碍 12 月患病率 5.4%，终生患病率 9.6%）。国内采用 CIDI 进行调查的区域性调查多数仅包括心境障碍、焦虑障碍及酒精药物使用障碍。本调查任何一种精神障碍的患病率高于 2001 年 WMHS 北京和上海的包括焦虑障碍、心境障碍及酒精药物使用障碍的终生患病率（13.2%），也高于北京市包括心境障碍、焦虑障碍、酒精药物使用障碍以及精神病性障碍的 12 月患病率（8.08%）；低于费立鹏 2001—2004 年调查的四省市结果 30 天患病率（17.5%）。

由于以往各区域性精神障碍调查的诊断标准不尽相同，调查包含的病种多不一致，调查方法更是不统一。因此，将国内外各地区调查结果加以简单化比较不是科学严谨的，尤其是各地调查包含了不同种类精神障碍，所谓总患病率的数据是没有可比性的。应该以各类精神障碍分别进行比较，才能获得更加科学的结论。

心境障碍患病率的分布

一、心境障碍12月患病率分布

（一）心境障碍12月患病率性别分布

表5-2呈现了六类精神障碍12月患病率的性别分布。在中国，女性的心境障碍（12月患病率为4.62%）和抑郁症（12月患病率2.49%）患病率高于男性（心境障碍12月患病率3.51%，抑郁症12月患病率1.71%），心境障碍患病率的分布特征为女性高于男性，这与以往多数调查结论一致。

表5-2　心境障碍12月患病率的性别分布

精神障碍类别	12月患病率（%）		χ^2	P
	男性（n=14 784）	女性（n=17 768）		
心境障碍	3.51	4.62	7.252	0.007
抑郁症	1.71	2.49	7.553	0.006
双相障碍	0.49	0.43	0.244	0.622

（二）心境障碍12月患病率年龄分布

与年龄最小的年龄组（18～34岁）相比，老年组中抑郁症的12月患病率更高；50～64岁的人群中，抑郁症的12月患病率为3.17%，而在65岁及以上人群中为2.97%，详见表5-3。抑郁症患病率老年组高于青年组，提示老年人是抑郁症的高危人群，应该重点关注，加强干预。

表 5-3 心境障碍 12 月患病率的年龄分布

精神障碍类别	12 月患病率（%）				χ^2	P
	18～34 岁（n=5625）	35～49 岁（n=10 619）	50～64 岁（n=10 898）	65 岁及以上（n=5326）		
心境障碍	4.08	3.79	4.54	3.90	2.324	0.508
抑郁症	1.42	1.86	3.17	2.97	30.226	<0.001
双相障碍	0.46	0.62	0.38	0.12	8.623	0.035

（三）心境障碍12月患病率城乡分布

心境障碍 12 月患病率在城乡（城市与农村）分布上未见明显差异，详见表 5-4。

表 5-4 心境障碍 12 月患病率的城乡分布

精神障碍类别	12 月患病率（%）		χ^2	P
	城市（n=15 309）	农村（n=17243）		
心境障碍	3.86	4.27	0.605	0.437
抑郁症	1.94	2.27	1.332	0.249
双相障碍	0.37	0.55	1.464	0.226

（四）心境障碍12月患病率受教育程度

心境障碍 12 月患病率的受教育程度差异无统计学意义。与大专及以上人群相比，小学及以下文化水平人群抑郁症 12 月患病率更高；文盲 / 小学及以下组 12 月患病率最高（3.13%），小学组 12 月患病率为 2.31%，见表 5-5。抑郁症患病率小学及以下文化水平人群高于受过高等教育的人群，提示文化水平低是一个风险因素，应该加强对初级教育的重视，进一步加大普及九年义务教育的力度，推动高等教育、中等教育和各种形式职业教育的发展。

表 5-5 心境障碍 12 月患病率的受教育程度分布

精神障碍类别	12 月患病率（%）					χ^2	P
	文盲 / 小学以下（n=8358）	小学（n=6062）	初中（n=8506）	高中（n=3675）	大专及以上（n=2111）		
心境障碍	4.46	4.61	3.54	3.31	4.95	8.495	0.077
抑郁症	3.13	2.31	1.74	1.46	1.39	22.034	<0.001
双相障碍	0.35	0.55	0.49	0.56	0.23	2.953	0.566

（五）心境障碍12月患病率婚姻状况

相比于已婚和未婚人群，分居/离婚和丧偶人群的心境障碍和抑郁症患病率更高：分居/离婚人群心境障碍12月患病率为9.56%，丧偶人群心境障碍12月患病率为5.88%；分居/离婚人群抑郁症12月患病率为7.85%，丧偶人群抑郁症12月患病率为4.20%，见表5-6。分居/离婚人群和丧偶人群的心境障碍和抑郁症患病率高于其他人群，而已婚人群患病率最低，提示非在婚状态人群是心境障碍的高危人群，应该重点关注，加强干预，推动重点人群和重点地区的精神卫生服务，并以科学的方法评估预防控制措施的效果。

表 5-6　心境障碍 12 月患病率的婚姻状况分布

精神障碍类别	12 月患病率（%）				χ^2	P
	已婚（n=24 683）	未婚（n=1568）	分居/离婚（n=643）	丧偶（n=1868）		
心境障碍	3.91	3.93	9.56	5.88	15.814	0.001
抑郁症	1.98	1.55	7.85	4.20	46.460	< 0.001
双相障碍	0.45	0.38	1.06	0.57	1.444	0.695

（六）心境障碍12月患病率经济水平分布

相比于高收入人群，低、中收入人群抑郁症患病率更高：低收入人群抑郁症12月患病率为2.88%，中收入人群抑郁症12月患病率为2.00%。而在双相障碍中，中收入组12月患病率（0.71%）高于低收入组12月患病率（0.42%）和高收入组12月患病率（0.28%），见表5-7。这提示应该推动经济发展，促进国民收入水平的提高。

表 5-7　心境障碍 12 月患病率的收入水平分布

精神障碍类别	12 月患病率（%）			χ^2	P
	低收入（n=9461）	中收入（n=8818）	高收入（n=10 310）		
心境障碍	4.62	3.82	3.78	4.454	0.110
抑郁症	2.88	2.00	1.52	21.838	< 0.001
双相障碍	0.42	0.71	0.28	9.530	0.010

（七）心境障碍12月患病率城乡不同性别人群年龄分布

由图 5-1 可见，心境障碍在城市中男性和女性的患病率均随年龄增加而增加，在 50 岁后随年龄增加而下降。

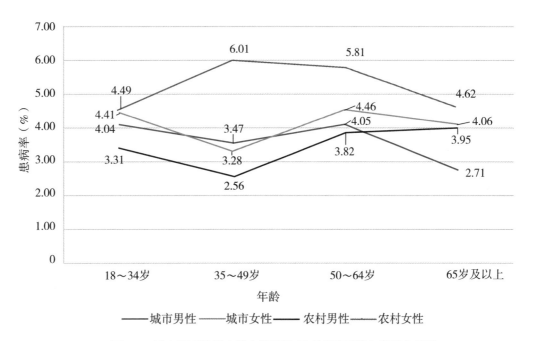

▲　**图 5-1　城乡不同性别人群心境障碍 12 月患病率的年龄变化趋势**

二、心境障碍患病的影响因素

对于心境障碍，多因素 Logistic 回归模型结果显示女性为心境障碍患病的危险因素，离婚 / 分居、丧偶为危险因素，详见表 5-8。提示女性和非在婚状态人群是心境障碍的高危人群，应该重点关注，加强干预。

表 5-8 心境障碍影响因素的单因素及多因素分析

因素	分类	单因素			多因素		
		OR	95%CI	P	OR	95%CI	P
性别	女性	1		0.009	1		0.015
	男性	0.75	0.61 ~ 0.93		0.77	0.62 ~ 0.95	
年龄	18 ~ 34 岁	1		0.431	1		0.121
	35 ~ 49 岁	0.93	0.71 ~ 1.21		0.92	0.69 ~ 1.22	
	50 ~ 64 岁	1.12	0.89 ~ 1.41		1.07	0.84 ~ 1.37	
	65 岁及以上	0.96	0.70 ~ 1.32		0.78	0.54 ~ 1.12	
居住地	农村	1		0.440	1		0.486
	城市	0.90	0.69 ~ 1.18		0.91	0.69 ~ 1.20	
婚姻状况	已婚	1		< 0.001	1		< 0.001
	未婚	1.01	0.68 ~ 1.50		0.96	0.62 ~ 1.50	
	分居 / 离婚	2.60	1.63 ~ 4.16		2.68	1.67 ~ 4.29	
	丧偶	1.54	1.10 ~ 2.15		1.49	1.02 ~ 2.19	
受教育程度	文盲 / 小学以下	1		0.122	1		0.150
	小学	1.04	0.80 ~ 1.34		1.13	0.85 ~ 1.49	
	初中	0.79	0.60 ~ 1.03		0.87	0.65 ~ 1.17	
	高中	0.73	0.50 ~ 1.08		0.82	0.55 ~ 1.23	
	大专及以上	1.12	0.75 ~ 1.66		1.28	0.80 ~ 2.05	
收入水平	低	1		0.118	1		0.209
	中	0.82	0.67 ~ 1.01		0.83	0.67 ~ 1.03	
	高	0.81	0.64 ~ 1.03		0.86	0.67 ~ 1.10	

心境障碍与焦虑障碍共病率

一、抑郁障碍与焦虑障碍终生共病率及其分布

在精神障碍共病中，最常见的是焦虑障碍和抑郁障碍共病。抑郁障碍患者中共患焦虑障碍的比例是指，有生以来患过抑郁障碍的患者中曾患有焦虑障碍的患者所占的比例。

抑郁障碍患者中终生共患焦虑障碍的比例为28.80%；最多的焦虑障碍类型是特殊恐怖症，为13.46%；其次为强迫障碍，为12.35%。从年龄分布来看，50～64岁组抑郁障碍患者中终生共病焦虑障碍的比例最高，为35.82%，其次为65岁及以上组，共病比例为33.73%。性别分布上，女性抑郁障碍患者终生共病焦虑障碍的比例高于男性，女性为29.93%，男性为27.25%。

通过描述抑郁障碍共病各类焦虑障碍的比例可以看出，抑郁障碍共病特殊恐怖症及强迫障碍的比例最高，其次为广泛性焦虑障碍。该结果与国内外研究结果大致类似，有较大差别是共病社交恐怖症比例低于国外调查结果。美国国家共病调查（National Comorbidity Survey，NCS）抑郁障碍患者共病社交恐怖症比例最高；荷兰抑郁障碍和焦虑障碍调查（Netherlands Study of Depression and Anxiety，NESDA）显示抑郁障碍中共病较高的也是广泛性焦虑障碍和社交恐怖症。这可能是由于不同国家文化差异较大，社交恐怖症患病率有一定差异。根据各国流行病学调查可知，不同文化区域社交恐怖症患病率有较大差异：美国社交恐怖症患病率为7.1%～7.9%；南美洲类似，智利为6.4%，巴西为9.1%；在文化差异较大的亚洲情况有所不同，社交恐怖症患病率相对较低，韩国为0.2%～0.6%，中国为0.2%，日本为0.8%。

二、抑郁障碍与焦虑障碍12月共病率及其分布

抑郁障碍的患者中12月共病焦虑障碍的比例为27.93%，最多的焦虑障碍类型是特殊恐怖症，为15.14%；其次为强迫障碍，为11.48%。从年龄分布来看，50～64岁组抑郁障碍患者12月共病焦虑障碍的比例最高，为40.12%，其次为35～49岁组，为33.37%。性别分布上，女性抑郁障碍患者12月共病焦虑障碍的比例高于男性，女性为28.36%，男性为27.34%。

推测焦虑障碍抑郁障碍共病差异的原因，主要有以下两点：①我国及其他亚洲国家生活方式与西方国家不同，总体来说社交活动较为单一，因此应激源较少，特别是农村地区老年女性人群，几乎不参加任何社交活动；②DSM及ICD诊断标准是基于西方国家所采纳的诊断概念条目，因此文化的差异也会导致社交恐怖症的发生东方人群低于西方人群。

心境障碍的疾病负担

一、心境障碍的致残率及影响因素

心境障碍的致残率为 41.98%，心境障碍各亚型中，躯体疾病所致心境障碍的致残率最高（89.86%），其次为双相 I 型障碍（67.86%），见表 5-9。对心境障碍致残率的性别、年龄、居住地、婚姻、受教育程度、经济收入等分别进行单因素卡方检验；多因素 Logistic 回归模型果显示初中和高中及以上文化水平、中和高收入水平是心境障碍致残的保护因素，男性、65 岁及以上为危险因素（表 5-10）。随着经济社会发展，人口老龄化问题、男女比例不协调等问题越来越成为我国不容忽视的社会问题，提示我们精神卫生从业人员应该对特殊人群、重点人群加以关注。

心境障碍残疾患者过去 12 个月卫生服务利用情况：心境障碍残疾患者加权后 12 月治疗率为 12.35%，心境障碍各亚型加权后 12 月治疗率在 5.96% ~ 28.34%。其中治疗率最高的为物质、躯体疾病所致的心境障碍（28.34%），其次为双相 I 型障碍（23.97%），未特定抑郁障碍亚型的治疗率最低（5.96%）。

表 5-9　心境障碍各类别的致残率和残疾等级

心境障碍类别	致残率（%）	残疾等级构成比（%）			
		一级残疾	二级残疾	三级残疾	四级残疾
抑郁障碍	38.95	7.47	6.33	9.23	76.97
抑郁症	50.70	9.69	7.09	12.10	71.12
心境恶劣障碍	50.29	10.11	8.37	10.13	71.39
未特定抑郁障碍	23.20	0.32	4.08	–	95.60
双相障碍	66.17	2.39	0.71	10.37	86.53
双相Ⅰ型障碍	67.86	3.07	0.91	11.75	84.28
双相Ⅱ型障碍	61.87	–	–	–	100.00
其他双相障碍	60.45	–	–	6.97	93.03
物质所致心境障碍	–	–	–	–	–
躯体疾病所致心境障碍	89.86	63.64	–	6.87	29.49
任何一种心境障碍	41.98	8.24	5.31	9.38	77.06

表 5-10　心境障碍致残率影响因素的单因素及多因素分析

因素	分类	单因素			多因素		
		OR	95%CI	P	OR	95%CI	P
性别	女性	1		0.034	1		0.003
	男性	1.38	1.02 ~ 1.87		1.75	1.22 ~ 2.51	
年龄	65 岁以下	1		< 0.001	1		0.004
	65 岁及以上	4.35	2.43 ~ 7.80		2.88	1.40 ~ 5.90	
居住地	城市	1		0.141	1		0.837
	农村	1.35	0.90 ~ 2.01		1.04	0.70 ~ 1.55	
婚姻状况	已婚	1		0.878	1		0.378
	未婚 / 分居 / 离婚	0.96	0.57 ~ 1.62		0.79	0.48 ~ 1.33	
受教育程度	文盲 / 小学以下	1		< 0.001	1		0.030
	小学	0.62	0.37 ~ 1.04		0.59	0.34 ~ 1.02	
	初中	0.39	0.24 ~ 0.65		0.48	0.27 ~ 0.83	
	高中及以上	0.32	0.19 ~ 0.55		0.45	0.25 ~ 0.84	
收入水平	低	1		< 0.001	1		0.001
	中	0.53	0.32 ~ 0.86		0.65	0.40 ~ 1.06	
	高	0.22	0.12 ~ 0.39		0.28	0.15 ~ 0.53	

二、心境障碍各类别的伤残调整寿命年

表 5-11 描述了心境障碍各类别的残疾权重和疾病负担，人群中每 1000 人由于心境障碍将损失 10.179 年，抑郁症是我国精神障碍 DALY 排序第一的疾病，人群中每 1000 人由于抑郁症将损失 6.757 年；双相障碍次之，DALY 率为 1.786/1000；心境恶劣障碍 DALY 率为 1.636/1000。

表 5-11　心境障碍疾病负担

精神障碍类别	严重程度	残疾权重	DALY 率（/1000）
心境障碍	–	–	10.179
抑郁症	–	–	6.757
	重度	0.655	1.111
	中度	0.406	4.245
	轻度	0.159	1.402
心境恶劣障碍	–	0.159	1.636
双相障碍	–	0.480	1.786

三、心境障碍伤残调整寿命年的分布

女性心境障碍的 DALY 率明显高于男性；50 ～ 64 岁人群心境障碍 DALY 率相对较高；和城市相比，农村人群心境障碍 DALY 率更高，见表 5-12。

表 5-12　不同特征人群心境障碍的 DALY 率分布（/1000）

精神障碍类别	性别		年龄				城乡	
	男性	女性	18 ～ 34 岁	35 ～ 49 岁	50 ～ 64 岁	65 岁 +	城市	农村
心境障碍	9.186	11.192	6.463	9.727	15.062	12.860	8.963	11.484
抑郁症	5.718	7.753	4.117	5.914	11.097	9.568	6.037	7.531
心境恶劣障碍	1.534	1.739	0.654	1.373	2.374	2.739	1.461	1.823
双相障碍	1.871	1.700	1.692	2.440	1.591	0.553	1.465	2.131

按照 WHO 推荐的疾病负担研究方法，根据本调查结果测算的各类精神障碍的 DALY 率为 26.042/1000，其中最高的为抑郁症，为 6.757/1000。这一排序与 2010 年

WHO 进行的 GBD 研究结果一致，当时的研究结果为，抑郁症的 DALY 率为 6.498/1000。精神障碍是一类致死性低而致残性较高的疾病。在 2010 年 GBD 中国地区研究中，抑郁症 YLD 贡献排序位列第 2 位，其他排序靠前的精神障碍还包括酒精使用障碍(第 9 位)、精神分裂症（第 11 位）、焦虑障碍（第 12 位）、双相障碍（第 14 位）、心境恶劣障碍（第 15 位）、药物使用障碍（第 18 位）。

心境障碍患者卫生服务利用现况

一、心境障碍12月治疗率及分布

任何一种心境障碍12月患者过去12个月治疗率为8.42%。心境障碍各亚型中,物质、躯体疾病所致的心境障碍患者过去12个月治疗率最高 (21.57%),双相Ⅱ型障碍患者未治疗。详见表5-13。我国心境障碍12月患者过去12个月治疗率远低于美国于2001—2003年开展的第二次全国共病调查 (National Comorbidity Survey Replication, NCS-R) 的12月治疗率 (41.1%),也低于同时期世界精神卫生调查北京和上海地区精神障碍12月患者的12月治疗率为 (10.1%)。由此可见,我国目前对于除精神分裂症及其他精神病性障碍外的其他精神障碍治疗率普遍很低,亟待提高。

表 5-13 心境障碍 12 月患者 12 月治疗率

精神障碍类别	调查患病人数（人）	过去 12 个月治疗率（%）	
		加权	95%CI
抑郁障碍	1000	7.68	4.63 ~ 10.74
抑郁症	655	9.20	5.89 ~ 12.52
心境恶劣障碍	312	10.93	4.78 ~ 17.09
未特定抑郁障碍	322	3.85	0.46 ~ 7.24
双相障碍	120	14.05	7.26 ~ 20.85
双相Ⅰ型障碍	90	18.42	9.84 ~ 26.99
双相Ⅱ型障碍	10	–	–
其他双相障碍	20	0.93	0.001 ~ 2.87
物质、躯体疾病所致的心境障碍	19	21.57	0.001 ~ 58.92
任何一种心境障碍	1129	8.42	5.98 ~ 10.86

二、社区居民及心境障碍患者对心境障碍治疗的态度

1. 治疗意向

关于受访者出现精神问题时的治疗意向，心境障碍患者有治疗意向的为49.16%。

2. 病耻感程度

关于受访者对于精神疾病的病耻感，本研究结果显示心境障碍者中，60.91%有病耻感。

3. 其他分析结果

精神障碍患者自杀状况：在心境障碍的终生患者中，有20.25%的人曾有过自杀意念，8.41%的人有过自杀计划，4.74%的人自杀未遂。心境障碍患者自杀意念发病率更高，提示这是精神卫生工作的重点。

综上所述，研究发现，第一，我国目前对于除精神分裂症及其他精神病性障碍外的其他精神障碍治疗率普遍很低，亟待提高。社区居民中精神障碍患者对精神卫生服务的需求率和治疗率均不高，精神卫生服务利用状况堪忧。第二，精神障碍患者发病12月内及时治疗比例明显低于国外，发病后延误治疗时间也明显长于国外，说明多数精神障碍患者不能及时得到治疗，影响预后和康复。第三，在求助专业人员方面，部分患者虽然有精神卫生服务需求，但是却更愿意向非精神科医生求助，或者向心理治疗师和心理咨询师求助。

造成上述现象的原因是多方面的，首先，本研究发现心境障碍患者中，60.91%有病耻感。提示患者的病耻感较为强烈。说明社区居民心境障碍的知识不足，社会普遍存在对心境障碍的偏见和歧视，导致回避利用精神卫生服务。而正确的求助行为是精神障碍患者获得正确诊断和及时治疗的决定性因素之一。其次，我国各地区经济发展总体水平不均衡，精神卫生资源的供给和配置也不均衡，很多地区精神卫生服务相对不足，使精神卫生服务的可及性受到限制。

为此，应该提倡促进身心健康的全面医疗服务，一方面要在社会各界开展心境障碍，尤其是抑郁症及双相障碍的健康教育宣传，降低病耻感，减少社会偏见，引导精神障碍

患者采取正确的就医行为；另一方面，要提高综合医院非精神科医生对于心境障碍的正确识别和治疗水平，加强精神科的联络会诊功能。同时，建议政府部门加大对精神卫生工作的投入与政策支持，合理增加综合医院的精神科室和精神科专科医院，加强精神科医生队伍建设。此外，精神障碍患者普遍接受心理咨询和心理治疗，因此，亟待提高心理咨询师和心理治疗师的综合诊治水平，以利于满足精神障碍患者和社区居民精神卫生服务的需求。全方位发力，帮助患者及时正确就医、有效治疗。

（卢　瑾）

参考文献

[1] LU J, XU X, HUANG Y, et al. Prevalence of depressive disorders and treatment in China: a cross-sectional epidemiological study [J]. The Lancet Psychiatry, 2021, 8 (11): 981-990.

[2] LU J, HUANG Y Q, LIU Z R, et al. Validity of Chinese Version of the Composite International Diagnostic Interview-3.0 in Psychiatric Settings [J]. Chin Med J (Engl), 2015, 128 (18): p. 2462-2466.

[3] 任莉, 肖乐, 张国富, 等. 精神分裂症患者病耻感与生活质量的关系 [J]. 临床精神医学杂志, 2013, 23 (5): 302-304.

[4] PRINCE M, ACOSTA D, FERRI C P, et al. Dementia incidence and mortality in middle-income countries, and associations with indicators of cognitive reserve: a 10/66 Dementia Research Group population-based cohort study [J]. Lancet, 2012, 380 (9836): 50-58.

[5] LI Y, SHI S, YANG F, et al. Patterns of co-morbidity with anxiety disorders in Chinese women with recurrent major depression [J]. Psychol Med, 2012, 42 (6): 1239-1248.

[6] 位照国, 刘铁榜, 胡赤怡, 等. 深圳市精神卫生服务利用现况调查 [J]. 中国心理卫生杂志, 2010, 24 (8): 597-603.

[7] 杨桂伏, 杜长军, 崔炳喜, 等. 天津市医疗机构精神卫生服务资源和利用状况调查 [J]. 中国慢性病预防与控制, 2010, 18 (3): 267-269.

[8] STEIN D J, RUSCIO A M, LEE S, et al. Subtyping social anxiety disorder in developed and developing countries [J]. Depress Anxiety, 2010, 27 (4): 390-403.

[9] HOFMANN S G, ANU ASNAANI M A, HINTON D E. Cultural aspects in social anxiety and social anxiety disorder [J]. Depress Anxiety, 2010, 27 (12): 1117-1127.

[10] PHILLIPS M R, ZHANG J, SHI Q, et al. Prevalence, treatment, and associated disability of mental disorders in four provinces in China during 2001-05: an epidemiological survey [J]. Lancet, 2009, 373 (9680): 2041-2053.

[11] LLIBRE RODRIGUEZ J J, FERRI C P, ACOSTA D, et al. Prevalence of dementia in Latin America, India, and China: a population-based cross-sectional survey [J]. Lancet, 2008, 372 (9637): 464-74.

[12] PRINCE M J, DE RODRIGUEZ J L, NORIEGA L, et al.The 10/66 Dementia Research Group's fully operationalised DSM-IV dementia computerized diagnostic algorithm, compared with the 10/66 dementia algorithm and a clinician diagnosis: a population validation study [J]. BMC Public Health, 2008, 8 : 219.

[13] Lancet Global Mental Health Group, CHISHOLM D, FLISHER A J, et al. Scale up services for mental disorders: a call for action [J]. Lancet, 2007, 370 (9594): 1241-1252.

[14] SHEN Y C, ZHANG M Y, HUANG Y Q, et al. Twelve-month prevalence, severity, and unmet need for treatment of mental disorders in metropolitan China [J]. Psychol Med, 2006, 36 (2): 257-67.

[15] KESSLER R C, BERGLUND P, CHIU W T, et al. The US National Comorbidity Survey Replication (NCS-R): design and field procedures [J]. Int J Methods Psychiatr Res, 2004, 13 (2): 69-92.

[16] KESSLER R C, USTÜN T B. The World Mental Health (WMH) Survey Initiative Version of the World Health Organization (WHO) Composite International Diagnostic Interview (CIDI) [J]. Int J Methods Psychiatr Res, 2004, 13 (2): 93-121.

[17] PRINCE M, ACOSTA D, CHIU H, et al. Dementia diagnosis in developing countries: a cross-cultural validation study [J]. Lancet, 2003, 361 (9361): 909-17.

[18] KESSLER R C, MCGONAGLE K A, ZHAO S, et al. Lifetime and 12-month prevalence of DSM-III-R psychiatric disorders in the United States. Results from the National Comorbidity Survey [J]. Arch Gen Psychiatry, 1994, 51 (1): 8-19.

第六章 | 焦虑障碍患病率和分布及其影响因素

焦虑障碍患病率

一、焦虑障碍诊断标准

（一）概述

　　焦虑障碍是指个体焦虑情绪的严重程度和持续时间明显超过了正常发育年龄应有的范围。个体往往高估他们害怕或回避的情境，有关的害怕或焦虑过度或与实际不符。关于焦虑障碍的诊断标准在美国精神病学协会《精神障碍诊断与统计手册》（第 4 版）（Diagnostic and Statistical Manual of Mental Disorders，Fourth Edition，DSM-Ⅳ）和《国际疾病分类第十次修订本》（International Classification of Diseases，Tenth Revision，ICD-10）有许多差异。焦虑障碍的各类别两套系统分类存在一定的差异，见表 6-1。

表 6-1　焦虑障碍分类

DSM-Ⅳ	ICD-10
300.00 焦虑障碍，未注明	F40 恐怖性焦虑障碍
300.01 不伴广场恐怖的惊恐障碍	F40.0 广场恐怖
300.21 伴广场恐怖的惊恐障碍	F40.00 不伴惊恐障碍
300.22 广场恐怖，无惊恐障碍病史	F40.01 伴惊恐障碍
300.29 特殊恐怖症	F40.1 社交恐怖
300.23 社交恐怖症（社交焦虑障碍）	F40.2 特定的（孤立的）恐怖
300.3 强迫症	F40.8 其他恐怖性焦虑障碍
309.81 创伤后应激障碍	F40.9 恐怖性焦虑障碍，未特定
308.3 急性应激障碍	F41 其他焦虑障碍

续表

DSM- Ⅳ	ICD-10
300.02 广泛性焦虑障碍	F41.0 惊恐障碍 [间歇发作性焦虑]
	F41.1 广泛性焦虑障碍
	F41.2 混合性焦虑和抑郁障碍
	F41.3 其他混合性焦虑障碍
	F41.8 其他特定的焦虑障碍
	F41.9 焦虑障碍，未特定

（二）美国精神病学协会标准

根据美国精神病学协会《精神障碍诊断与统计手册》(第 4 版)，焦虑障碍包括：惊恐发作、广场恐怖、不伴广场恐怖的惊恐发作、广场恐怖症，无惊恐障碍病史、特殊恐怖症、社交恐怖症、强迫症、创伤后应激障碍、急性应激障碍、广泛性焦虑障碍。

1. 惊恐发作

一段时间的极度害怕或不舒服，有下列 4 种以上症状突然发生，并在 10 分钟内达到顶峰：

（1）心悸，心慌或心率增快；

（2）出汗；

（3）颤抖；

（4）觉得气短或气闷；

（5）窒息感；

（6）胸痛或不舒服；

（7）恶心或腹部难受；

（8）感到头晕、站不稳、头重脚轻或晕倒；

（9）环境解体（非现实感）或人格解体（感到并非自己）；

（10）害怕失去控制或将要发疯；

（11）害怕即将死亡；

（12）感觉异常（麻木或刺痛感）；

（13）寒颤或潮热。

2. 广场恐怖

（1）对置身于某处或某情景感到焦虑，觉得难以逃逸（或感到难堪），或感到在发生意想不到的事情或面对意想不到的情景所诱发的惊恐发作或惊恐样症状时会找不到帮助。典型的广场恐怖是在下列情景时发生，例如独自离家在外，在一个人群中或正在站队，在一座桥上，在公共汽车、火车或汽车中旅行。

（2）患者设法避免这种情景或者带着痛苦烦恼忍耐着，或者带着焦虑心情担心发生惊恐发作，或者就此提出要有人陪伴。

（3）此种焦虑或恐怖性避免，不可能归于其他精神障碍，如社交恐怖症、特殊恐怖症、创伤后应激障碍或离别性焦虑障碍。

3. 不伴广场恐怖的惊恐障碍

（1）下列二者：

1）复发性难以预料的惊恐发作；

2）在下列 1 项以上症状表现 1 个月以上，至少出现 1 次上述发作：①持续地担心会有再次发作；②担心发作会产生并发症或其他后果；③与发作有关的行为显著改变。

（2）没有广场恐怖。

（3）这种惊恐发作并非由某些特质或由一般躯体情况所致的直接生理效应。

（4）这种惊恐发作不可能归于其他精神障碍，如社交恐怖症、特殊恐怖症、强迫症、创伤后应激障碍或离别性焦虑障碍。

4. 伴广场恐怖的惊恐障碍

（1）下列二者：

1）复发性难以预料的惊恐发作；

2）在下列 1 项以上症状表现 1 个月以上，至少出现 1 次上述发作：①持续地担心会有再次发作；②担心发作会产生并发症或其他后果；③与发作有关的行为显著改变。

（2）存在广场恐怖。

（3）这种惊恐发作并非由某些特质或由一般躯体情况所致的直接生理效应。

（4）这种惊恐发作不可能归于其他精神障碍，如社交恐怖症、特殊恐怖症、强迫症、创伤后应激障碍或离别性焦虑障碍。

5. 广场恐怖症，无惊恐障碍病史

（1）具有与担心出现惊恐样症状有关的广场恐怖。

（2）不符合惊恐障碍的诊断标准。

（3）此障碍并非由某种物质或一般躯体情况所致的直接生理性效应。

（4）如伴有某种一般躯体情况，则（1）所述的害怕明显超出平常在此情况下所见到的程度。

6. 特殊恐怖症

（1）由于存在或预期某种特殊物件或情景而出现的过度或不合理的，显著而持续的害怕。

（2）一接触所恐惧的刺激，几乎毫无例外地发生焦虑反应，采取一种仅限于某些情景或由此情景所诱发的惊恐发作形式。

（3）患者认识到这种害怕是过度的或不合理的。

（4）患者一般都没法避免这种情景，否则便以极度的焦虑或痛苦烦恼忍耐着。

（5）这种对所恐怖情景的避免、焦虑的期待或痛苦烦恼，会显著地干扰个体的正常生活、职业、社交活动或关系，或者对于具有这种恐怖感到显著的痛苦烦恼。

（6）如患者年龄小于 18 岁，应有至少 6 个月的病期。

（7）这种伴于特殊物体或情景的焦虑、惊恐发作或恐怖性避免，都不可能归于其他精神障碍，如强迫症、创伤后应激障碍、分离性焦虑、社交恐怖症、伴广场恐怖的惊恐障碍、或不伴惊恐障碍病史的广场恐怖症。

7. 社交恐怖症

（1）在不熟悉的人们面前或被他人仔细端详时，所害怕的是自己可能会做出一些使人难堪的行为。

（2）处于所害怕的社交场合，几乎必然不可避免地会产生焦虑，因而可能采取限止这个场合或为此场合所诱发的形式。

（3）患者认识到这种害怕是过分的或不合理的。

（4）患者一般都设法避免这种场合，否则便以极度的焦虑或痛苦烦恼而忍耐着。

（5）这种对所恐怖的情景的设法避免、焦虑的期待或痛苦烦恼，显著地干扰了个人

的正常生活、职业、社交活动或关系，或者对于具有这种恐怖，感到显著的痛苦烦恼。

（6）如患者年龄小于 18 岁，应有至少 6 个月的病期。

（7）这种害怕或逃避都不是由某种物质或由一般躯体情况所致的直接生理性效应，也不可能归于其他精神障碍。

（8）如存在某种一般躯体情况或其他精神障碍，那么（1）的害怕也与之无关，例如不是害怕自己的口吃，帕金森病的震颤，或神经性厌食、神经性贪食的异常进食行为。

8. 强迫症

（1）强迫思维，或者是强迫动作：强迫思维的定义是下列二者：

1）在病程中某一时间所体验过的思想、冲动意念，会反复或持久地很不合适地闯入头脑，以致引起显著的焦虑或痛苦烦恼；

2）这种思想、冲动意念或想象并不单纯是对于现实生活中一些问题的过分担心。

（2）在病程中的某一时间，患者自己曾认识到这种强迫思维或动作是过分的或不合理的。

（3）这种强迫思维或强迫动作产生了明显的痛苦烦恼，有时是费时的，或明显地干扰了正常的日常活动、职业功能、平常的社交活动或关系。

（4）如有另一种诊断存在，强迫思维或强迫动作的内容并不限于它（例如，拔毛症患者拔除毛发；物质滥用障碍患者沉湎于滥用药物；重性抑郁障碍患者反复地自责自罪等）。

（5）此障碍并非由某种药物或由一般躯体情况所致的直接生理效应。

9. 创伤后应激障碍

（1）患者曾暴露于某一创伤性事件，存在以下二者：

1）患者亲自体验、目睹、遭遇某一或数件涉及真正的或几乎招致的死亡或严重的损伤，或者涉及自己或他人躯体完整性遭到威胁的事件；

2）患者有强烈的害怕、失助或恐惧反应。

（2）以下列 1 种以上的方式持续地重新体验到这种创伤事件：

1）反复闯入性地、痛苦地回忆起这些事件，包括印象、思想或知觉；

2）反复而痛苦地梦及此事件；

3）出现创伤事件正在重现的动作或感受；

4）暴露于作为此创伤事件的象征或很相像的内心或外界时，出现强烈的心理痛苦烦恼；

5）暴露于作为此创伤事件的象征或很相像的内心或外界时，出现生理反应。

（3）对此创伤伴有的刺激作持久的回避，对一般事件的反应显得麻木，如下列 3 项以上：

1）努力避免有关此创伤的思想、感受或谈话；

2）努力避免会促使回忆起此创伤的活动、地点或人物；

3）不能回忆此创伤的重要方面；

4）明显地很少参加有意义的活动或没有兴趣参加；

5）有脱离他人或觉得他人很陌生的感受；

6）情感范围有所限制；

7）对未来没有远大设想。

（4）警觉性增高的症状，表现为下列 2 项以上：

1）难以入睡，或睡得不深；

2）激惹或易发怒；

3）难以集中注意；

4）警觉过高；

5）过分的惊吓反应。

（5）病期［（1）、（2）、（3）的症状］超过 1 个月。

（6）此障碍产生了临床上明显的痛苦烦恼，或在社交、职业或其他重要方面的功能缺损。

10. 急性应激障碍

（1）患者曾暴露于创伤性事件，存在以下二者：

1）患者亲自体验、目睹、遭遇某一或数件涉及真正的死亡或严重损伤，或者涉及自己或他人躯体的完整性遭到威胁的事件；

2）患者有强烈的害怕、失助或恐惧反应。

（2）在体验这种令人痛苦事件之时或之后，患者会表现出下列 3 项以上的分离性症状：

1）麻木、脱离或没有情感反应的主观感觉；

2）对周围的认识能力有所减低；

3）现实解体；

4）人格解体；

5）分离性遗忘。

（3）以下列 1 种以上的方式，持续地重新体验到这种创伤事件：反复的印象、思想、梦、错觉、闪回发作或这种体验的生动再现感；或者是回忆到上述创伤事件时的痛苦烦恼。

（4）对于能引起创伤回忆的刺激，作明显的回避。

（5）明显的焦虑或警觉增高症状（例如，难以入睡、激惹、注意力不集中、警觉过高、过分的惊吓反应、坐立不安）。

（6）此障碍产生了临床上明显的痛苦烦恼，或在社交、职业或其他重要方面的功能缺损，或者影响了患者继续其必需的事业。

（7）此障碍至少持续 2 天，最多不超过 4 周；并发生于创伤事件之后 4 周之内。

（8）此障碍并非由某种物质或由一般躯体情况所致的直接生理性效应，也不可能归于短暂性精神病性障碍，而且也不只是已有的轴Ⅰ或轴Ⅱ障碍的恶化加重。

11. 广泛性焦虑障碍

（1）在 6 个月以上的多数日子里，对于不少事件和活动，呈现过分的焦虑和担心。

（2）患者发现难以控制自己不去担心。

（3）这种焦虑和担心都伴有下列 6 种症状中的 3 项以上（在 6 个月中，多数日子里至少有几种症状）：

1）坐立不安或感到紧张；

2）容易疲倦；

3）思想难以集中或头脑一下子变得空白；

4）激惹；

5）肌肉紧张；

6）睡眠障碍。

（4）这种焦虑和担心不仅限于某种轴Ⅰ精神障碍上，例如，这种焦虑或担心不在于患有惊恐发作，不在于在公众场合会感到难堪（如社交恐怖症）、不在于被污染（如强迫症）、不在于离家或离开亲人（分离性焦虑障碍）、不在于体重增加（如神经性厌食）、不在于多种躯体诉述（躯体化障碍）等，而且这种焦虑和担心并不是发生在创伤的应激障碍之时。

（5）此障碍并非由某种物质或由一般躯体情况（例如甲亢）所致的直接生理性效应，排除心境障碍、精神病性障碍或广泛性发育障碍的可能。

（三）国际疾病分类标准

根据《国际疾病分类第十次修订本》，焦虑障碍包括：恐怖性焦虑障碍（广场恐怖；社交恐怖；特定的恐怖；其他恐怖性焦虑障碍；恐怖性焦虑障碍，未特定）和其他焦虑障碍（惊恐障碍；广泛性焦虑障碍；混合性焦虑和抑郁障碍；其他混合性焦虑障碍；其他特定的焦虑障碍；焦虑障碍，未特定）。

1. 恐怖性焦虑障碍

在这类焦虑障碍中，诱发焦虑的仅是或主要是一定的、容易识别的、目前并无危险的情境或物体（存在于个体之外），结果是患者对这些情境或物体的特征性回避，或是带着畏惧去忍受。从主观上、生理上及行为方面，恐怖性焦虑均可与其他类型的焦虑区别开来，其严重程度可从轻度的不安直到恐惧。患者的担忧可能集中于个别症状，如心悸或感到要晕倒；常伴有继发的恐惧，如害怕会死、失控或发疯。知道他人在同样情境不感到有危险或威胁并不能减轻焦虑。单纯设想进入恐怖性处境通常便能产生预期性焦虑。

（1）广场恐怖

此处所用"广场恐怖"的含义较当初引进这一术语时及某些国家仍在使用的意义更宽一些。它不仅包括害怕开放的空间，也包括害怕置身人群及难以逃回完全处所（多为家）的其他地方。因此，这一术语表示相互联系并常有交叉的包含害怕离开家的一组恐怖症：害怕进入商店、人群或公共场所；或害怕乘火车、汽车或飞机独自旅行。虽然焦虑和回避行为的程度可有变异，但广场恐怖是各种恐怖障碍中对患者功能影响最大的，有些患者因此完全困于家中。许多人因为想到在公共场所会崩溃并处于无助之中就恐慌不已。广场恐怖性情境的关键特征之一是没有即刻能用的出口。本病大多数患者为女性，起病多在成年早期。也可存在抑郁、强迫症状和社交恐怖，但不应主导临床相。若不作有效治疗，广场恐怖的病情虽可有波动，但一般会转为慢性。

［诊断标准］

确诊需符合以下各条：

1）心理症状或自主神经症状必须是焦虑的原发表现，而不是继发于其他症状，如妄想或强迫思维。

2）焦虑必须局限于（或主要发生在）至少以下情境中的 2 种：人群、公共场所、离家旅行、独自独行。

3）对恐怖情境的回避必须是或曾经是突出特点。

可用第五位数码记录在广场恐怖性情境中多数时候是否伴有惊恐障碍。

F40.00　不伴惊恐障碍

F40.01　伴惊恐障碍

包含：惊恐障碍伴广场恐怖

（2）社交恐怖

社交恐怖常始于少年期，中心症状围绕着害怕在小团体（与人群相对）中被人审视，导致对社交情境的回避。不同于其他恐怖症，社交恐怖在男女两性发病率几乎相同。可表现为孤立的（即限于在公共场合进食、公开讲话或遇到异性时），也可以是泛化的，即涉及家庭圈子以外的几乎所有情境。害怕在公共场合呕吐可为重要症状。在某些文化中，目光直接对视可能特别令人紧张。社交恐怖通常伴有自我评价低和害怕批评。可有脸红、手抖、恶心或尿急的主诉。患者有时确信这些焦虑的继发性表现之一是首要问题。症状可发展到惊恐发作。回避往往十分明显，在极端的情况下，可引起完全的社会隔离。

［诊断标准］

确诊需符合以下各条标准：

1）心理、行为或自主神经症状必须是焦虑的原发发现，而不是继发于妄想或强迫症状等其他症状。

2）焦虑必须局限于或主要发生在特定的社交情境。

3）对恐怖情境的回避必须是突出特征。

包含：恐人症

　　　　社交神经症

（3）特定的恐怖

这类恐怖局限于高度特定的情境，如：害怕接近特定的动物，害怕高处、雷鸣、黑暗、飞行、封闭空间、在公厕大小便、进食某些东西、牙科、目睹流血或创伤，以及害怕接触特定的疾病。虽然促发的情境很具体，但与之接触也能像广场恐怖和社交恐怖一样诱发惊恐。特定的恐怖一般在童年或成年早期就出现，如果不加以治疗，可以持续数十年。导致功能残缺的程度取决于患者回避恐怖情境的难易程度。与广场恐怖相反，患者对恐怖情境的害怕一般没有波动。放射性疾病、性病感染，以及艾滋病是疾病恐怖的常见对象。

［诊断标准］

确诊必须符合以下各点：

1）心理或自主神经症状必须是焦虑的原发表现，而不是继发于妄想或强迫思维等其他症状。

2）焦虑必须局限于面对特定的恐怖物体或情境时。

3）尽一切可能对恐怖情境加以回避。

包含：高空恐怖

　　　　动物恐怖

　　　　幽闭恐怖

　　　　考虑恐怖

　　　　单独恐怖

（4）其他恐怖性焦虑障碍

（5）恐怖性焦虑障碍，未特定

包含：恐怖症 NOS

　　　　恐怖状态 NOS

2. 其他焦虑障碍

焦虑的表现是本类障碍的主要症状，且并不局限于任何特定的外部情境，可同时存在抑郁和强迫症状，甚至存在某些恐怖性焦虑的要素，但这些症状必须显著是继发的或不太严重。

（1）惊恐障碍

基本特征是严重焦虑的反复发作，焦虑不局限于任何特定的情境或某一类环境，因而具有不可预测性。如同其他焦虑障碍，占优势的症状因人而异，但突然发生的心悸、脚痛、哽咽感、头晕、非真实感（人格障碍或现实解体）是常见的。同时，几乎不可避免地继发害怕会死，失去控制或发疯。一次发作一般仅持续数分钟，但有时长些，发作频率和病程都有相当大的变异性。处于惊恐发作中的患者常体验到害怕和自主神经症状的不断加重，这致使患者十分急切地离开他（她）所在的场所。如果这种情况发生在特定情境，如在公共汽车上或置身人群中，患者以后可能回避这些情境。同样，频繁的、不可预测的惊恐发作可导致害怕独处或害怕进入公共场所。一次惊恐发作常继之以持续性地害怕再次发作。

［诊断要点］

在本分类系统中，发生在确定情境的惊恐发作被视为恐怖严重度的表现，因此优先考虑恐怖的诊断。仅当不存在 F40.- 列出的任何恐怖时，才把惊恐障碍作为主要诊断。

要确诊应在 1 个月之内存在几次严重的自主神经性焦虑：

1）发作出现在没有客观危险的环境。

2）不局限于已知的或可预测的情境。

3）发作间期基本没有焦虑症状（尽管预期性焦虑常见）。

包含：惊恐发作

　　　惊恐状态

（2）广泛性焦虑障碍

基本特征为泛化且持续的焦虑，不局限于甚至不是主要见于任何特定的外部环境（即"自由浮动"）。如同其他焦虑障碍，占优势的症状高度变异，但以下主诉常见：总感到神经紧张、发抖、肌肉紧张、出汗、头重脚轻、心悸、头晕、上腹不适。患者常诉及自己或亲人很快会有疾病或灾祸临头。这一障碍在女性更为多见，并常与应激有关。病程不定，但趋于波动并成为慢性。

［诊断要点］

一次发作中，患者必须在数周（通常为数月）内的大多数时间存在焦虑的原发症状，这些症状通常应包含以下要素：

1）恐慌（为将来的不幸烦恼，感到"忐忑不安"，注意困难等）。

2）运动性紧张（坐卧不宁、紧张性头痛、颤抖、无法放松）。

3）自主神经活动亢进（头重脚轻、出汗、心动过速或呼吸急促、上腹不适、头晕、口干等）。

儿童突出的表现可能是经常需要抚慰和一再出现躯体主诉。

出现短暂的（一次几天）其他症状，特别是抑郁，并不排斥将广泛性焦虑障碍作为主要诊断，但患者不得完全符合抑郁障碍（F32.-）、恐怖性焦虑障碍（F40.-）、惊恐障碍（F41.0）、强迫障碍（F42.-）的标准。

　　包含：焦虑神经症

　　　　　焦虑反应

　　　　　焦虑状态

　　不含：神经衰弱

（3）混合性焦虑和抑郁障碍

如果同时存在焦虑和抑郁障碍，但两组症状分别考虑时均不足以符合相应的诊断，此时应采用这一混合性类别。若是严重的焦虑伴以程度较轻的抑郁，则应采用焦虑或恐怖障碍的其他类别。若抑郁和焦虑综合征均存在，且各自足以符合相应的诊断，不应采用这一类别，而应记录两个障碍的诊断。从实用的原因出发，若只能作一个诊断，抑郁则应予优先考虑。若只是存在烦恼或过度担心，而没有自主神经症状，不应用本类别。必须存在一些自主神经症状（颤抖、心悸、口干、胃部搅动感），哪怕间歇存在也可。如果符合本障碍标准症状的出现与明显的生活改变，并与应激性生活事件密切相关，则应采用 F43.2 适应障碍的类别。

有这类相对较轻的混合症状的患者多见于初级保健机构，而更多的病例则存在于一般人群中，大部分人终生都不会就诊于医院或精神科。

　　包含：焦虑抑郁（轻度或非持续性的）

　　不含：持续性焦虑抑郁（恶劣心境）

（4）其他混合性焦虑障碍

本类别适用于以下障碍：符合广泛性焦虑障碍的标准且同时具有（通常持续时间不长）F40-F49 中其他障碍的突出特征，但又不完全符合这些障碍的标准。最常见的有：强迫性障碍、分离性障碍、躯体化障碍、未分化的躯体形式障碍、疑病性障碍。如符合本障碍标准症状的发生与明显的生活改变或应激性生活事件密切相关，应采用适应障碍的类别。

（5）其他特定的焦虑障碍

包含：焦虑癔症

（6）焦虑障碍，未特定

包含：焦虑 NOS

二、焦虑障碍终生患病率和12月患病率

（一）焦虑障碍终生患病率及12月患病率

焦虑障碍的终生患病率指在调查人群中，从调查之日起，有生以来曾罹患焦虑障碍的人群病例数占总人群数的比例。因为焦虑障碍具有反复发作、病程较长的特点，因此为了满足病程的诊断标准，国际上常采用终生患病率指标描述流行强度。在本次调查中发现，在 18 岁及以上人群中，焦虑障碍患病率最高，焦虑障碍未加权终生患病率为6.11%，95% 置信区间为 5.73% ～ 6.50%，加权后的终生患病率为 7.57%，95% 置信区间为 6.33% ～ 8.81%。未加权的 12 月患病率为 4.14%,95% 的置信区间为 3.84% ～ 4.44%，加权后的 12 月患病率为 4.98%，95% 的置信区间为 4.15% ～ 5.81%。见表 6-2。

表 6-2　焦虑障碍各类别患病率（n=32 552）

焦虑障碍类别	终生患病率（%）				12月患病率（%）			
	未加权		加权		未加权		加权	
	%	95%CI	%	95%CI	%	95%CI	%	95%CI
惊恐障碍	0.53	0.44 ～ 0.61	0.46	0.32 ～ 0.60	0.34	0.28 ～ 0.41	0.26	0.17 ～ 0.36
广场恐怖症（不伴惊恐）	0.39	0.32 ～ 0.47	0.39	0.29 ～ 0.50	0.27	0.21 ～ 0.33	0.24	0.15 ～ 0.33
特殊恐怖症	2.82	2.62 ～ 3.01	2.64	2.18 ～ 3.10	2.16	1.99 ～ 2.33	2.00	1.65 ～ 2.35
社交恐怖症	0.66	0.57 ～ 0.76	0.63	0.46 ～ 0.79	0.43	0.35 ～ 0.50	0.39	0.27 ～ 0.51
强迫障碍	2.21	2.04 ～ 2.38	2.43	2.01 ～ 2.85	1.46	1.32 ～ 1.60	1.63	1.30 ～ 1.96
创伤后应激障碍	0.36	0.26 ～ 0.46	0.33	0.20 ～ 0.45	0.16	0.09 ～ 0.22	0.20	0.10 ～ 0.31
广泛性焦虑障碍	0.30	0.24 ～ 0.37	0.28	0.18 ～ 0.38	0.18	0.13 ～ 0.23	0.20	0.12 ～ 0.28

续表

焦虑障碍类别	终生患病率（%）				12 月患病率（%）			
	未加权		加权		未加权		加权	
	%	95%CI	%	95%CI	%	95%CI	%	95%CI
物质所致焦虑障碍	0.004	0.001 ~ 0.01	0.003	0.001 ~ 0.01	< 0.01	–	< 0.01	–
躯体疾病所致焦虑障碍	0.11	0.07 ~ 0.15	0.08	0.04 ~ 0.12	0.10	0.07 ~ 0.14	0.06	0.03 ~ 0.09
焦虑障碍，未特定	0.85	0.68 ~ 1.01	0.96	0.68 ~ 1.24	0.27	0.19 ~ 0.35	0.36	0.23 ~ 0.49
任何一类焦虑障碍	6.11	5.73 ~ 6.50	7.57	6.33 ~ 8.81	4.14	3.84 ~ 4.44	4.98	4.15 ~ 5.81

（二）焦虑障碍12月患病率的分布特征

通过12月患病率描述焦虑障碍患病率的性别、年龄、城乡、东中西部经济区、受教育程度及婚姻状况的分布特征。详见表6-3 ～表6-8。

1. 性别分布

本次调查显示，焦虑障碍男性12月患病率为4.78%，女性12月患病率为5.18%，性别差异无统计学意义。

表6-3　焦虑障碍12月患病率的性别分布

焦虑障碍	男性	女性	χ^2	P
调查人数（人）	14 784	17 768	0.407	0.524
患病率（%）	4.78	5.18		

2. 年龄分布

表 6-4　焦虑障碍 12 月患病率的年龄分布

焦虑障碍	18～34 岁	35～49 岁	50～64 岁	65 岁及以上	χ^2	P
调查人数（人）	5625	10 619	10 898	5326	7.447	0.059
患病率（%）	4.33	4.85	6.47	4.70		

3. 城乡分布

表 6-5　焦虑障碍 12 月患病率的城乡分布

焦虑障碍	城市	农村	χ^2	P
调查人数（人）	15 309	17 243	0.079	0.779
患病率（%）	5.07	4.88		

4. 东中西部分布

本次调查通过对焦虑障碍 12 月患病率的地区分布研究显示，东部地区焦虑障碍 12 月患病率为 4.71%，中部地区为 5.42%，西部地区为 4.89%，各地区之间的差异没有统计学意义。

5. 受教育程度

焦虑障碍 12 月患病率在不同受教育程度人群中的分布显示，焦虑障碍初中文化水平 12 月患病率（4.14%）和高中文化水平 12 月患病率（3.16%）分别低于文盲 / 小学以下文化水平 12 月患病率（6.42%）。详见表 6-6。

表 6-6　焦虑障碍 12 月患病率的受教育程度分布

焦虑障碍	文盲 / 小学以下	小学	初中	高中	大专及以上	χ^2	P
调查人数（人）	8358	6062	8506	3675	2111	11.545	0.022
患病率（%）	6.42	5.55	4.14	3.61	5.02		

6. 婚姻状况

对焦虑障碍 12 月患病率在不同婚姻状况人群中分布的单因素分析结果显示，焦虑障碍患者已婚 12 月患病率为 4.83%，未婚 12 月患病率为 5.58%，分居 / 离婚 12 月患病率为 7.71%，丧偶 12 月患病率为 5.42%。12 月患病率的婚姻状况分布差异均无统计学意义。详见表 6-7。

表 6-7 焦虑障碍 12 月患病率的婚姻状况分布

焦虑障碍	已婚	未婚	分居 / 离婚	丧偶	χ^2	P
调查人数（人）	24 683	1568	643	1868	2.032	0.567
患病率（%）	4.83	5.58	7.71	5.42		

7. 收入水平分布

对焦虑障碍 12 月患病率在不同收入水平人群中分布的单因素分析结果显示，焦虑障碍低收入水平的患病率（6.00%）高于高收入水平的患病率（4.03%），差异有统计学意义，详见表 6-8。

表 6-8 焦虑障碍 12 月患病率的收入水平分布

焦虑障碍	低收入	中收入	高收入	χ^2	P
调查人数（人）	9461	8818	10 310	7.490	0.025
患病率（%）	6.00	5.07	4.03		

8. 城乡不同性别人群年龄分布

本研究进一步对焦虑障碍城乡不同性别人群年龄变化趋势进行了描述。研究显示，焦虑障碍 12 月患病率在 50 ～ 64 岁人群中最高。农村女性焦虑障碍 12 月患病率为 7.54%，城市女性 12 月患病率为 7.46%，城市男性 12 月患病率为 6.02%，农村男性 12 月患病率为 5.00%。

（三）焦虑障碍各类别患病率

1. 焦虑障碍终生患病率

焦虑障碍各类别的未加权和加权终生患病率，详见表 6-9。

表 6-9　各类焦虑障碍终生患病率（*n*=32 552）

焦虑障碍类别	未加权终生患病率（%）		加权终生患病率（%）	
	%	95%CI	%	95%CI
惊恐障碍	0.53	0.44 ~ 0.61	0.46	0.32 ~ 0.60
广场恐怖症（不伴惊恐）	0.39	0.32 ~ 0.47	0.39	0.29 ~ 0.50
特殊恐怖症	2.82	2.62 ~ 3.01	2.64	2.18 ~ 3.10
社交恐怖症	0.66	0.57 ~ 0.76	0.63	0.46 ~ 0.79
强迫障碍	2.21	2.04 ~ 2.38	2.43	2.01 ~ 2.85
创伤后应激障碍	0.36	0.26 ~ 0.46	0.33	0.20 ~ 0.45
广泛性焦虑障碍	0.30	0.24 ~ 0.37	0.28	0.18 ~ 0.38
物质所致焦虑障碍	0.004	0.001 ~ 0.01	0.003	0.001 ~ 0.01
躯体疾病所致焦虑障碍	0.11	0.07 ~ 0.15	0.08	0.04 ~ 0.12
焦虑障碍未特定	0.85	0.68 ~ 1.01	0.96	0.68 ~ 1.24
任何一类焦虑障碍	6.11	5.73 ~ 6.50	7.57	6.33 ~ 8.81

2. 焦虑障碍12月患病率

焦虑障碍各类别的未加权和加权 12 月患病率分别为 4.14% 和 4.98%。各焦虑障碍亚型的 12 月未加权和加权患病率详见表 6-10。

表 6-10　各类焦虑障碍 12 月患病率（*n*=32 552）

焦虑障碍类别	未加权 12 月患病率（%）		加权 12 月患病率（%）	
	%	95%CI	%	95%CI
惊恐障碍	0.34	0.28 ~ 0.41	0.26	0.17 ~ 0.36
广场恐怖症（不伴惊恐）	0.27	0.21 ~ 0.33	0.24	0.15 ~ 0.33
特殊恐怖症	2.16	1.99 ~ 2.33	2.00	1.65 ~ 2.35
社交恐怖症	0.43	0.35 ~ 0.50	0.39	0.27 ~ 0.51
强迫障碍	1.46	1.32 ~ 1.60	1.63	1.30 ~ 1.96
创伤后应激障碍	0.16	0.09 ~ 0.22	0.20	0.10 ~ 0.31
广泛性焦虑障碍	0.18	0.13 ~ 0.23	0.20	0.12 ~ 0.28
物质所致焦虑障碍	< 0.01	–	< 0.01	–
躯体疾病所致焦虑障碍	0.10	0.07 ~ 0.14	0.06	0.03 ~ 0.09
焦虑障碍未特定	0.27	0.19 ~ 0.35	0.36	0.23 ~ 0.49
任何一类焦虑障碍	4.14	3.84 ~ 4.44	4.98	4.15 ~ 5.81

第二节

焦虑障碍患病率的分布

一、焦虑障碍终生患病率分布

（一）焦虑障碍终生患病率的性别分布

焦虑障碍各类别的终生患病率女性高于男性的有广场恐怖症（不伴惊恐）、特殊恐怖症，且差异具有统计学意义。详见表6-11。

表 6-11　焦虑障碍终生患病率的性别分布（*n*=32 552）

焦虑障碍类别	终生患病率（%）		P
	男性	女性	
惊恐障碍	0.41	0.51	0.492
广场恐怖症（不伴惊恐）	0.19	0.60	0.001
特殊恐怖症	1.93	3.36	＜0.001
社交恐怖症	0.59	0.67	0.593
强迫障碍	2.47	2.39	0.780
创伤后应激障碍	0.26	0.39	0.371
广泛性焦虑障碍	0.27	0.30	0.761
物质所致焦虑障碍	0.01	–	–
躯体疾病所致焦虑障碍	0.05	0.11	0.228
焦虑障碍未特定	1.02	0.90	0.662
任何一类焦虑障碍	7.39	7.75	0.651

（二）焦虑障碍终生患病率的年龄分布

焦虑障碍各类别的终生患病率在惊恐障碍、特殊恐怖症、广泛性焦虑障碍和躯体疾病所致焦虑障碍各年龄组间的差异具有统计学意义。详见表6-12。

表 6-12　焦虑障碍终生患病率的年龄分布（n=32 552）

焦虑障碍类别	终生患病率（%）				P
	18~34岁	35~49岁	50~64岁	65岁及以上	
惊恐障碍	0.36	0.32	0.71	0.73	0.043
广场恐怖症（不伴惊恐）	0.27	0.44	0.47	0.50	0.571
特殊恐怖症	1.86	2.70	3.75	2.89	< 0.001
社交恐怖症	0.54	0.66	0.70	0.65	0.844
强迫障碍	2.52	2.26	2.79	1.93	0.359
创伤后应激障碍	0.19	0.44	0.46	0.20	0.299
广泛性焦虑障碍	0.11	0.21	0.56	0.51	0.004
物质所致焦虑障碍	–	0.01	–	–	–
躯体疾病所致焦虑障碍	–	0.05	0.20	0.18	< 0.001
焦虑障碍未特定	0.66	1.01	1.23	1.29	0.377
任何一类焦虑障碍	7.34	6.76	9.03	8.02	0.155

（三）焦虑障碍终生患病率的城乡分布

焦虑障碍各类别的终生患病率城市高于农村的有物质所致焦虑障碍，而特殊恐怖症的患病率农村高于城市。详见表6-13。

表 6-13　焦虑障碍终生患病率的城乡分布（n=32 552）

焦虑障碍类别	终生患病率（%）		P
	城市	农村	
惊恐障碍	0.42	0.50	0.484
广场恐怖症（不伴惊恐）	0.32	0.47	0.233
特殊恐怖症	2.31	2.99	0.048
社交恐怖症	0.62	0.64	0.891
强迫障碍	2.30	2.57	0.443

续表

焦虑障碍类别	终生患病率（%）		P
	城市	农村	
创伤后应激障碍	0.28	0.38	0.672
物质所致焦虑障碍	0.005	–	< 0.001
躯体疾病所致焦虑障碍	0.09	0.07	0.704
焦虑障碍未特定	0.86	1.08	0.448
任何一类焦虑障碍	8.01	7.10	0.366

二、焦虑障碍12月患病率分布

（一）焦虑障碍12月患病率的年龄分布

焦虑障碍各类别的 12 月患病率在 18 ～ 34 岁年龄组中强迫障碍患病率最高，在 35 ～ 49 岁、50 ～ 64 岁及 65 岁及以上年龄组中，特殊恐怖症患病率最高，说明焦虑障碍各类别患病率在年龄分布方面存在差异。详见表 6-14。

表 6-14　焦虑障碍 12 月患病率年龄分布（n=32 552）

焦虑障碍类别	12 月患病率（%）			
	18 ～ 34 岁	35 ～ 49 岁	50 ～ 64 岁	65 岁及以上
惊恐障碍	0.15	0.19	0.50	0.41
广场恐怖症（不伴惊恐）	0.16	0.32	0.30	0.12
特殊恐怖症	1.29	2.19	2.96	1.94
社交恐怖症	0.29	0.42	0.53	0.36
强迫障碍	1.65	1.54	1.87	1.38
创伤后应激障碍	0.16	0.29	0.22	0.07
广泛性焦虑障碍	0.08	0.19	0.42	0.16
躯体疾病所致焦虑障碍	–	0.05	0.15	0.15
焦虑障碍未特定	0.16	0.31	0.69	0.53
任何一类焦虑障碍	4.33	4.85	6.47	4.70

（二）焦虑障碍男性12月患病率的年龄分布

焦虑障碍男性 12 月患病率在 18 ～ 34 岁年龄组，强迫障碍的患病率最高；在

35 ～ 49 岁年龄组，患病率最高的依次为特殊恐怖症和强迫障碍；在 50 ～ 64 岁年龄组，患病率最高的为特殊恐怖症和强迫症；在 65 岁及以上人群强迫障碍和特殊恐怖症的患病率最高。由此可见，焦虑障碍各年龄组男性 12 月患病率均以特殊恐怖症和强迫障碍多见。详见表 6-15。

表 6-15　焦虑障碍 12 月患病率年龄分布（*n*=32 552）（男性）

焦虑障碍类别	12 月患病率（％）				
	18 ～ 34 岁	35 ～ 49 岁	50 ～ 64 岁	65 岁及以上	合计
惊恐障碍	0.26	0.15	0.41	0.27	0.26
广场恐怖症（不伴惊恐）	–	0.09	0.19	0.13	0.08
特殊恐怖症	0.92	1.55	2.34	1.07	1.44
社交恐怖症	0.17	0.28	0.40	0.21	0.26
强迫障碍	1.78	1.41	1.79	1.65	1.65
创伤后应激障碍	0.30	0.06	0.34	–	0.20
广泛性焦虑障碍	0.16	0.27	0.21	0.11	0.20
躯体疾病所致焦虑障碍	–	0.07	0.06	0.10	0.05
焦虑障碍未特定	0.24	0.15	0.95	0.14	0.35
任何一类焦虑障碍	4.96	4.48	5.48	3.67	4.78

（三）焦虑障碍女性12月患病率的年龄分布

焦虑障碍女性 12 月患病率在各年龄组均以特殊恐怖症和强迫障碍患病率最高。特殊恐怖症和强迫障碍患病率随着年龄增加而增加，在 65 岁及以上逐渐降低。详见表 6-16。

表 6-16　焦虑障碍 12 月患病率年龄分布（*n*=32 552）（女性）

焦虑障碍类别	12 月患病率（％）				
	18 ～ 34 岁	35 ～ 49 岁	50 ～ 64 岁	65 岁及以上	合计
惊恐障碍	0.04	0.22	0.59	0.55	0.27
广场恐怖症（不伴惊恐）	0.33	0.55	0.41	0.12	0.39
特殊恐怖症	1.67	2.86	3.59	2.77	2.58
社交恐怖症	0.41	0.56	0.65	0.51	0.52
强迫障碍	1.51	1.68	1.96	1.12	1.61
创伤后应激障碍	0.02	0.51	0.09	0.13	0.21
广泛性焦虑障碍	0.01	0.11	0.65	0.22	0.20
躯体疾病所致焦虑障碍	–	0.02	0.24	0.20	0.08
焦虑障碍未特定	0.07	0.47	0.42	0.90	0.37
任何一类焦虑障碍	3.66	5.20	7.50	5.66	5.18

（四）焦虑障碍12月患病率的城乡分布

焦虑障碍中特殊恐怖症 12 月患病率农村高于城市，且差异具有统计学意义（P=0.040）。其他各类别之间的城乡分布详见表 6-17。

表 6-17　焦虑障碍 12 月患病率的城乡分布（n=32 552）

焦虑障碍类别	12 月患病率（%）		P
	城市	农村	
惊恐障碍	0.26	0.27	0.870
广场恐怖症（不伴惊恐）	0.20	0.28	0.412
特殊恐怖症	1.72	2.30	0.040
社交恐怖症	0.40	0.37	0.772
强迫障碍	1.51	1.76	0.329
创伤后应激障碍	0.16	0.25	0.640
广泛性焦虑障碍	0.22	0.17	0.555
物质所致焦虑障碍	-	-	-
躯体疾病所致焦虑障碍	0.06	0.07	0.681
焦虑障碍未特定	0.31	0.42	0.561
任何一类焦虑障碍	5.07	4.88	0.779

三、焦虑障碍患病影响因素的单因素分析

焦虑障碍患病率的单因素分析显示，有统计学意义的影响因素有受教育程度和收入水平。详见表 6-18。

表 6-18　焦虑障碍影响因素的单因素分析

因素	分类	OR	95%CI	P
性别	女性	1		0.526
	男性	0.92	0.70 ~ 1.20	
年龄	18 ~ 34 岁	1		0.068
	35 ~ 49 岁	1.13	0.79 ~ 1.61	
	50 ~ 64 岁	1.53	1.08 ~ 2.17	
	65 岁及以上	1.09	0.71 ~ 1.68	

续表

因素	分类	OR	95%CI	P
居住地	农村	1		0.78
	城市	1.04	0.78 ~ 1.39	
婚姻状况	已婚	1		0.381
	未婚	1.16	0.68 ~ 2.00	
	分居 / 离婚	1.62	0.89 ~ 2.97	
	丧偶	1.14	0.72 ~ 1.79	
受教育程度	文盲 / 小学以下	1		0.001
	小学	0.86	0.60 ~ 1.22	
	初中	0.63	0.48 ~ 0.83	
	高中	0.55	0.40 ~ 0.76	
	大专及以上	0.77	0.44 ~ 1.37	
收入水平	高	1		0.047
	中	0.84	0.62 ~ 1.13	
	低	0.66	0.47 ~ 0.92	

四、焦虑障碍患病影响因素的多因素分析

焦虑障碍患病率的多因素 Logistic 回归分析显示，有统计学意义的影响因素有受教育程度，说明高受教育水平是焦虑障碍患者的保护性因素。详见表 6-19。

表 6-19　焦虑障碍影响因素的多因素 Logistic 回归分析

因素	分类	OR	95%CI	P
性别	女性	1		0.948
	男性	0.99	0.74 ~ 1.32	
年龄	18 ~ 34 岁	1		0.062
	35 ~ 49 岁	1.2	0.80 ~ 1.80	
	50 ~ 64 岁	1.51	1.01 ~ 2.25	
	65 岁及以上	0.95	0.56 ~ 1.60	
居住地	农村	1		0.501
	城市	1.11	0.81 ~ 1.52	

续表

因素	分类	OR	95%CI	P
婚姻状况	已婚	1		0.32
	未婚	1.47	0.77 ~ 2.84	
	分居/离婚	1.68	0.91 ~ 3.11	
	丧偶	0.99	0.57 ~ 1.71	
受教育程度	文盲/小学以下	1		0.03
	小学	0.92	0.65 ~ 1.30	
	初中	0.68	0.50 ~ 0.93	
	高中	0.58	0.40 ~ 0.83	
	大专及以上	0.81	0.42 ~ 1.57	
收入水平	高	1		0.182
	中	0.87	0.64 ~ 1.17	
	低	0.73	0.52 ~ 1.02	

焦虑障碍的疾病负担

一、焦虑障碍各类别的残疾率和致残率

（一）焦虑障碍的残疾率

本研究对中国社区成人焦虑障碍各类别的残疾率调查发现，焦虑障碍的残疾率为 2.29%。其中，特殊恐怖症的残疾率最高，为 0.89%；其次是强迫障碍，残疾率为 0.67%。见表 6-20。

表 6-20　中国社区成人焦虑障碍各类别的残疾率（n=32 552）

焦虑障碍类别	残疾人数（人）	残疾率（%）	残疾率 95%CI（%）
惊恐障碍	58	0.17	0.10 ～ 0.25
广场恐怖症（不伴惊恐）	55	0.18	0.11 ～ 0.26
特殊恐怖症	264	0.89	0.69 ～ 1.08
社交恐怖症	79	0.26	0.16 ～ 0.35
强迫障碍	188	0.67	0.50 ～ 0.84
创伤后应激障碍	23	0.16	0.06 ～ 0.26
广泛性焦虑障碍	31	0.10	0.05 ～ 0.16
躯体疾病所致焦虑障碍	27	0.06	0.03 ～ 0.09
焦虑障碍未特定	41	0.23	0.12 ～ 0.34
任何一类焦虑障碍	477	2.29	1.81 ～ 2.76

（二）焦虑障碍的致残率

焦虑障碍患者致残率和致残等级构成比见表 6-21。调查显示焦虑障碍的致残率为 45.92%，致残率最高的焦虑障碍亚型是躯体疾病所致焦虑障碍，致残率为 91.74%，其次是创伤后应激障碍致残率为 78.38%，广场恐怖症（不伴惊恐）致残率为 76.33%。残疾等级以四级残疾为主。

表 6-21　焦虑障碍患者的致残率及残疾等级

焦虑障碍类别	致残率（%）	残疾等级构成比（%）			
		一级残疾	二级残疾	三级残疾	四级残疾
惊恐障碍	64.44	4.44	4.45	3.14	87.97
广场恐怖症（不伴惊恐）	76.33	7.19	0.20	23.57	69.04
特殊恐怖症	44.37	5.04	4.67	11.58	78.71
社交恐怖症	66.07	4.03	3.36	19.60	73.01
强迫障碍	41.22	2.78	1.54	0.92	94.76
创伤后应激障碍	78.38	3.65	1.25	–	95.09
广泛性焦虑障碍	50.55	18.05	4.63	7.94	69.38
躯体疾病所致焦虑障碍	91.74	42.36	–	1.81	55.83
焦虑障碍未特定	63.52	5.16	1.82	1.69	91.34
任何一类焦虑障碍	45.92	4.75	3.70	7.81	83.74

二、焦虑障碍疾病负担的分布

按照世界银行和世界卫生组织"全球疾病负担研究"的研究方法，焦虑障碍的严重程度分为轻度、中度、重度，残疾权重详见表 6-22。焦虑障碍的 DALY 率为 5.345/1000。其中特殊恐怖症其 DALY 率为 1.991/1000，强迫障碍 DALY 率为 1.718/1000。

表 6-22　各类焦虑障碍疾病负担

疾病类别	严重程度	残疾权重	DALY 率（/1000）
焦虑障碍	–	–	5.345
惊恐障碍	–	–	0.267
	重度	0.523	0.064
	中度	0.149	0.159
	轻度	0.030	0.044
广场恐怖症（不伴惊恐）	–	–	0.255
	重度	0.523	0.095
	中度	0.149	0.118
	轻度	0.030	0.042
特殊恐怖症	–	–	1.991
	重度	0.523	0.563
	中度	0.149	1.077
	轻度	0.030	0.351
社交恐怖症	–	–	0.455
	重度	0.523	0.142
	中度	0.149	0.257
	轻度	0.030	0.057
强迫障碍	–	–	1.718
	重度	0.523	0.732
	中度	0.149	0.676
	轻度	0.030	0.310
创伤后应激障碍	–	–	0.263
	重度	0.523	0.135
	中度	0.149	0.093
	轻度	0.030	0.035
广泛性焦虑障碍	–	–	0.396
	重度	0.523	0.235
	中度	0.149	0.143
	轻度	0.030	0.017

（一）焦虑障碍伤残调整寿命年的性别分布

按照世界银行和世界卫生组织"全球疾病负担研究"的研究方法，焦虑障碍各类别如惊恐障碍、广场恐怖症（不伴惊恐）、特殊恐怖病和社交恐怖症的 DALY 率女性高于男性；强迫障碍、创伤后应激障碍和广泛性焦虑障碍的 DALY 率男性高于女性。详见表 6-23。

表 6-23　焦虑障碍 DALY 率性别分布（/1000）

焦虑障碍类别	男性	女性
焦虑障碍	5.653	6.246
惊恐障碍	0.204	0.332
广场恐怖症（不伴惊恐）	0.090	0.432
特殊恐怖症	1.252	2.746
社交恐怖症	0.254	0.660
强迫障碍	1.853	1.581
创伤后应激障碍	0.367	0.157
广泛性焦虑障碍	1.633	0.347

（二）焦虑障碍伤残调整寿命年的年龄分布

按照世界银行和世界卫生组织"全球疾病负担研究"的研究方法，焦虑障碍疾病负担最重的人群为 50 ～ 64 岁人群。惊恐障碍、广场恐怖症（不伴惊恐）、特殊恐怖症、社交恐怖症、强迫障碍和广泛性焦虑障碍的疾病负担最重的人群为 50 ～ 64 岁人群。创伤后应激障碍的疾病负担在 35 ～ 49 岁年龄组和 18 ～ 34 岁年龄组最重。详见表 6-24。

表 6-24　焦虑障碍 DALY 率年龄分布（/1000）

焦虑障碍类别	18 ～ 34 岁	35 ～ 49 岁	50 ～ 64 岁	65 岁及以上
焦虑障碍	3.707	4.984	8.933	4.819
惊恐障碍	0.156	0.167	0.596	0.298
广场恐怖症（不伴惊恐）	0.108	0.289	0.503	0.156
特殊恐怖症	1.051	2.026	3.526	2.008
社交恐怖症	0.326	0.447	0.699	0.431
强迫障碍	1.353	1.534	2.581	1.728
创伤后应激障碍	0.332	0.341	0.156	0.021
广泛性焦虑障碍	0.381	0.181	0.873	0.177

（三）焦虑障碍伤残调整寿命年的城乡分布

按照世界银行和世界卫生组织"全球疾病负担研究"的研究方法，焦虑障碍各类别的伤残调整寿命年的城乡分布中，除惊恐障碍外，所有焦虑障碍亚型的疾病负担农村高于城市。详见表 6-25。

表 6-25　焦虑障碍 DALY 率城乡分布（/1000）

焦虑障碍类别	城市	农村
焦虑障碍	4.630	6.113
惊恐障碍	0.275	0.259
广场恐怖症（不伴惊恐）	0.219	0.294
特殊恐怖症	1.609	2.401
社交恐怖症	0.420	0.492
强迫障碍	1.475	1.980
创伤后应激障碍	0.077	0.462
广泛性焦虑障碍	0.555	0.224

三、焦虑障碍患者的精神卫生服务利用情况

（一）治疗意向

关于社区受访者出现焦虑相关的精神问题时的治疗意向构成比，详见表 6-26，其中肯定不治疗的意向比例最高，为 38.36%，可能不治疗的意向最低，为 11.59%。由此可见，社区居民焦虑障碍患者的治疗意向并不高。

表 6-26　社区居民焦虑障碍患者的治疗意向构成比

焦虑障碍出现精神问题时的治疗意向	构成比（%）
肯定治疗	25.84
可能治疗	24.21
可能不治疗	11.59
肯定不治疗	38.36
合计	100

（二）病耻感程度

几乎所有精神疾病受访者都存在一定程度的病耻感。对于焦虑障碍患者而言，完全没有病耻感的人群比例为36.03%，有些病耻感的人群比例为33.05%，很少病耻感的人群比例为21.64%，强烈病耻感的人群比例为9.28%。详见表6-27。

表6-27 社区居民焦虑障碍患者的病耻感程度构成情况

焦虑障碍	病耻感程度				合计
	强烈	有些	很少	完全没有	
病耻感比例（%）	9.28	33.05	21.64	36.03	100
调查人数（人）	166	495	342	622	1625

（三）对精神卫生服务效果的认识

关于受访者对于精神卫生服务的态度，本研究结果显示，社区居民认为53.62%的精神障碍患者可以通过精神卫生服务有效控制病情；其中焦虑障碍患者认为精神卫生服务可以有效控制病情的比例为54.30%，认为可不治自愈的比例为37.96%。见表6-28。

表6-28 社区居民焦虑障碍患者对精神卫生服务效果的认识（%）

焦虑障碍	认为可有效控制病情	认为可不治自愈
效果认识比例（%）	54.30	37.96
调查人数（人）	1675	1675

（四）精神卫生服务咨询和治疗状况

表6-29显示各类别焦虑障碍的精神卫生需求和治疗情况。任何一种焦虑障碍的咨询率为15.94%，治疗率为10.99%。广场恐怖症（不伴惊恐）和社交恐怖症患者选择在精神科治疗的比例最高，分别为25.94%和25.76%，广场恐怖症（不伴惊恐）和强迫障碍患者选择在心理科治疗的比例最高，分别为35.89%和25.21%。

表 6-29 焦虑障碍各类别患者的精神卫生需求和治疗

焦虑障碍类别	调查患病人数（人）	咨询率（%）	治疗率（%）	治疗机构			
				在精神科或心理科接受治疗的比例（%）			在其他机构接受治疗的比例（%）
				精神科	心理科	合计	
惊恐障碍	149	20.08	10.62	7.65	20.14	27.79	80.30
广场恐怖症（不伴惊恐）	111	22.20	19.18	25.94	35.89	58.77	41.23
特殊恐怖症	793	17.85	11.67	7.79	17.63	25.41	77.54
社交恐怖症	186	21.58	15.15	25.76	23.06	48.82	53.10
强迫障碍	620	6.91	3.90	20.17	25.21	36.25	63.84
广泛性焦虑障碍	77	15.81	15.71	23.57	15.09	29.45	70.55
创伤后应激障碍	48	5.81	4.52	–	–	–	100
物质躯体疾病所致的焦虑障碍	32	57.41	41.10	8.15	16.13	18.31	83.98
焦虑障碍未特定	169	19.21	10.37	–	12.06	12.06	90.33
任何一类焦虑障碍	1354	15.94	10.99	11.89	26.10	32.39	71.89

（五）精神卫生服务求助状况

关于焦虑障碍患者求助专业人员类型来看，向非精神科或非心理科医务工作者求助的比例最多，为 59.68%，向精神科或心理科医务工作者求助的比例为 26.14%，向非医务工作者求助的比例为 17.76%。向非精神科或非心理科医生求助的比例为 46.08%，其他人员为 13.94%。向精神科或心理科医生求助的比例为 11.50%，其他人员为 14.64%。由此可见，焦虑障碍患者更多地愿意向非精神科或非心理科人员求助，而不愿意向精神科或心理科医生求助。详见表 6-30。

表 6-30　焦虑障碍各类别患者求助人员类型及比例

焦虑障碍类别	向精神科或心理科医务工作者求助的比例（%）			向非精神科或非心理科医务工作者求助的比例（%）			向非医务工作者求助的比例（%）			
	医生	其他	合计	医生	其他	合计	咨询师	宗教界人士	其他	合计
惊恐障碍	4.14	10.68	14.82	45.49	15.84	61.10	–	6.82	26.99	33.82
广场恐怖症（不伴惊恐）	20.41	10.36	30.76	58.08	5.13	62.70	1.53	–	11.47	13.00
特殊恐怖症	17.46	14.07	31.53	47.36	10.34	57.54	4.18	0.06	12.02	16.26
社交恐怖症	21.58	8.52	30.10	34.27	12.02	45.94	5.98	1.76	21.82	29.56
强迫障碍	16.37	4.95	21.32	50.59	15.69	65.51	–	0.97	15.44	16.41
广泛性焦虑障碍	19.76	22.19	41.95	37.40	0.80	37.40	3.31	–	22.25	25.57
创伤后应激障碍	0.59	0.60	1.19	90.82	0.60	90.82	–	–	14.75	14.75
物质躯体疾病所致的焦虑障碍	9.00	5.67	14.67	80.18	5.15	85.33	–	–	–	–
焦虑障碍未特定	1.73	3.60	5.33	89.90	3.03	92.92	–	–	4.44	4.44
任何一类焦虑障碍	11.50	14.64	26.14	46.08	13.94	59.68	4.47	1.44	11.85	17.76

（六）治疗方式

关于焦虑障碍的治疗方式，选择药物或心理治疗的患者比例为 65.07%，选择其他方式治疗的比例为 43.20%。在选择药物或心理治疗的患者中，选择心理治疗的比例为 46.69%，选择药物治疗的比例为 40.04%。选择其他治疗方式的患者中，选择互联网或聊天室治疗的比例为 33.05%。详见表 6-31。

表 6-31　焦虑障碍患者的治疗方式

焦虑障碍	药物或心理治疗的比例（%）			其他治疗方式的比例（%）			
	药物治疗	心理治疗	合计	互联网或聊天室	自助团体	心理热线	合计
惊恐障碍	50.47	48.32	62.07	43.98	–	6.05	43.98
广场恐怖症（不伴惊恐）	97.31	90.58	97.31	4.40	1.71	1.71	4.40
特殊恐怖症	43.12	57.06	75.16	29.62	7.28	3.01	39.23
社交恐怖症	55.46	80.88	89.02	11.88	0.90	0.90	11.88
强迫障碍	49.48	32.60	53.48	17.25	7.84	23.66	47.27
广泛性焦虑障碍	88.12	4.56	92.68	7.32	–	–	7.32
创伤后应激障碍	64.53	–	64.53	35.47	–	–	35.47
物质躯体疾病所致焦虑障碍	–	35.86	35.86	–	–	64.14	64.14
焦虑障碍未特定	57.10	24.98	77.50	4.57	4.57	27.07	27.07
任何一类焦虑障碍	40.04	46.69	65.07	33.05	6.98	4.02	43.20

焦虑障碍患病率的国内外比较

一、国内外焦虑障碍调查工具

（一）复合性国际诊断交谈表焦虑障碍章节介绍

复合性国际诊断交谈表（Composite International Diagnostic Interview，CIDI）为完全定式化的精神障碍诊断工具，是目前国际公认的适用于非精神卫生专业人员使用的精神障碍流行病学调查工具。CIDI可以按照美国精神病学协会《精神障碍诊断与统计手册》（第4版）（DSM-IV）和《国际疾病分类第十次修订本》（ICD-10）两套诊断分类标准做出精神障碍诊断。

（二）定式临床访谈诊断表焦虑障碍章节介绍

DSM-IV轴 I 障碍定式临床检查（Structured Clinical Interview for DSM-IV Axis I Disorders，SCID-I ）为精神病专科医生使用的半定式问卷，可以对 DSM-IV轴 I 的大多数障碍，包括心境障碍、精神病性障碍、酒精药物使用障碍、焦虑障碍、躯体形式障碍、进食障碍、适应障碍等进行诊断；SCID-II 是 DSM-IV轴 II 人格障碍的诊断问卷。

二、国内外焦虑障碍患病率比较

本调查焦虑障碍加权 12 月患病率为 4.98%，终生患病率为 7.57%。该结果高于 1982 年 12 个地区调查神经症时点患病率（2.22%）以及 1993 年 7 个地区调查神经症时点患病率（1.51%）。与 2001 年世界卫生组织精神卫生调查（World Mental Health Survey，WMHS）北京和上海的调查结果相比，本调查结果高于其焦虑障碍 12 月患病率（2.7%）。本调查结果与国内采用 SCID 进行的地区性调查相比，12 月患病率略低于费立鹏等 2001—2004 年调查的四省结果（12 月患病率 5.6%）。本调查结果还低于 2014 年 Zachary Steel 等对 1980—2013 年期间全球 122 个焦虑障碍流行病学调查进行 meta 分析的结果（焦虑障碍 12 月患病率 6.7%，终生患病率 12.9%）。

焦虑障碍患病率的分布特征为文盲 / 小学以下教育人群患病率最高，高中教育人群患病率最低，提示受教育程度低的人群更容易出现紧张、恐怖、担忧等焦虑症状，应该对此类高危人群加强健康教育宣传，并在发生应激事件时及时进行干预。

在各类焦虑障碍中，特殊恐怖症和强迫障碍的终生患病率高达 2.64% 和 2.43%。这类患者不容忽视，其恐怖症状和强迫症状可能对社会功能造成严重影响，如果得不到及时有效的治疗，可能导致精神残疾的发生。

表 6-32 显示了国内外焦虑障碍患病率的情况。国内 5 个采用 CIDI 调查的结果显示焦虑障碍的 12 月患病率在 2.7% ～ 9.1%，中国精神卫生调查获得的 31 省市的数据显示，焦虑障碍的 12 月患病率为 4.98%。国外采用 CIDI 调查的结果显示焦虑障碍 12 月患病率在 3.3% ～ 19.9%，显著高于我国的研究结果。国内采用 CIDI 调查的焦虑障碍 30 天患病率为阮治等于 2005 年报告的 2.24%。国内采用 SCID 调查的焦虑障碍 30 天患病率在 2.00% ～ 5.00%。

表 6-32　焦虑障碍患病率国内外比较

作者	调查地区	调查时间	诊断标准调查工具	12 月患病率（%）	30 天患病率（%）
Laura Helena Andrade 等	巴西	2005—2007	DSM-Ⅳ，CIDI	19.9	–
Ronald C. Kessler 等	美国	2002—2003	DSM-Ⅳ，CIDI	18.2	–
Maree Teesson 等	澳大利亚	2007	ICD-10，CIDI	14.4	–
Viviane Kovess，Jean Pierre Lepine 等	法国	2001—2002	DSM-Ⅳ，CIDI	12.0	–
Dan J Stein 等	南非	2002—2004	DSM-Ⅳ，CIDI	8.1	–
Evelyn J. Bromet 等	乌克兰	2002	DSM-Ⅳ，CIDI	7.1	–
Giovannide Girolamo 等	意大利	2001—2002	DSM-Ⅳ，CIDI	5.8	–

续表

作者	调查地区	调查时间	诊断标准调查工具	12 月患病率（%）	30 天患病率（%）
Norito Kawakami 等	日本	2002—2003	DSM-Ⅳ，CIDI	4.90	–
Oye Gureje 等	尼日利亚	2002	DSM-Ⅳ，CIDI	3.3	–
沈渔邨等 12 单位	中国 12 地区	1982	ICD-9，全国流调工具	–	–
沈渔邨等 7 单位	中国 7 地区	1993	ICD-9，全国流调工具	–	–
石其昌、费立鹏等	浙江省	2001	DSM-Ⅳ，SCID	–	4.26
沈渔邨等 2 单位	北京市、上海市城区	2002	DSM-Ⅳ，CIDI	2.70	–
阮冶等	昆明市	2005	DSM-Ⅳ，CIDI	3.56	2.24
胡赤怡等	深圳市	2005	DSM-Ⅳ，CIDI	9.10	–
张敬悬、费立鹏等	山东省	2004—2005	DSM-Ⅳ，SCID	–	5.50
宋志强、费立鹏等	青海省	2005	DSM-Ⅳ，SCID	–	2.00
闫永平等	西安市	2010	DSM-Ⅳ，CIDI	–	–
徐广明等	天津市	2012	DSM-Ⅳ，SCID	–	3.10
黄悦勤等 10 单位	中国 31 省市	2013	DSM-Ⅳ，CIDI	4.98	–

（张　燕）

参考文献

[1] LI Y, SHI S, YANG F, et al. Patterns of co-morbidity with anxiety disorders in Chinese women with recurrent major depression [J]. Psychol Med, 2012, 42（6）: 1239-1248.

[2] STEIN D J, RUSCIO A M, LEE S, et al. Subtyping social anxiety disorder in developed and developing countries [J]. Depress Anxiety, 2010, 27（4）: 390-403.

[3] HOFMANN S G, ANU A M, HINTON D E. Cultural aspects in social anxiety and social anxiety disorder [J]. Depress Anxiety, 2010, 27（12）: 1117-1127.

[4] 刘肇瑞，黄悦勤，陈曦，等. 北京市社区人群心境障碍、焦虑障碍及物质使用障碍的现况调查 [J]. 中国心理卫生杂志，2013, 27（2）: 102-110.

[5] SHEN Y C, ZHANG M Y, HUANG Y Q, et al. Twelve-month prevalence, severity, and unmet need for treatment of mental disorders in metropolitan China [J]. Psychol Med, 2006, 36（2）: 257-267.

[6] ANDREWS G, HENDERSON S, HALL W. Prevalence, comorbidity, disability and service utilisation.

Overview of the Australian National Mental Health Survey [J]. Br J Psychiatry, 2001, 178：145-153.

[7] 唐牟尼，郁俊昌，黄悦勤，等．广州地区城乡居民医疗服务使用情况流行病学调查．中华医学会精神病学分会第九次全国学术会议论文集 [C]．广州，2011.

[8] Lancet Global Mental Health Group, CHISHOLM D, FLISHER A J, et al. Scale up services for mental disorders：a call for action [J]. Lancet, 2007, 370（9594）：1241-1252.

[9] KESSLER R C, MCGONAGLE K A, ZHAO S, et al. Lifetime and 12-month prevalence of DSM-Ⅲ-R psychiatric disorders in the United States. Results from the National Comorbidity Survey [J]. Arch Gen Psychiatry, 1994, 51（1）：8-19.

[10] KESSLER R C, BERGLUND P, CHIU W T, et al. The US National Comorbidity Survey Replication（NCS-R）：design and field procedures [J]. Int J Methods Psychiatr Res, 2004, 13（2）：69-92.

第七章 | 焦虑障碍与抑郁障碍共病现况

焦虑障碍和抑郁障碍及其共病概念

一、共病的概念

共病（comorbidity）这一概念于 1970 年由美国耶鲁大学流行病学教授 Feinstein 首次提出，当时共病的定义为：同一患者患有所研究的索引疾病之外的其他任何已经存在或发生在索引疾病过程中的疾病。直到 1980 年美国《精神障碍诊断与统计手册》(第 3 版)(DSM-Ⅲ) 正式用于临床以后，美国精神病学领域开始了对轴Ⅰ和轴Ⅱ诊断共病现象的研究。在 1987 年美国《精神障碍诊断与统计手册》（第 3 版修订本）(DSM-Ⅲ-R)，及 1992 年《国际疾病分类第十次修订本》(ICD-10) 相继出版后，主张对一个患者可以下多个疾病诊断，自此开始出现大量关于精神疾病共病现象的研究。

目前焦虑障碍和抑郁障碍共病是最常见的共病现象，也是最受国际精神病学领域关注的问题之一。焦虑抑郁共病指焦虑障碍和抑郁障碍同时存在于同一个患者，包括两层含义，一是指患者的抑郁障碍和焦虑障碍均达到了症状、病程和严重程度标准，而不是指伴有焦虑症状的抑郁障碍或伴抑郁症状的焦虑障碍；二是两种达到诊断标准的精神障碍必须同时存在于同一个患者。此外，抑郁和焦虑两组症状群之间的关系很早就为人注意。早在 1934 年 Lewis 就提出了两组症状间的连续性，认为焦虑症状从整体或部分上是抑郁障碍的一部分。后来英国 Newcastle 学派对住院患者和门诊患者进行了一系列研究，提出抑郁障碍和焦虑障碍应清楚地区分开。这一观点也已被国际接受，它也是美国《精神障碍诊断与统计手册》（第 4 版）(DSM-Ⅳ) 和 ICD-10 的重要特征。

二、焦虑障碍和抑郁障碍的概念

1. 焦虑障碍

焦虑障碍是以焦虑情绪为主要表现的一组症状，包括急性焦虑和慢性焦虑两种临床相，常伴有头晕、胸闷、心悸、呼吸困难、口干、尿频、尿急、出汗、震颤和运动性不安等。其并非由实际威胁引起，患者的紧张程度与现实情况很不相称。焦虑障碍包括广泛性焦虑障碍、惊恐障碍、各类恐怖症（包括广场恐怖症、特殊恐怖症、社交恐怖症）、创伤后应激障碍以及强迫障碍等。2010 年全球疾病经济负担研究显示，在高收入以及中低收入国家中，焦虑障碍在主要致残疾病中排第 6 位，在 15 ～ 34 岁人群中引起的疾病负担最重。

按照 ICD-10 疾病编码，焦虑障碍归于神经症、应激相关障碍及躯体形式障碍（编码范围为 F40-F48），分别为恐怖性焦虑障碍：广场恐怖症、社交恐怖症、特殊恐怖症、其他恐怖性焦虑障碍、恐怖性焦虑障碍未特定；其他焦虑障碍：惊恐障碍（间歇发作性焦虑）、广泛性焦虑障碍、混合型焦虑障碍和抑郁障碍、其他混合性焦虑障碍、其他特定的焦虑障碍、焦虑障碍未特定；强迫性障碍：以强迫思维或穷思竭虑为主、以强迫动作（强迫仪式）为主、混合性强迫思维和动作、其他强迫障碍、强迫障碍未特定；严重应激反应及适应障碍：急性应激反应、创伤后应激障碍、适应障碍、其他严重应激反应、严重应激反应未特定。

在 DSM- Ⅳ 的诊断分类中，焦虑障碍包括广场恐怖症、社交恐怖症、特殊恐怖症、惊恐障碍、广泛性焦虑障碍、强迫障碍、创伤后应激障碍以及其他的焦虑障碍如躯体疾病和物质所致焦虑障碍、其他未分类的焦虑障碍（不符合某种特定焦虑障碍的明显焦虑、恐惧性回避或强迫性思维和仪式、伴有焦虑的适应障碍或伴有混合性焦虑抑郁的适应障碍）。在 DSM-5 的诊断分类中，焦虑障碍包括分离焦虑障碍、选择性缄默症、特殊恐怖症、广场恐怖症、社交恐怖症、惊恐障碍、广泛性焦虑障碍、物质 / 药物所致焦虑障碍、由于其他躯体疾病所致的焦虑障碍以及其他特定的焦虑障碍、未特定的焦虑障碍。DSM-5 将强迫障碍和创伤后应激障碍从焦虑障碍中独立出来。

2. 抑郁障碍

抑郁障碍以情感低落和兴趣减退为主要特征，包括一系列的疾病：抑郁、双相障碍抑郁发作、心境恶劣、多种躯体疾病伴发的抑郁障碍，高患病率和高复发率是抑郁障碍的特点。1993 年，世界卫生组织（World Health Organization，WHO）、世界银行及美国哈佛大学公共卫生学院开展了一项全球疾病负担的合作研究，在疾病负担排行中抑郁症排第 4 位，占当年的全球疾病伤残调整寿命年（disability adjusted life year，DALY）的 3.7%。2000 年的全球疾病 DALYs 中，抑郁症占 4.4%，仍然排在疾病负担的第 4 位，但在所有疾病中抑郁症的因伤残损失的健康寿命年（year lived with disability，YLD）排在首位，在全球范围内它在全部 YLD 中占 12% 之多。到 2019 年，抑郁障碍占全部疾病 DALY 的 1.8%，位居第 13 位。

按照 ICD-10 疾病编码，抑郁障碍归于心境［情感］障碍，编码范围为 F32 ～ F33，包括抑郁发作（轻度抑郁发作、中度抑郁发作、重度抑郁发作不伴精神病性症状、重度抑郁发作伴精神病性症状、其他抑郁发作、抑郁发作未特定）和复发性抑郁障碍（复发性抑郁障碍目前为轻度发作、复发性抑郁障碍目前为中度发作、复发性抑郁障碍目前为不伴精神病性症状的重度发作、复发性抑郁障碍目前为伴精神病性症状的重度发作、复发性抑郁障碍目前为缓解状态、其他复发性抑郁障碍、复发性抑郁障碍未特定）。

在 DSM- Ⅳ 的诊断分类中，抑郁障碍包括抑郁症、心境恶劣障碍、未特定抑郁障碍（包括在精神分裂症残留期出现的重性抑郁发作、叠加于精神病性障碍之上的重性抑郁发作、经前期心境不良障碍、轻度抑郁障碍、反复性短暂抑郁障碍及其他）、物质 / 药物所致抑郁障碍以及由于其他躯体疾病所致的抑郁障碍。在 DSM-5 的诊断分类中，抑郁障碍包括破坏性心境失调障碍、抑郁症、心境恶劣障碍、经前期烦躁障碍、其他特定的抑郁障碍、未特定抑郁障碍、物质 / 药物所致抑郁障碍以及由于其他躯体疾病所致的抑郁障碍。

焦虑障碍和抑郁障碍共病现况的描述性研究

在标准化的访谈工具出现之后，美国、英国、芬兰等多个国家均进行了以社区为基础的大规模人群研究，这些研究在报告各种精神疾病患病率的同时，也对社区人群中焦虑障碍和抑郁障碍的共病现况进行了描述。

一、国外研究

美国 1990—1992 年曾开展过美国国家共病调查（National Comorbidity Survey，NCS），根据该调查结果，在抑郁障碍患者（符合 DSM-Ⅲ 的标准）中焦虑障碍终生患病率为 58%，12 月患病率为 31.2%。抑郁障碍患者共病广泛性焦虑障碍的终生患病率为 17.2%、共病社交恐怖症的终生患病率为 27.1%、共病广场恐怖症的终生患病率为 16.3%、共病单纯恐怖障碍的终生患病率为 24.3%、共病惊恐障碍的终生患病率为 9.9%、共病创伤后应激障碍的终生患病率为 19.5%。同时期大样本的初级卫生保健（primary health care）调查研究发现，初级卫生保健机构中的共病率远高于社区，超过 75% 的抑郁患者共病不同类型的焦虑障碍。

2001 年 Keufman 等综述了抑郁障碍和焦虑障碍共病的文献，综合既往文献，50% ~ 60% 的抑郁障碍患者一生中有一种或多种焦虑障碍。

2002 年荷兰抑郁障碍和焦虑障碍调查（Netherlands Study of Depression and Anxiety，NESDA）结果显示仅有 39.5% 的心境障碍和 59.3% 的焦虑障碍是以单纯的一种精神障碍形式出现的，抑郁障碍与焦虑障碍的共病是最常见的共病形式。65.7% 的抑郁症患者有任何一类焦虑障碍，共病率较高的有共病广泛性焦虑障碍（30.5%）以及共病社交恐怖症（34.7%）。

2002 年 Melartin 等用 DSM-Ⅳ 对芬兰的 269 例抑郁障碍患者进行了评定，其中有 47.2% 的抑郁障碍患者满足终生焦虑障碍的诊断。18 岁及以上的抑郁障碍患者中有55% 左右的患者一生中存在一种或多种焦虑障碍，此外，老年抑郁障碍患者共病焦虑障碍也有很高的终生患病率（35%）及时点患病率（23%）。

瑞典也进行过一次样本量为 3001 的调查。在患有焦虑障碍或是抑郁障碍的人群中，50% 左右的人群有焦虑抑郁共病的情况，其中，28.2% 存在抑郁障碍与广泛性焦虑障碍共病。除以上较大样本量的调查外，西方国家还有一些较小样本量的调查，结果与上类似。亚洲国家大规模的精神卫生流行病学研究现在仍比较匮乏，日本 2002—2004 年参加世界精神卫生调查，进行了大样本精神卫生流行病调查并在调查结果中简要报告了共病情况，各类恐怖症与抑郁障碍共病率较高。

二、国内研究

我国焦虑障碍和抑郁障碍共病的研究尚缺乏大规模流行病学调查资料，仅有少量地方性研究简要描述了部分地区的共病现状。

2004 年 10 月至 2005 年 3 月河北省进行全省精神疾病流行病学抽样调查，399 例抑郁障碍患者，与其他精神障碍的共病率为 48.4%，其中 37.1% 共病一种精神障碍，11.3% 共病两种精神障碍。其中共病焦虑障碍比例最高，为 35.6%，其次为共病未特定的焦虑障碍，为 20.05%。

2005 年 11 月至 2006 年 1 月 6 日昆明市采用分层容量比例概率随机抽样法，应用中文版复合性国际诊断交谈表 2.1 版（Composite Clinical Diagnostic Interview，CIDI2.1）对昆明市 ≥ 15 岁的居民 5033 人进行访谈，各类焦虑障碍与其他精神障碍之间存在明显的共病关系。有 18.6%（60 例）的焦虑障碍患者同时患有另外一类精神障碍；共患精神障碍主要是物质滥用（烟草、酒）、抑郁障碍及疼痛障碍。焦虑障碍患者共病抑郁障碍的比例有 8.0%。

2010 年，黄悦勤等按照现况调查多阶段分层抽样的方法，选取北京市 3387 名 16岁及以上社区居民，采用复合性国际诊断交谈表 3.0 计算机版进行入户访谈，结果显示焦虑障碍和心境障碍间共病率较高，心境障碍患者中患有焦虑障碍的比例为 27.0%。

第三节

焦虑障碍和抑郁障碍共病现况的分析性研究

一、理论探讨

除焦虑障碍和抑郁障碍的共病现状外，焦虑和抑郁两组症状群之间的关系也一直备受关注。在 Lewis 于 1934 年提出焦虑和抑郁症状之间的连续性后，Roth 也把两组症状群之间的联系看作是心境障碍分类的核心部分，即绝大部分焦虑患者存在抑郁，绝大部分抑郁患者也存在焦虑。1972 年，Mendels 等的研究则指出焦虑与抑郁的关系有下述几种可能：①二者有共同的生物学基础，症状也很近似。②二者是对致病因素的同一反应，而特征性症状是人格的病理塑形作用的结果。③二者不同，原有疾病随着病情加重和病程迁延，其中的任一种都可以出现另一种的继发症状。也就是说，慢性焦虑患者可以继发抑郁，慢性抑郁患者可以继发焦虑。后来 Newcastle 学派的一系列研究认为抑郁和焦虑应该清楚地区分开，这一观点也得到了许多相似研究的证实。因此，在目前的诊断标准中，这两种症状群是两组互相独立的疾病实体。然而，两组症状之间的连续性从来没有被忘记，因为临床上确实存在着大量焦虑抑郁共存的患者。与单纯的焦虑障碍或抑郁障碍患者相比，焦虑障碍与抑郁障碍共病的患者从临床表现、疾病严重程度、自杀率、治疗和预后等方面均有所不同。与单纯的焦虑障碍或心境障碍患者相比，焦虑障碍与心境障碍共病患者具有症状重、病程慢性化、社会功能损害重、自杀率高和预后差等特征，给医疗资源带来的负担更重，因此成为研究的热点。

精神病学领域对焦虑和抑郁二者之间的关系存在不少争论，可归纳为 3 种观点：① 连续谱论：即一元论，认为焦虑和抑郁有着共同的发病基础，是同一种疾病的不同表现形式。② 二分论：认为焦虑障碍和抑郁障碍是两种不同性质的疾病，有各自的诊断标准，ICD-10、DSM-Ⅳ、CCMD-3 诊断标准均体现了这一观点，共病现象则是两者各为一独立疾病而同时存在于一患者的临床相中。③ 共病论：认为焦虑抑郁共病是一种不同于单纯焦虑障碍和抑郁障碍的独特的疾病实体，DSM-Ⅳ的多轴诊断逐步为共病诊断提供了科学依据。关于焦虑障碍和抑郁障碍共病目前最有争议的是，两者的共病是否是一种新的疾病。目前尚无充分论据证明两者的共病是一个新的疾病单元。

二、国外研究

分析方法主要有聚类分析、因子分析、潜类别分析、logistic 回归分析。

Jenny Guidi 等从意大利卫生系统中招募 1700 名受访者进行调查，使用 SCID 进行诊断，使用聚类分析的方法将抑郁障碍患者分为两类，烦躁/焦虑型以及躯体症状表现型。

Carlos Blanco 等使用美国酒精和相关状况的全国流行病学调查（National Epidemiological Survey of Alcohol and Related Conditions，NESARC）获得的数据，研究以 DSM-Ⅳ 为诊断标准的广泛性焦虑障碍与抑郁障碍之间的关系。通过验证性因子分析得到一个二因子模型，其中一个因子与广泛性焦虑障碍及抑郁障碍的诊断标准均有关，另一个因子只与广泛性焦虑障碍诊断标准有关。因此，作者认为广泛性焦虑障碍与抑郁障碍关系密切，但是两者在疾病分类学中属于不同的疾病种类。

Rapson Gomez 等研究者也使用验证性因子分析青少年焦虑障碍和抑郁障碍的关系，检验三个模型：①单因子模型，即所有焦虑障碍和抑郁障碍均可以由一个因子解释。②以 DSM 标准为基础的二因子模型，即焦虑障碍由一个因子解释，抑郁障碍由另一个因子解释。③交互的二因子模型，即一个因子与恐怖症相关焦虑障碍有关，另一个因子与焦虑障碍及抑郁障碍均有关。调查结果发现三种模型均合理。

Phillip J.Tully 等研究者针对澳大利亚青少年焦虑抑郁的关系，也使用了因子分析来验证 Clark 和 Watson 的三因子模型，即焦虑障碍与抑郁障碍既有一些共同的症状特征，也有各自独特的症状。结果显示三因子模型对于澳大利亚青少年来说是稳定的。

D.Rhebergen 运用荷兰 NESDA 获得的数据，使用潜类别分析的方法，将研究对象分为两类，一类为高危组，此组受访者焦虑障碍与抑郁障碍共病的比例较高，另一类为中危组，共病比例较高危组低。两组间年龄、性别差异均无统计学意义，受教育程度在高危组较低。

George J Unick 等研究者使用 NCS 数据进行潜类别分析，将研究对象分为七组，第一组为低危组，其有任何一种焦虑或抑郁症状的比例低；第二组为轻度抑郁组，此组中有抑郁情绪或是无价值感症状的比例较高，其他症状比例很低；第三组为轻度躯体性焦虑，此组受访者焦虑躯体化症状的比例较高，例如由焦虑所致的出汗多、嘴唇干燥、心动过速；第四、五组为中危焦虑 - 抑郁混合组，其中第四组是较大的一组，有中度比例的焦虑症状及抑郁症状，例如注意力下降、睡眠减少，第五组较小，主要症状为睡眠、体重、食欲增加以及无价值感，想过死，感到虚弱；第六、七组为高危组，所有焦虑抑郁症状的比例最高，其中，第六组为躯体化焦虑症状及一些抑郁症状，例如食欲体重下降、睡眠减少、兴趣缺失，第七组为躯体化抑郁症状及一些焦虑症状。以共病的角度来说，第一、二、三组共病抑郁障碍和广泛性焦虑障碍的可能性最低，第三组倾向于只患广泛性焦虑障碍，第四、五组只患抑郁障碍的可能性最高，第六、七组共病抑郁障碍和广泛性焦虑障碍的可能性最大，同时很有可能同时患有其他焦虑障碍。比较各组之间的社会人口学特征，发现女性相比男性被分类于较高组别的可能性更高，各组间的卫生服务利用情况、生活压力及性格特点差异也有统计学意义。

三、国内研究

国内研究主要使用相关分析、聚类分析、Logistic 回归分析。

Jing Sun 通过病例对照研究中国青少年强迫症与抑郁障碍、焦虑障碍之间的关系，使用 Logistic 回归、典型相关分析，研究结果表明，抑郁障碍、焦虑障碍与强迫症均相关。之后使用聚类分析的方法对数据进行分析，结果表明随着强迫症症状严重程度的增高，抑郁焦虑症状严重程度也在增高，它们之间是密不可分的。

袁勇贵从社会学角度，探讨焦虑障碍和抑郁障碍共病与焦虑障碍 / 抑郁障碍的区别。该研究将研究对象分为焦虑障碍和抑郁障碍共病患者（共病组）、主要抑郁障碍患者（抑郁组）、广泛性焦虑障碍和惊恐障碍患者（焦虑组）。结果显示共病组的负性生活事件评分与抑郁组、焦虑组无显著差异；共病组的社会支持分显著高于抑郁组，而与焦虑组无显著差别；共病组存在家庭功能缺陷，但显著较抑郁组和焦虑组为轻。因此，作者认为焦虑障碍和抑郁障碍共病在社会支持和家庭功能方面具有不同于抑郁障碍和焦虑障碍的特征。

施慎逊等对焦虑障碍和抑郁障碍共病患者随访 1 年，观察其随访结果及复发相关因素。研究方法为前瞻性、多中心、队列随访研究，比较抑郁障碍共病焦虑障碍（共病组，344 例）与非共病焦虑障碍（非共病组，250 例）的临床痊愈率、复发率、自杀意念、服药依从性、联合治疗的差异，采用 Logistic 逐步回归分析复发相关因素，研究发现共病焦虑障碍的抑郁障碍患者较非共病者近期疗效差，年复发率高，共病与非共病焦虑障碍的抑郁障碍患者的 1 年总体疗效和临床痊愈率相近。

现国内对焦虑障碍和抑郁障碍共病的研究逐渐从单纯描述性分析向分析性研究过度，但多为分析共病患者与单病种患病患者社会人口学特征及严重程度等方面的差别，且样本量均较小，缺乏深入探讨焦虑障碍与抑郁障碍结构模型的相关研究，需要与国际接轨，进行更深入的研究。

第四节

焦虑障碍和抑郁障碍共病研究的背景和方法

一、CMHS焦虑障碍和抑郁障碍共病研究背景

精神疾病因为其本身的特点，在疾病负担中占有较大的比例。按照世界银行的估算，1990 年我国神经精神疾病占疾病总负担的 14.2%，1998 年为 15.1%，均较全球的这一数字高得多。在所有的精神障碍中，抑郁障碍和焦虑障碍是最常见的两类疾病，且均有较重的疾病负担。2010 年的全球疾病伤残调整寿命年（disability adjusted life year，DALY）中，抑郁障碍占 2.5%，排在所有疾病 DALY 的第 11 位，所有疾病因伤残损失的健康寿命年（year lived with disability，YLD）的第 2 位；焦虑障碍占 1.1%，排在所有疾病 YLD 的第 7 位。在所有精神疾病中，抑郁障碍与焦虑障碍的 DALY 和 YLD 均分列第 1 位和第 2 位。焦虑和抑郁作为精神疾病中常见的两组症状，并非是完全独立的，二者常同时存在。

在标准化的访谈工具出现之后，世界很多国家和地区均开展了以社区为基础的大规模流行病学研究，这些研究对焦虑障碍和抑郁障碍共病的流行现状进行了描述。1990—1992 年美国国家共病调查（National Comorbidity Survey，NCS）结果显示在抑郁障碍患者中焦虑障碍终生患病率为 58%，12 月患病率为 21.1% ～ 41.3%。共病最多的为社交恐怖症。2002 年荷兰抑郁障碍和焦虑障碍调查（Netherlands Study of Depression and Anxiety，NESDA）显示，65.7% 的重性抑郁障碍患者中有任何一种焦虑障碍，共病率较高的有广泛性焦虑障碍以及社交恐怖症。日本 2002—2004 年参加世界精神卫生调查（World Mental Health Survey，WMHS），进行了精神卫生流行病调查，结果显示各类恐

怖症与抑郁障碍共病率较高。我国近 15 年来开展了一些区域性的精神障碍流行病学调查，针对焦虑障碍及抑郁障碍共病现象进行了描述性资料分析。2004 年 10 月至 2005 年 3 月河北省精神疾病流行病学调查结果显示 35.6% 的抑郁障碍患者共病焦虑障碍；2005 年 11 月至 2006 年 1 月 6 日的昆明市调查结果显示，焦虑障碍共患精神障碍主要是物质滥用（烟草、酒）、抑郁障碍及疼痛障碍，8.0% 的焦虑障碍患者共病抑郁障碍；2010 年北京市调查结果显示 27.0% 的心境障碍患者患有焦虑障碍。

除了焦虑障碍和抑郁障碍共病率之外，共病的模式也是备受关注的问题。目前，关于焦虑和抑郁的关系有三种观点：①一元论：即连续谱论，认为焦虑和抑郁是同一疾病的不同表现形式；②二分论：认为焦虑障碍和抑郁障碍是两种不同性质的疾病；③共病论：认为焦虑和抑郁共存时，是一种不同于焦虑障碍或抑郁障碍的独特的疾病实体。现已有一些研究探讨共病的模式，研究发现焦虑和抑郁在流行病学、临床症状、遗传学、生化、免疫、内分泌、电生理、影像学、治疗和预后等方面，既存在着联系又有区别。

在流行病学方面，NCS 中分析了两组疾病的时间联系。在抑郁焦虑共病的患者中，15.4% 患者的抑郁障碍早于焦虑障碍，抑郁障碍为时间意义上的原发病；68.6% 患者的抑郁障碍晚于焦虑障碍，抑郁障碍为时间意义上的继发性；其余 16.0% 患者的抑郁障碍和焦虑障碍在同年内发生。依疾病类别计，与广泛性焦虑障碍或惊恐障碍共病者，其抑郁障碍或较早或同年发生者占 75.9% 和 83.3%；而在社交恐怖症及单纯恐怖症中，75.0% 和 72.0% 的抑郁障碍是继发的，其间相隔时间的中位数分别为 12 年和 11 年，不同类别焦虑障碍与抑郁障碍的共病模式有所不同。Wee 等对帕金森病患者抑郁障碍及焦虑障碍的 18 个月随访研究结果显示，虽然焦虑障碍与抑郁障碍常有共病现象，但是它们有不同的疾病轨迹及社会人口学特点，因此焦虑障碍与抑郁障碍仍是两种不同性质的疾病。

在遗传学方面，研究表明遗传因素对焦虑障碍与抑郁障碍均有一定的影响，多数研究显示焦虑障碍与抑郁障碍具有共同的遗传易感性。Kendler 等研究发现焦虑障碍和抑郁障碍在很大程度上具有共同的遗传因素，而与一般的环境因素无关。Miriam 等对 6685 对双生子的研究表明抑郁障碍、惊恐障碍、广场恐怖症和特殊恐怖症有明显的家庭聚集现象，且遗传因素对它们有相同的作用。也有部分研究表明，环境因素也对共病造成了一定影响，Zavos 等观察了近 1300 对双生子，结果发现尽管遗传因素解释了很大部分焦虑与抑郁的关系，但环境因素仍影响着焦虑与抑郁的关联。

在生化及内分泌方面，国外有关焦虑抑郁的分子生物学研究发现 5- 羟色胺转运体启动子区（5-HTTLPR）的基因多态性与焦虑抑郁情绪相关，拥有 S 型等位基因的个体更倾向于有焦虑抑郁的特质。焦虑障碍和抑郁障碍在药理学上可能均与 5-HT1A 受体发生联系。

在影像学方面，通过单光子发射计算机断层扫描和正电子发射体层摄影术的研究发现，广泛性焦虑障碍和抑郁障碍均存在额叶和颞叶功能减退，且与病情的严重程度相关。

尽管之前已有很多研究关注焦虑抑郁共病模式，但两者的关系到底如何，焦虑和抑郁共病现象到底是两种独立疾病在同一个体共存，还是有别于两者的一种新的疾病种类，或是一种疾病谱系发展过程中的两端，仍然莫衷一是，还有待进一步研究证实。

共病现象的研究对于精神疾病的分类、临床诊治等方面都有深远的意义。首先，研究共病有利于探讨共病的发病机制。有研究认为，共病的病因不同于任何障碍单独存在时的病因，当典型的两种障碍共存时，可能有其内在联系，要考虑常见病因和早已存在的共同的易感性。因此共病与单一障碍相比可能有不同的易感人群，研究共病对社区人群精神疾病的一级预防有重要意义。其次，共病研究对临床患者的治疗有重要意义，焦虑抑郁共病患者与单纯焦虑或抑郁患者有明显不同，临床研究发现抑郁和焦虑共病与单纯焦虑或抑郁相比具有临床症状严重、病程慢性化、反复发作、合并物质滥用、并发躯体疾病的危险性更高、药物治疗效应差、治疗消费高、社会功能损害重、致残率及自杀率高和预后结局差等特点，所以共病的研究对评估治疗难度、治疗费用、住院时间以及疾病的预后具有重要参考作用与价值。最后，共病的研究对诊断标准的修订有重要意义，研究共病的模式可能为焦虑障碍与抑郁障碍的诊断分类提供建议。

中国精神障碍疾病负担及卫生服务利用的研究（简称中国精神卫生调查，China Mental Health Survey，CMHS）依托中国疾病预防控制中心负责的"2013 年慢性病及其危险因素监测"，在全国疾病监测点（disease surveillance point，DSP）采取二次抽样进行调查。中国精神卫生调查是继 1982 年国内 12 地区精神疾病流行病学调查和 1993 年中国 7 地区精神疾病流行病学调查，以及多项区域性调查之后，首次代表全国社区成人的精神障碍流行病学调查。此次调查在中国 31 个省（市、自治区）的范围内进行，采用科学严谨的抽样方案，以国际通用的社区精神障碍研究工具，获得了具有真实性和可靠性的精神障碍患病率及社区人群焦虑障碍和抑郁障碍共病现况及分布资料。本章节利用 CMHS 的数据，从符合疾病诊断标准的精神障碍和未达到疾病诊断标准的精神症状两个层面进行焦虑障碍和抑郁障碍的共病分析，并通过受访者自我报告的症状表现将社区人群划分为不同的类别，研究其不同类别对应的危险因素及易感人群，分析不同类别人群的精神障碍诊断、严重程度和求医行为。

二、CMHS焦虑障碍和抑郁障碍共病研究分析方法

（一）描述性统计分析

1. 描述研究人群的社会人口学特征

例如年龄、性别、地区、受教育程度、职业、婚姻状况，定性指标采用率或构成比，定量指标采用均数、标准差。

2. 描述抑郁障碍和焦虑障碍的共病率

包括 ICD-10 及 DSM-Ⅳ诊断的终生共病率及 12 月共病率。

（1）终生共病率

调查人群中，有生以来既患过抑郁障碍又患过焦虑障碍的人群作为病例，该病例占总人群的比例。

（2）12 月共病率

调查人群中，在最近 12 个月内既患过抑郁障碍又患过焦虑障碍的人群作为病例，该病例占总人群的比例。

（3）焦虑障碍患者中共患抑郁障碍的比例

有生以来患过焦虑障碍的患者中曾患有抑郁障碍的患者所占的比例。

（4）抑郁障碍患者中共患焦虑障碍的比例

有生以来患过抑郁障碍的患者中曾患有焦虑障碍的患者所占的比例。

3. 描述抑郁障碍和焦虑障碍发病年龄顺序

根据抑郁障碍和焦虑障碍的发病年龄描述共病患者中两者的发病先后顺序。

4. 描述不同潜类别人群即不同症状群疾病诊断、残疾情况、严重程度及求医行为情况

（1）根据世界卫生组织残疾评定量表（World Health Organization Disability Assessment Schedule 2.0，WHODAS-2.0）描述各类别人群疾病的残疾情况，把残疾划分为四级：一级残疾（WHODAS-2.0 得分 ≥ 116 分），二级残疾（WHODAS-2.0 得分在 106 ～ 115 分），三级残疾（WHODAS-2.0 得分在 96 ～ 105 分），四级残疾（WHODAS-2.0 得分在 52 ～ 95 分）。

（2）根据 Sheehan 残疾量表得分、功能大体评定量表（Global Assessment of Function，GAF）得分、近 12 个月是否有自杀行为或自杀计划等标准，评定精神障碍患者的疾病严重程度，分为轻度障碍、中度障碍、重度障碍。

1）重度障碍

12 个月内患某种精神障碍并满足以下任一条件：① 12 个月内报告有自杀行为；② Sheehan 残疾量表显示至少两种功能有重度损伤；③ GAF 得分 ≤ 50。

2）中度障碍

12 个月内患某种精神障碍且不满足重度障碍标准，满足以下任一条件：① 12 个月内报告有自杀计划；② Sheehan 残疾量表显示至少一种功能有中度损伤。

3）轻度障碍

12 个月内患某种精神障碍，不满足重度障碍和中度障碍。

（3）求医行为由各个疾病章节中的问题获得，在各个疾病章节中，有症状的受访者均会被询问"是否曾同医生或其他专业人员谈过这些问题""最近一次接受专业治疗是什么时候"。

（二）推断性统计分析

1. 潜类别分析

（1）疾病层面

疾病诊断变量来自 CIDI-3.0 得到的 DSM-Ⅳ 诊断，包括：①抑郁障碍，包括抑郁症、心境恶劣障碍和未特定抑郁障碍；②焦虑障碍，包括惊恐发作、广场恐怖、不伴广场恐怖的惊恐发作、广场恐怖症、无惊恐障碍病史、特殊恐怖症、社交恐怖症、强迫症、创新后应激障碍、急性应激障碍、广泛性焦虑障碍。根据各疾病诊断及模型拟合的结果将受访者分类，获得潜类别概率和条件概率，并探讨各类疾病的相关关系。

（2）症状层面

症状变量均为分类变量，使用潜类别分析（latent class analysis，LCA），获得受访者的潜类别。症状变量来源于在 CIDI-3.0 心境（情感）障碍和焦虑障碍章节。

焦虑症状：急性焦虑症状（惊恐症状），慢性焦虑症状（广泛性焦虑情绪症状包括坐立不安、容易发脾气、难以集中注意力等；广泛性焦虑躯体症状包括肌肉紧张酸痛、睡眠问题、头晕、胸部不适、胃部不适等），恐怖性症状（因害怕特定的东西如开放场所、动物、社交等而感到焦虑不安）。

抑郁症状：抑郁心境（心情低落、兴趣缺乏、无价值感等），思维症状（思维变慢、思维混乱），精神运动性症状（精神运动性激越或迟滞），躯体化症状（食欲变化、体重变化、睡眠问题）。

根据受访者在症状相关问题上的回答及模型拟合的结果将受访者分类，获得潜类别概率和条件概率，并探讨各症状之间的相关关系。

2. 多因素分析

使用无序多分类 Logistic 回归及二分类逐步 Logistic 回归进行分析。①以潜类别为因变量，年龄、性别、婚姻状况、收入水平、受教育程度、慢性疾病、慢性疼痛等为自变量，分析潜类别的影响因素并计算其 OR 值；②以求医行为为因变量，几种症状群有无、年龄、性别、婚姻状况、收入水平、受教育程度等为自变量，研究求医行为的影响因素并计算 OR 值。

第五节

CMHS 焦虑障碍和抑郁障碍共病研究结果

一、研究人群的社会人口学特征

本次调查共完成 32 552 份 Kish 问卷，可用于分析的 CIDI 问卷 28 140 份，调查应答率为 86.4%。将现况调查 28 140 名研究对象的社会人口学特征进行描述，如表 7-1 所示。本次调查的 28 140 人中，加权后男性和女性分别占 49.49% 和 50.51%；已婚占 82.34%，分居/离婚占 1.65%，丧偶占 3.59%，未婚占 12.41%；文盲/小学以下受教育程度占 19.26%，小学占 17.39%，初中占 32.93%，高中占 15.87%，大专大学及以上 14.56%。调查时年龄为 18 ~ 97（49.51±0.17）岁。

表 7-1　研究人群的社会人口学特征

因素		调查人数（人）	百分比（%）	
			加权前	加权后
性别	男性	12 535	44.55	49.49
	女性	15 605	55.45	50.51
年龄	18 ~ 29 岁	4762	16.95	35.19
	30 ~ 44 岁	9344	33.26	32.79
	45 ~ 59 岁	9565	34.05	20.95
	≥ 60 岁	4424	15.75	11.07
居住地	城市	8635	30.69	50.70
	农村	19 505	69.31	49.30

续表

因素		调查人数（人）	百分比（%）	
			加权前	加权后
地区	东部	9616	34.17	38.51
	中部	9310	33.08	31.41
	西部	9214	32.74	30.07
婚姻状况	已婚	24 197	85.99	82.34
	未婚	1526	5.42	12.41
	分居/离婚	568	2.02	1.65
	丧偶	1849	6.57	3.59
受教育程度	文盲/小学以下	8105	28.83	19.26
	小学	5928	21.09	17.39
	初中	8378	29.80	32.93
	高中	3617	12.87	15.87
	大专、本科及以上	2082	7.41	14.56

二、焦虑障碍与抑郁障碍共病现况

1. 焦虑抑郁共病率

（1）DSM-Ⅳ诊断标准

1）终生共病率和12月共病率

在 28 140 名研究对象中，根据 DSM-Ⅳ诊断标准共有 574 例终生既患有焦虑障碍又患有抑郁障碍，焦虑障碍和抑郁障碍患者在社区居民中加权后的终生共病率为 2.26%，共有 285 例 12 月既患有焦虑障碍又患有抑郁障碍，12 月共病率为 1.20%。

2）年龄分布

焦虑障碍和抑郁障碍的终生共病率在 18～34 岁组为 1.16%，35～49 岁组为 1.84%，50～64 岁组为 2.67%，65 岁及以上组为 2.05%，差异有统计学意义（$P < 0.001$）。

3）性别分布

男性焦虑障碍和抑郁障碍的终生共病率为 1.40%，女性为 2.56%，女性略高于男性，差异有统计学意义（$P < 0.001$）。

4）城乡分布

城市焦虑障碍和抑郁障碍的终生共病率为1.39%，农村为2.11%，农村略高于城市，差异有统计学意义（$P < 0.05$）。

（2）ICD-10诊断标准

1）终生共病率和12月共病率

在28 140名研究对象中，根据ICD-10诊断标准共有537例终生既患有焦虑障碍又患有抑郁障碍，焦虑障碍和抑郁障碍患者在社区居民中加权后终生共病率为2.08%。共有288例12月既患有焦虑障碍又患有抑郁障碍，12月共病率为1.24%。

2）年龄分布

焦虑障碍和抑郁障碍的终生共病率在18 ~ 34岁组为1.04%，35 ~ 49岁组为1.65%，50 ~ 64岁组为2.75%，65岁及以上组为2.90%，差异有统计学意义（$P < 0.001$）。

3）性别分布

男性焦虑障碍和抑郁障碍的终生共病率为1.47%，女性为2.63%，女性略高于男性，差异有统计学意义（$P < 0.001$）。

4）城乡分布

城市焦虑障碍和抑郁障碍的终生共病率为1.35%，农村为2.50%，农村略高于城市，差异有统计学意义（$P < 0.05$）。

2. 焦虑障碍患者中抑郁障碍的共病比例现况

（1）DSM-Ⅳ诊断标准

1）终生共病比例

按照DSM-Ⅳ诊断标准计算，焦虑障碍患者中同时共患抑郁障碍的比例为34.60%；最多的心境障碍类型是抑郁症，为25.81%；其次为恶劣心境，为10.62%；焦虑障碍患者中抑郁障碍患者比例的年龄分布是18 ~ 34岁组为32.00%、35 ~ 49岁组为34.15%、50 ~ 64岁组为36.85%、65岁及以上组为32.09%；性别分布是男性为29.54%，女性为38.00%。详细结果见表7-2。

2）12月共病比例

按照DSM-Ⅳ诊断标准计算，焦虑障碍患者中同时共患抑郁障碍的比例为24.80%，最多的心境障碍类型是抑郁症，为21.40%；其次为恶劣心境，为10.88%；焦虑障碍患者中抑郁障碍患者比例的年龄分布是 18 ～ 34 岁组为 21.43%、35 ～ 49 岁组为 24.52%、50 ～ 64 岁组为 28.19%、65 岁及以上组为 19.54%；性别分布是男性为 21.85%，女性为 26.69%。详细结果见表 7-3。

（2）ICD-10 诊断标准

1）终生共病比例

按照 ICD-10 诊断标准计算，焦虑障碍患者中同时共患抑郁障碍的比例为 32.17%；最多的心境障碍类型是复发性抑郁障碍，为 24.51%；其次为心境恶劣障碍，为 11.92%；焦虑障碍患者中抑郁障碍患者比例的年龄分布是在 18 ～ 34 岁组为 27.57%、35 ～ 49 岁组为 27.67%、50 ～ 64 岁组为 36.19%、65 岁及以上组为 35.66%；性别分布是男性为 27.76%，女性为 34.70%。结果见表 7-4。

2）12 月共病比例

按照 ICD-10 诊断标准计算，焦虑障碍患者中同时共患抑郁障碍的比例为 25.17%，最多的心境障碍类型是复发性抑郁障碍，为 20.52%；其次为心境恶劣障碍，为 11.44%；焦虑障碍患者中抑郁障碍患者比例的年龄分布是在 18 ～ 34 岁组为 26.03%、35 ～ 49 岁组为 22.57%、50 ～ 64 岁组为 29.43%、65 岁及以上组为 19.78%；性别分布是男性为 23.49%，女性为 26.09%。结果见表 7-5。

表 7-2　DSM-Ⅳ标准诊断的终生焦虑障碍患者共病抑郁障碍的比例及其年龄和性别分布（%）

终生焦虑障碍共病抑郁障碍	年龄组				性别	
	18 ～ 34 岁 n（%）	35 ～ 49 岁 n（%）	50 ～ 64 岁 n（%）	65 岁及以上 n（%）	男 n（%）	女 n（%）
抑郁症	43（18.87）	125（23.58）	188（29.61）	72（26.87）	147（22.04）	282（28.43）
恶劣心境障碍	18（8.00）	50（28.41）	75（11.81）	33（12.31）	60（9.00）	116（11.69）
未特定抑郁障碍	25（11.11）	55（10.38）	42（6.61）	12（4.48）	44（6.60）	90（9.07）
抑郁障碍合计	72（32.00）	181（34.15）	234（36.85）	86（32.09）	197（29.54）	377（38.00）

表7-3 DSM-Ⅳ标准诊断的12月焦虑障碍患者共病抑郁障碍的比例及其年龄和性别分布（%）

12月焦虑障碍共病抑郁障碍	年龄组				性别	
	18～34岁 n（%）	35～49岁 n（%）	50～64岁 n（%）	65岁及以上 n（%）	男 n（%）	女 n（%）
抑郁症	22（14.29）	76（20.71）	118（25.99）	30（17.24）	87（19.21）	159（22.81）
恶劣心境障碍	16（10.39）	35（9.54）	53（11.67）	21（12.07）	43（9.49）	82（11.70）
未特定抑郁障碍	7（4.55）	14（3.81）	10（2.20）	3（1.72）	9（1.99）	25（3.59）
抑郁障碍合计	33（21.43）	90（24.52）	128（28.19）	34（19.54）	99（21.85）	186（26.69）

表7-4 ICD-10标准诊断的终生焦虑障碍患者共病抑郁障碍的比例及其年龄和性别分布（%）

终生焦虑障碍共病抑郁障碍	年龄组				性别	
	18～34岁 n（%）	35～49岁 n（%）	50～64岁 n（%）	65岁及以上 n（%）	男 n（%）	女 n（%）
单次抑郁发作及复发性抑郁障碍	49（22.90）	123（22.24）	199（31.58）	89（32.73）	139（23.41）	321（29.95）
心境恶劣障碍	19（8.88）	54（9.76）	82（13.02）	44（16.18）	65（10.87）	134（12.50）
其他抑郁障碍	3（1.40）	20（3.62）	16（2.54）	4（1.47）	13（2.17）	217（30.00）
抑郁障碍合计	59（27.57）	153（27.67）	228（36.19）	97（35.66）	166（27.76）	372（34.70）

表7-5 ICD-10标准诊断的12月焦虑障碍患者共病抑郁障碍的比例及其年龄和性别分布（%）

12月焦虑障碍共病抑郁障碍	年龄组				性别	
	18～34岁 n（%）	35～49岁 n（%）	50～64岁 n（%）	65岁及以上 n（%）	男 n（%）	女 n（%）
单次抑郁发作及复发性抑郁障碍	31（21.22）	76（19.95）	117（26.90）	34（18.68）	87（20.75）	171（23.36）
心境恶劣障碍	17（11.64）	35（9.19）	56（12.87）	23（12.64）	46（11.14）	85（11.61）
其他抑郁障碍	1（0.68）	3（0.79）	4（0.92）	1（0.55）	1（0.24）	8（1.09）
抑郁障碍合计	38（26.03）	86（22.57）	128（29.43）	36（19.78）	97（23.49）	191（26.09）

3. 抑郁障碍患者中焦虑障碍的共病比例现况

（1）DSM-Ⅳ诊断标准

1）终生共病比例

按照DSM-Ⅳ诊断标准计算，抑郁障碍患者中同时共患焦虑障碍的比例为29.51%；

最多的焦虑障碍类型是特殊恐怖症，为 14.57%；其次为强迫症，为 9.94%；抑郁障碍患者中焦虑障碍患者比例的年龄分布是 18～34 岁组为 23.30%、35～49 岁组为 30.17%、50～64 岁组为 32.82%、65 岁及以上组为 26.88%；性别分布是男性为 26.09%，女性为 28.43%。结果见表 7-6。

2）12 月共病比例

按照 DSM-Ⅳ诊断标准计算，抑郁障碍患者中同时共患焦虑障碍的比例为 28.36%，最多的焦虑障碍类型是特殊恐怖症，为 15.22%；其次为强迫症，为 8.76%；抑郁障碍患者中焦虑障碍患者比例的年龄分布是 18～34 岁组为 19.08%、35～49 岁组为 27.96%、50～64 岁组为 33.51%、65 岁及以上组为 20.25%；性别分布是男性为 19.08%，女性为 27.01%。结果见表 7-7。

（2）ICD-10 诊断标准

1）终生共病比例

按照 ICD-10 诊断标准计算，抑郁障碍患者中同时共患焦虑障碍患者的比例为 35.40%；最多的心境障碍类型是特殊恐怖症，为 19.97%，其次是社交恐怖症，为 8.11%。抑郁障碍患者中焦虑障碍患者比例的年龄分布是 18～34 岁组为 32.07%、35～49 岁组为 33.85%、50～64 岁组为 37.50%、65 岁及以上组为 35.53%；性别分布是男性为 29.31%，女性为 36.12%。结果见表 7-8。

2）12 月共病比例

按照 ICD-10 诊断标准计算，抑郁障碍患者中同时共患焦虑障碍的比例为 32.73%，最多的焦虑障碍类型是特殊恐怖症，为 19.43%；其次是强迫症，为 7.27%；抑郁障碍患者中焦虑障碍患者比例的年龄分布是 18～34 岁组为 30.58%、35～49 岁组为 29.77%、50～64 岁组为 35.06%、65 岁及以上组为 22.82%；性别分布是男性为 28.34%，女性为 32.11%。结果见表 7-9。

表 7-6 DSM-Ⅳ标准诊断的终生抑郁障碍患者共病焦虑障碍的比例及其年龄和性别分布（%）

终生抑郁障碍共病焦虑障碍	年龄组				性别	
	18 ~ 34 岁 n（%）	35 ~ 49 岁 n（%）	50 ~ 64 岁 n（%）	65 岁及以上 n（%）	男 n（%）	女 n（%）
惊恐障碍	11（3.56）	17（2.83）	34（4.77）	11（3.44）	29（4.09）	44（3.55）
广场恐怖症（不伴惊恐）	5（1.62）	14（2.33）	22（3.09）	8（2.50）	15（2.12）	34（2.75）
社交恐怖症	9（2.91）	30（5.00）	33（4.63）	12（3.75）	37（5.22）	47（3.80）
特殊恐怖症	29（9.39）	83（13.83）	122（17.11）	49（15.31）	87（12.27）	196（15.83）
强迫症	38（12.30）	63（10.50）	75（10.53）	17（5.31）	74（10.44）	120（9.67）
PTSD	2（0.65）	16（2.67）	23（3.23）	5（1.56）	11（1.55）	35（2.83）
焦虑 NOS	9（2.91）	22（3.67）	33（4.63）	10（3.13）	27（3.81）	47（3.80）
恐怖型焦虑障碍	35（11.33）	100（16.67）	142（13.92）	56（17.50）	110（15.51）	223（18.01）
非恐怖型焦虑障碍	47（15.21）	97（16.17）	131（18.37）	38（11.88）	111（15.66）	203（16.40）
焦虑障碍合计（不含 NOS）	67（21.68）	168（28.00）	222（31.14）	79（24.69）	197（27.79）	377（30.45）
焦虑障碍合计	72（23.30）	181（30.17）	234（32.82）	86（26.88）	185（26.09）	352（28.43）

表 7-7 DSM-Ⅳ标准诊断的 12 月抑郁障碍患者共病焦虑障碍的比例及其年龄和性别分布（%）

12 月抑郁障碍共病焦虑障碍	年龄组				性别	
	18 ~ 34 岁 n（%）	35 ~ 49 岁 n（%）	50 ~ 64 岁 n（%）	65 岁及以上 n（%）	男 n（%）	女 n（%）
惊恐障碍	6（3.47）	7（2.30）	18（4.86）	5（3.80）	6（3.47）	23（3.49）
广场恐怖(不伴惊恐)	3（1.73）	6（1.97）	12（3.24）	4（2.53）	10（2.87）	15（2.28）
社交恐怖症	6（3.47）	13（4.28）	24（6.49）	5（3.16）	6（3.47）	28（4.25）
特殊恐怖症	18（10.40）	49（16.12）	73（19.73）	4（8.23）	18（10.40）	106（16.08）
强迫症	14（8.09）	26（8.55）	40（10.81）	8（5.06）	14（8.09）	55（8.35）
PTSD	1（0.58）	5（1.64）	8（2.16）	1（0.63）	1（0.58）	10（1.52）
焦虑 NOS	7（4.05）	12（3.95）	24（6.49）	4（2.53）	7（4.05）	25（3.79）
恐怖型焦虑障碍	22（12.72）	58（19.08）	84（22.70）	18（11.39）	22（12.72）	123（18.66）
非恐怖型焦虑障碍	19（10.98）	41（13.49）	70（18.92）	17（10.76）	19（10.98）	91（13.81）
焦虑障碍合计（不含 NOS）	33（19.08）	90（29.61）	128（34.59）	34（21.52）	33（19.08）	186（28.22）
焦虑障碍合计	33（19.08）	85（27.96）	124（33.51）	32（20.25）	33（19.08）	178（27.01）

表 7-8　ICD-10 标准诊断的终生抑郁障碍患者共病焦虑障碍的比例及其年龄和性别分布（%）

终生抑郁障碍共病焦虑障碍	年龄组				性别	
	18 ~ 34 岁 n（%）	35 ~ 49 岁 n（%）	50 ~ 64 岁 n（%）	65 岁及以上 n（%）	男 n（%）	女 n（%）
惊恐障碍	10（5.43）	19（4.20）	24（3.95）	11（4.03）	24（4.45）	40（4.08）
广场恐怖症	7（3.80）	20（4.42）	46（7.57）	7（2.56）	29（5.38）	51（5.20）
社交恐怖症	20（10.87）	35（7.74）	53（8.72）	15（5.49）	45（8.35）	78（7.96）
特殊恐怖症	33（17.93）	82（18.14）	130（21.38）	58（21.25）	85（15.77）	218（22.24）
强迫症	12（6.52）	20（4.42）	27（4.44）	7（2.56）	32（5.94）	35（3.57）
PTSD	4（2.17）	25（5.53）	44（7.24）	9（3.30）	23（4.27）	59（6.02）
焦虑 NOS	8（4.35）	14（3.10）	18（2.96）	7（2.56）	14（2.60）	33（3.37）
恐怖型焦虑障碍	42（22.83）	96（21.24）	155（25.49）	62（22.71）	108（20.04）	247（25.20）
非恐怖型焦虑障碍	24（13.04）	76（16.81）	120（19.74）	44（16.12）	87（16.14）	178（18.16）
焦虑障碍合计（不含 NOS）	54（29.35）	145（32.08）	221（36.35）	91（33.33）	166（30.80）	372（37.96）
焦虑障碍合计	59（32.07）	153（33.85）	228（37.50）	97（35.53）	158（29.31）	354（36.12）

表 7-9　ICD-10 标准诊断的 12 月抑郁障碍患者共病焦虑障碍的比例及其年龄和性别分布（%）

12 月抑郁障碍共病焦虑障碍	年龄组				性别	
	18 ~ 34 岁 n（%）	35 ~ 49 岁 n（%）	50 ~ 64 岁 n（%）	65 岁及以上 n（%）	男 n（%）	女 n（%）
惊恐障碍	5（4.13）	8（3.05）	14（4.02）	4（2.69）	11（3.58）	20（3.49）
广场恐怖症	4（3.31）	8（3.05）	24（5.90）	4（2.68）	17（5.54）	23（4.01）
社交恐怖症	11（9.09）	17（6.49）	31（8.91）	5（3.36）	20（6.51）	44（7.68）
特殊恐怖症	24（19.83）	45（17.18）	84（24.14）	18（12.08）	52（16.94）	119（20.77）
强迫症	7（5.79）	13（4.96）	20（5.75）	5（3.36）	21（6.84）	24（4.19）
PTSD	2（1.65）	8（3.05）	16（4.60）	2（1.34）	10（3.26）	18（3.14）
焦虑 NOS	5（4.13）	9（3.44）	14（4.02）	3（2.01）	15（4.89）	16（2.79）
恐怖型焦虑障碍	29（23.97）	51（19.47）	94（27.01）	22（14.77）	62（20.20）	134（23.39）
非恐怖型焦虑障碍	13（10.74）	38（14.50）	63（18.10）	18（12.08）	49（15.96）	83（14.49）
焦虑障碍合计（不含 NOS）	38（31.40）	86（32.82）	128（36.78）	36（24.16）	97（31.60）	191（33.33）
焦虑障碍合计	37（30.58）	78（29.77）	122（35.06）	34（22.82）	87（28.34）	184（32.11）

三、抑郁障碍与焦虑障碍的发病年龄顺序

在抑郁障碍和焦虑障碍共病患者中，抑郁障碍发病年龄早于焦虑障碍的患者占33.28%，抑郁障碍为时间意义上的原发病；抑郁障碍发病年龄晚于焦虑障碍的患者占55.57%，抑郁障碍为时间意义上的继发病；11.15% 的共病患者的抑郁障碍和焦虑障碍在同一年龄内发生。

观察抑郁障碍患者中各类焦虑障碍的发病年龄，结果如表 7-10 所示，与广泛性焦虑障碍、强迫症、创伤后应激障碍共病的患者中，抑郁障碍发病年龄不晚于焦虑障碍的分别占 45.90%、36.08% 和 69.57%；而在社交恐怖症、广场恐怖症、特殊恐怖症中，75.00%、81.63% 和 88.69% 的抑郁障碍是继发的。

表 7-10　抑郁障碍共病焦虑障碍各类别发病年龄先后顺序

抑郁障碍共病焦虑障碍	晚于抑郁障碍		同一年		早于抑郁障碍	
	n	%	*n*	%	*n*	%
惊恐障碍	21	28.77	5	6.85	47	64.38
广场恐怖症（不伴惊恐）	6	12.24	3	6.12	40	81.63
特殊恐怖症	22	7.77	10	3.53	251	88.69
社交恐怖症	11	13.10	10	11.90	63	75.00
强迫症	41	21.13	29	14.95	124	63.92
创伤后应激障碍	18	39.13	14	30.43	14	30.43
广泛性焦虑障碍	8	16.33	14	28.57	27	55.10

观察焦虑障碍中各类抑郁障碍的发病年龄，结果如表 7-11 所示，除未特定抑郁障碍外，抑郁症、心境恶劣障碍继发于焦虑障碍的比例高，分别是 67.13% 和 56.25%。

表 7-11　焦虑障碍共病抑郁障碍各类别发病年龄先后顺序

焦虑障碍共病抑郁障碍	晚于焦虑障碍		同一年		早于焦虑障碍	
	n	%	*n*	%	*n*	%
抑郁症	288	67.13	61	14.22	80	18.65
心境恶劣障碍	99	56.25	17	9.66	60	34.09
未特定抑郁障碍	8	4.37	2	1.09	173	94.54

四、焦虑与抑郁的潜类别分析

1. 焦虑障碍、抑郁障碍的潜类别划分

使用 SAS 9.4 LCA 模块针对各类焦虑障碍和抑郁障碍进行潜类别分析，模型拟合结果见表 7-12。赤池信息量（Akaike Information Criterion，AIC）和贝叶斯信息量（Bayesian Information Criterion，BIC）是比较模型优劣的两个指标，均可用于模型的选择，由于本次研究样本量大，因此以 BIC 作为潜类别数选择的主要参考指标，当类别数为 4 时，BIC 最小，因此选择模型潜类别数为 4。

表 7-12　潜类别模型的拟合结果

模型潜类别数	AIC	BIC
3	981.49	1270.06
4	707.56	1095.07
5	612.11	1098.56
6	568.28	1153.67
7	551.98	1236.31

如表 7-13 所示，调查人群被分为四组，第一组主要是社交恐怖症，占人群的 1.25%；第二组为未特定抑郁障碍，占 2.38%；第三组主要是抑郁症，占 2.43%；第四组主要是无任何焦虑障碍或抑郁障碍诊断人群，占 93.93%。此模型分组较为模糊，不适于进一步分析，故以下使用各类焦虑、抑郁症状进行分析。

表 7-13　调查人群诊断分类潜类别条件概率与潜类别概率

潜类别组	第一组	第二组	第三组	第四组
潜类别概率	0.0125	0.0238	0.0243	0.9393
惊恐障碍	0.1101	0.0070	0.0889	0.0017
广场恐怖症（不伴惊恐）	0.2156	0.0038	0.0446	0.0001
社交恐怖症	0.5270	0.0645	0.2995	0.0136
特殊恐怖症	0.2706	0.0055	0.0883	0.0010
强迫症	0.4139	0.0718	0.1826	0.0115

续表

潜类别组	第一组	第二组	第三组	第四组
PTSD	0.0566	0.0040	0.0626	0.0004
广泛性焦虑障碍	0.0596	0.0043	0.0657	0.0008
焦虑障碍 NOS	0.1444	0.0274	0.0738	0.0024
抑郁症	0.0507	0.0000	0.9707	0.0155
恶劣心境	0.0244	0.2072	0.3689	0.0005
未特定抑郁障碍	0.1093	0.8146	0.0000	0.0083

2. 焦虑症状、抑郁症状的潜类别划分

使用 SAS 9.4 LCA 模块针对焦虑症状和抑郁症状进行潜类别分析，模型拟合结果见表 7-14，当类别数为 6 时，BIC 最小，因此选择模型潜类别数为 6。

表 7-14　潜类别模型的拟合结果

模型潜类别数	AIC	BIC
3	2450.88	2665.24
4	1139.97	1428.55
5	670.74	1033.51
6	246.18	683.17
7	225.64	736.83

如表 7-15 所示，调查人群被分为六组，第一组多症状共存，为共病高危组，占人群的 0.90%；第二组与焦虑情绪症状和躯体焦虑症状相关性较高，为广泛性焦虑高危组，占 0.68%；第三组无焦虑或抑郁症状，为非焦虑抑郁组，占 81.05%；第四组与抑郁心境、躯体化抑郁症状，抑郁相关意志活动、思维症状相关性较高，为抑郁高危组，占 4.53%；第五组与抑郁心境及躯体化抑郁症状相关性较高，为抑郁中危组，占 2.46%；第六组与恐怖性症状相关性最高，为恐怖症高危组，占 10.38%。此模型分组较为清晰，可在此基础上进行深入分析。

表 7-15　调查人群症状分类的潜类别条件概率与潜类别概率

潜类别组	第一组	第二组	第三组	第四组	第五组	第六组
潜类别概率	0.0090	0.0068	0.8105	0.0453	0.0246	0.1038
惊恐症状	0.5289	0.3275	0.0320	0.4617	0.1588	0.2298
恐怖性症状	0.4316	0.2842	0.0364	0.4510	0.2284	0.5569
焦虑情绪症状	0.9764	0.9017	0.0012	0.0096	0.0071	0.0000
躯体化焦虑症状	0.9911	0.9346	0.0006	0.0068	0.0100	0.0051
抑郁心境	0.9994	0.0129	0.0018	0.9999	0.9998	0.0111
相关思维症状	0.9292	0.0001	0.0000	0.9479	0.4061	0.0000
意志活动症状	0.8733	0.0001	0.0000	0.9492	0.3172	0.0000
躯体化抑郁症状	0.9791	0.0001	0.0000	0.9710	0.7397	0.0000

3. 不同潜类别人群的影响因素

以潜类别组别作为因变量（第三组即非焦虑抑郁组人群作为参照），社会人口学因素（包括性别、年龄、受教育程度、地区、城乡、婚姻状况、收入）、是否为亲生父母抚养、慢性疾病、慢性疼痛为自变量，进行无序多分类 Logistic 回归，结果如表 7-16 所示。参照非焦虑抑郁组，共病高危组进入模型的危险因素有 50 ~ 64 岁年龄组（OR=2.06 P=0.03）、农村（OR=1.89 P=0.01）、较高收入（OR=2.07 P=0.03）、非亲生父母抚养长大（OR=3.22 P=0.002）、患有慢性疾病（OR=3.57 $P < 0.001$）、患有慢性疼痛（OR=4.35 $P < 0.001$）；广泛性焦虑高危组进入模型的危险因素有农村（OR=3.70 P=0.004）、患有慢性疾病（OR=1.89 P=0.03）、患有慢性疼痛（OR=2.32 P=0.004）；抑郁高危组进入模型的危险因素有女性（OR=1.63 $P < 0.001$）、35 到 49 岁年龄组（OR=0.69 P=0.02）、65 岁及以上年龄组（OR=0.50 P=0.01）、农村（OR=1.56 P=0.003）、未婚（OR=1.66 P=0.01）、患有慢性疾病（OR=3.03 $P < 0.001$）、患有慢性疼痛（OR=2.86 $P < 0.001$）；抑郁中危组进入模型的危险因素有 50 ~ 64 岁年龄组（OR=0.58 P=0.002）、65 岁及以上年龄组（OR=0.53 P=0.04）、大学及以上受教育程度（OR=2.09 P=0.01）、农村（OR=1.37 P=0.04）、患有慢性疾病（OR=2.44 $P < 0.001$）、患有慢性疼痛（OR=2.04 $P < 0.001$）；恐怖症高危组进入模型的危险因素有女性（OR=1.34 $P < 0.001$）、东部地区（OR=1.61 P=0.01）、中部地区（OR=1.37 P=0.02）、患有慢性疾病（OR=1.85 $P < 0.001$）、患有慢性疼痛（OR=1.72 $P < 0.001$）。

表 7-16 不同潜类别人群的影响因素 Logistic 回归分析

影响因素		第一组 OR	95%CI	第二组 OR	95%CI	第四组 OR	95%CI	第五组 OR	95%CI	第六组 OR	95%CI
性别	女	1.18	(0.72, 1.94)	0.87	(0.5, 1.52)	1.63*	(1.21, 2.20)	1.18	(0.96, 1.46)	1.34*	(1.16, 1.54)
	男	1.00		1.00		1.00		1.00		1.00	
年龄	18～34 岁	1.00		1.00		1.00		1.00		1.00	
	35～49 岁	1.66	(0.75, 3.68)	2.16	(0.42, 11.21)	0.69*	(0.50, 0.95)	0.71	(0.48, 1.05)	0.99	(0.77, 1.28)
	50～64 岁	2.06*	(1.08, 3.93)	2.89	(0.80, 10.39)	0.74	(0.49, 1.12)	0.58*	(0.37, 0.89)	0.87	(0.64, 1.18)
	65 岁及以上	1.64	(0.59, 4.56)	2.35	(0.49, 11.26)	0.50*	(0.33, 0.78)	0.53*	(0.29, 0.98)	0.84	(0.61, 1.16)
受教育程度	文盲	1.00		1.00		1.00		1.00		1.00	
	小学	1.38	(0.74, 2.59)	0.84	(0.45, 1.59)	1.00	(0.74, 1.34)	1.14	(0.78, 1.65)	0.94	(0.77, 1.14)
	初中	1.12	(0.63, 1.96)	0.81	(0.40, 1.65)	1.07	(0.77, 1.47)	1.21	(0.93, 1.58)	0.84	(0.67, 1.04)
	高中	1.43	(0.76, 2.68)	1.51	(0.64, 3.55)	1.28	(0.84, 1.93)	1.31	(0.79, 2.17)	0.80	(0.58, 1.10)
	大学及以上	1.81	(0.63, 5.22)	5.18*	(0.91, 29.32)	1.35	(0.81, 2.25)	2.09*	(1.18, 3.69)	0.70	(0.45, 1.10)
地区	东部	0.87	(0.52, 1.48)	1.24	(0.68, 2.26)	0.79	(0.50, 1.23)	1.13	(0.60, 2.13)	1.61*	(1.16, 2.23)
	中部	1.28	(0.74, 2.22)	0.69	(0.42, 1.14)	0.94	(0.61, 1.44)	1.03	(0.67, 1.58)	1.37*	(1.04, 1.80)
	西部	1.00		1.00		1.00		1.00		1.00	
城乡	城市	0.53*	(0.33, 0.85)	0.27*	(0.11, 0.65)	0.64*	(0.48, 0.86)	0.73*	(0.53, 0.99)	0.90	(0.71, 1.14)
	农村	1.00		1.00		1.00		1.00		1.00	
婚姻状况	未婚	1.31	(0.66, 2.62)	1.02	(0.51, 2.06)	1.66*	(1.14, 2.41)	1.47	(0.90, 2.37)	1.05	(0.78, 1.41)
	分居/离婚/丧偶	1.61	(0.63, 4.09)	0.60	(0.08, 4.75)	1.41	(0.80, 2.50)	1.39	(0.82, 2.36)	1.24	(0.87, 1.76)
	已婚	1.00		1.00		1.00		1.00		1.00	

续表

影响因素		第一组		第二组		第四组		第五组		第六组	
		OR	95%CI	OR	95%CI	OR	95%CI	OR	95%CI	OR	95%CI
收入	高	2.07*	(1.09, 3.96)	1.19	(0.56, 2.54)	1.05	(0.85, 1.31)	0.94	(0.61, 1.45)	1.13	(0.94, 1.36)
	低	1.00		1.00		1.00		1.00		1.00	
亲生父母抚养	否	3.22*	(1.56, 6.62)	1.02	(0.52, 2.00)	1.41	(0.99, 2.01)	1.32	(0.74, 2.38)	0.88	(0.62, 1.25)
	是	1.00		1.00		1.00		1.00		1.00	
慢性疾病	无	0.28*	(0.17, 0.45)	0.53*	(0.31, 0.92)	0.33*	(0.25, 0.45)	0.41*	(0.30, 0.56)	0.54*	(0.46, 0.64)
	有	1.00		1.00		1.00		1.00		1.00	
慢性疼痛	无	0.23*	(0.16, 0.33)	0.43*	(0.24, 0.76)	0.35*	(0.28, 0.45)	0.49*	(0.33, 0.72)	0.58*	(0.46, 0.73)
	有	1.00		1.00		1.00		1.00		1.00	

* OR 值有统计学意义。

4. 不同潜类别人群的精神障碍诊断

按照 DSM-Ⅳ 诊断标准，计算各类别人群的各类精神障碍终生患病率，结果如表 7-17 所示。共病高危组各类精神障碍患病率均较高，广泛性焦虑高危组患病率最高的精神障碍为广泛性焦虑障碍（12.89%）；非焦虑抑郁组各类精神障碍患病率均较低；抑郁高危组患病率较高的是各类抑郁障碍，其中抑郁症 60.67%，心情恶劣障碍 21.39%，未特定抑郁障碍 30.27%；抑郁中危组患病率较高的为抑郁障碍，主要是未特定抑郁障碍（56.15%）；恐怖症高危组患病率较高的是特殊恐怖症（18.03%）。

按照 ICD-10 诊断标准，计算各类别人群的各类精神障碍终生患病率，结果如表 7-18 所示。共病高危组各类精神障碍患病率均较高，广泛性焦虑高危组患病率最高的精神障碍为广泛性焦虑障碍（26.45%）；非焦虑抑郁组各类精神障碍患病率均较低；抑郁高危组患病率较高的是各类抑郁障碍，其中复发性抑郁障碍为 56.57%；抑郁中危组患病率较高的为抑郁障碍，主要是心境恶劣（17.97%）和复发性抑郁障碍（13.11%）；恐怖症高危组患病率较高的是特殊恐怖症（24.69%）。

5. 不同潜类别人群的残疾现况

使用 WHODAS-2.0 评级描述各类别人群疾病的残疾比例，结果如表 7-19 所示，各组残疾比例从高到低依次为共病高危组、抑郁高危组、广泛性焦虑高危组、抑郁中危组、恐怖症高危组、非焦虑抑郁组。

6. 不同潜类别人群的疾病严重程度现况

描述各类别人群疾病的严重程度，结果如表 7-19 所示，共病高危组、抑郁高危组、广泛性焦虑高危组严重程度较高，抑郁中危组与非焦虑抑郁组严重程度接近，均较低。

五、不同潜类别人群求医行为现况及其影响因素

本研究调查了是否因情绪及其他精神问题去往专业机构求医，结果如表 7-19 所示。各类别人群终生及 12 个月求医行为的比例从高到低依次为共病高危组、抑郁高危组、广泛性焦虑高危组、抑郁中危组、恐怖症高危组、非焦虑抑郁组，与疾病严重程度基本相符。

表 7-17 不同潜类别 DSM-Ⅳ 诊断各精神障碍终生患病率

潜类别	n	第一组 %	第一组 SE	第二组 %	第二组 SE	第三组 %	第三组 SE	第四组 %	第四组 SE	第五组 %	第五组 SE	第六组 %	第六组 SE
焦虑障碍													
惊恐障碍	149	5.2	1.91	1.46	0.82	0.12	0.05	5.33	0.95	0.19	0.12	1.17	0.42
广泛性焦虑障碍	90	22.97	3.81	12.89	3.64	0.03	0.02	0.85	0.55	–	–	0.04	0.04
特殊恐怖症	793	25.45	4.3	8.13	3.31	–	–	20.81	1.95	5.93	1.37	18.03	1.58
社交恐怖症	186	10.91	3.08	4.79	3.64	–	–	5.02	0.96	0.5	0.25	3.04	0.52
广场恐怖症（不伴惊恐）	111	9.16	2.66	1.16	0.95	–	–	3.19	0.7	0.78	0.38	1.88	0.34
创伤后应激障碍	77	6.8	2.08	2.23	1.45	0.02	0.01	2.19	0.62	1.11	0.6	0.33	0.15
强迫症	622	22.77	4.72	3.86	1.59	1.14	0.14	13.46	1.66	6.89	1.97	4.79	0.8
NOS	183	8.33	2.46	11.12	4.33	0.31	0.07	3.54	0.75	1.3	0.53	1.12	0.45
任何一种焦虑障碍（含 NOS）	1659	56.19	5.19	34.71	5.58	1.49	0.17	37.66	2.23	14.05	2.24	24.05	1.74
任何一种焦虑障碍（不含 NOS）	1557	54.53	5.15	26.88	5.3	1.27	0.15	36.18	2.41	13.28	2.24	23.55	1.66
心境障碍													
抑郁障碍	1947	88.08	3.03	0.07	0.07	–	–	92.3	0.97	75.29	2.78	0.33	0.14
抑郁症	1093	82.96	3.47	–	–	–	–	60.67	2.36	14.16	1.93	–	–
心境恶劣障碍	414	31.18	6.5	–	–	–	–	21.39	1.58	14.94	2.96	0.01	0.01
未特定抑郁障碍	805	4.13	1.5	0.07	0.07	–	–	30.27	2.41	56.15	3.41	0.32	0.14
双相障碍	150	9.16	2.83	0.02	0.02	0.1	0.03	5.45	0.94	1.49	0.59	0.57	0.19
双相 I 型障碍	106	7.26	2.63	0.02	0.02	0.06	0.03	4	0.75	0.64	0.36	0.52	0.19
双相 II 型障碍	12	1.9	1.18	–	–	–	–	0.48	0.19	–	–	–	–
双相障碍 NOS	32	–	–	–	–	0.03	0.01	0.97	0.31	0.86	0.52	0.05	0.04
任何一种心境障碍（含 NOS）	2076	97.24	0.89	0.08	0.09	0.1	0.03	96.61	0.73	75.96	2.76	0.91	0.24
任何一种心境障碍（不含 NOS）	1378	93.19	1.65	0.02	0.02	0.06	0.03	72.31	2.27	27.6	3.55	0.53	0.19

续表

精类别	n	第一组		第二组		第三组		第四组		第五组		第六组	
		%	SE	%	SE	%	SE	%	SE	%	SE	%	SE
物质使用障碍	999	7.43	2.04	7.18	2.8	3.35	0.31	8.97	1.2	10.74	2.1	5.92	0.73
酒精滥用	696	2.18	1.17	3.57	1.86	2.46	0.29	4.2	0.77	5.36	1.62	3.87	0.55
酒精依赖	303	5.25	1.7	3.61	2.05	0.89	0.14	4.77	0.99	5.38	1.86	2.06	0.59
物质使用障碍（除酒精、尼古丁）	117	4.62	2.35	0.55	0.56	0.27	0.08	2.29	0.53	1.3	0.77	0.68	0.26
物质滥用	56	1.49	1.15	0.55	0.56	0.09	0.03	1.44	0.41	0.52	0.34	0.17	0.08
物质依赖	72	3.13	2.03	–	–	0.22	0.09	0.86	0.27	0.9	0.48	0.54	0.25
尼古丁依赖	1540	15.9	3.59	14.26	4.74	4.92	0.42	13.86	1.61	13.68	2.76	10.69	1.09
任何一种物质使用障碍（含尼古丁）	2328	26.9	4.66	19.03	5.16	7.62	0.55	20.99	2.04	19.66	3.05	14.01	1.22
任何一种物质使用障碍（不含尼古丁）	1104	12	2.74	7.73	2.88	3.53	0.31	11.04	1.25	11.95	2.19	6.54	0.78
任何一种精神障碍（含NOS，含尼古丁）	4800	99.79	0.16	50.02	5.31	8.73	0.59	97.97	0.44	80.8	2.31	33.18	1.94
任何一种精神障碍（不含NOS，含尼古丁）	4237	97.96	1.04	42.45	6.07	8.53	0.58	82.14	1.92	42.28	3.39	32.52	1.88
任何一种精神障碍（含NOS，不含尼古丁）	3865	99.42	0.34	40.79	5.87	4.82	0.38	97.35	0.64	79.91	2.2	28.55	1.88
任何一种精神障碍（不含NOS，不含尼古丁）	3247	97.24	1.14	32.96	5.71	4.6	0.37	79.37	1.95	38.03	2.94	27.88	1.83

表 7-18　不同潜类别 ICD-10 诊断各精神障碍终生患病率

潜类别	n	第一组 %	第一组 SE	第二组 %	第二组 SE	第三组 %	第三组 SE	第四组 %	第四组 SE	第五组 %	第五组 SE	第六组 %	第六组 SE
焦虑障碍 惊恐障碍	161	4.07	1.79	1.97	0.94	0.22	0.07	3.98	0.7	0.4	0.21	1.06	0.33
广泛性焦虑障碍	136	33.43	4.83	26.45	5.79	0.03	0.02	0.93	0.56	0.12	0.12	0.04	0.04
特殊恐怖症	1019	26.16	4.36	14.14	5.16	0.13	0.03	22.81	2.25	5.05	1.08	24.69	1.68
社交恐怖症	308	13.51	2.97	2.86	1.26	–	–	8.27	1.16	1.05	0.41	6.05	0.89
广场恐怖症	158	10.56	2.68	5.11	4.52	0.01	0	4.72	0.8	0.87	0.43	1.99	0.36
创伤后应激障碍	134	11.06	2.69	1.95	1.41	0.12	0.03	4.67	0.88	0.63	0.34	0.53	0.2
强迫症	182	5.76	2.35	0.93	0.47	0.25	0.07	6.9	1.59	1.37	0.51	1.38	0.43
其他焦虑障碍	138	15.11	6.5	8.36	3.83	0.27	0.07	1.48	0.53	1.41	0.55	0.73	0.29
任何一种焦虑障碍	1670	67.17	5.76	47.67	5.18	1.01	0.14	36.77	2.23	8.92	1.65	30.2	1.82
任何一种焦虑障碍（不含其他）	1580	56.74	5.5	42.46	6.04	0.75	0.12	36.07	2.32	8	1.57	29.98	1.79
心境障碍 抑郁障碍	1519	87.92	2.93	–	–	–	–	77.56	1.8	37.05	3.26	0.04	0.02
轻度抑郁发作	187	5.38	3	–	–	–	–	5.47	1.18	15.06	2.19	0.02	0.01
中度抑郁发作	381	27.71	5.68	–	–	–	–	16.75	1.56	9.63	1.69	–	–
重度抑郁发作	653	51.28	5.52	–	–	–	–	40.32	2.26	0.63	0.46	–	–
复发性抑郁障碍	1014	77.81	4.01	–	–	–	–	56.57	2.27	13.11	1.93	0.01	0.01
心境恶劣	492	37.03	6.77	–	–	–	–	23.89	1.49	17.97	3.08	0.03	0.02
其他抑郁障碍	157	1.57	0.95	–	–	–	–	9.9	1.34	1.38	0.6	–	–
任何一种躁狂	54	0.32	0.33	0.19	0.18	0.1	0.03	0.96	0.37	1.72	0.73	0.14	0.06
轻躁狂	40	0.32	0.33	0.18	0.18	0.07	0.02	0.71	0.27	0.92	0.47	0.1	0.04
躁狂	12	–	–	0.02	0.02	0.03	0.02	0.05	0.03	0.33	0.31	0.1	0.05
其他躁狂	4	–	–	–	–	0	0	0.21	0.15	0.47	0.43	–	–
双相障碍	68	8.47	2.71	–	–	0	0	2.81	0.52	0.45	0.28	0.38	0.16
任何一种心境障碍（含其他）	1636	96.64	1.07	0.19	0.18	0.11	0.03	81.2	1.98	39.22	2.98	0.56	0.18
任何一种心境障碍（不含其他）	1516	95.24	1.47	0.19	0.18	0.1	0.03	73.65	2.24	37.91	3.26	0.56	0.18

续表

潜类别	n	第一组		第二组		第三组		第四组		第五组		第六组	
		%	SE	%	SE	%	SE	%	SE	%	SE	%	SE
物质使用障碍 — 酒精使用障碍	1034	6.72	2.04	13.18	5.02	3.48	0.33	8.72	1.12	11.28	2.23	5.97	0.73
酒精滥用	896	4.87	1.99	10.58	4.89	3.12	0.32	6.41	0.9	8.02	1.92	4.72	0.57
酒精依赖	255	4.54	1.69	3.81	2.03	0.73	0.11	3.94	0.88	4.31	1.8	1.97	0.6
物质使用障碍（除酒精，尼古丁）	118	4.56	2.34	0.65	0.57	0.19	0.04	2.29	0.53	1.33	0.77	0.55	0.21
物质滥用	63	1.49	1.15	0.65	0.57	0.09	0.03	1.51	0.42	0.55	0.35	0.2	0.09
物质依赖	66	3.07	2.03	—	—	0.13	0.03	0.79	0.26	0.9	0.48	0.39	0.17
尼古丁依赖	1406	13.98	2.97	13.39	4.71	4.46	0.4	13.69	1.97	13.13	2.74	9.73	1.05
任何一种物质使用障碍（含尼古丁）	2230	23.74	4.21	23.92	8.18	7.31	0.54	20.06	2.05	19.88	3.09	13.41	1.24
任何一种物质使用障碍（不含尼古丁）	1138	11.24	2.73	13.83	5.02	3.65	0.33	10.76	1.19	12.52	2.32	6.49	0.73
任何一种精神障碍（含 NOS，含尼古丁）	4411	98.58	0.87	62.46	5.28	8.13	0.57	87.41	1.91	49.81	2.71	38.55	1.8
任何一种精神障碍（不含 NOS，含尼古丁）	4279	97.46	1.28	57.67	7.01	7.9	0.58	83.01	1.87	48.02	3.02	38.34	1.78
任何一种精神障碍（含 NOS，不含尼古丁）	3555	98.19	0.9	53.59	4.42	4.59	0.37	85.3	1.92	47.09	2.57	34.39	1.85
任何一种精神障碍（不含 NOS，不含尼古丁）	3413	97.07	1.3	48.56	5.69	4.35	0.38	80.67	1.84	45.29	2.86	34.18	1.82

表 7-19　不同潜类别严重程度及求医行为比较

潜类别	分级	第一组 n（%）	第二组 n（%）	第三组 n（%）	第四组 n（%）	第五组 n（%）	第六组 n（%）	合计 n（%）	χ^2	P
WHODAS-2.0 评级	正常	106 (43.44)	116 (66.29)	21 735 (93.57)	764 (59.64)	587 (79.97)	2126 (85.79)	25 434 (90.38)	2812.26	< 0.001
	四级	98 (40.16)	51 (29.14)	1332 (5.73)	433 (33.80)	133 (18.12)	318 (12.83)	2365 (8.40)		
	三级	15 (6.15)	4 (2.29)	67 (0.29)	39 (3.04)	8 (1.09)	18 (0.73)	151 (0.54)		
	二级	8 (3.28)	1 (0.57)	41 (0.18)	16 (1.25)	3 (0.41)	6 (0.24)	75 (0.27)		
	一级	17 (6.97)	3 (1.17)	53 (0.23)	29 (2.26)	3 (0.41)	10 (0.40)	115 (0.41)		
疾病严重程度	轻	57 (30.07)	23 (50.52)	290 (73.62)	318 (42.97)	102 (72.95)	294 (62.99)	1048 (57.59)	189.69	< 0.001
	中	97 (61.93)	14 (41.78)	84 (19.31)	342 (48.50)	43 (25.21)	146 (31.87)	146 (35.68)		
	重	16 (8.00)	2 (7.70)	37 (7.07)	67 (8.53)	5 (1.84)	26 (5.14)	153 (6.73)		
因精神问题求医（12 个月）	是	41 (16.80)	11 (6.29)	66 (0.28)	132 (10.30)	29 (3.95)	47 (1.90)	326 (1.16)	2846.65	< 0.001
	否	203 (83.20)	164 (93.71)	23 162 (99.72)	1149 (89.70)	705 (96.05)	2431 (98.10)	27 814 (98.84)		
因精神问题求医（终生）	是	78 (31.97)	29 (16.57)	241 (1.04)	256 (19.98)	62 (8.45)	135 (5.45)	801 (2.85)	1714.36	< 0.001
	否	166 (68.03)	146 (83.46)	22 987 (98.96)	1025 (80.02)	672 (91.55)	2343 (94.55)	27 339 (97.15)		

  Logistic 回归分析结果，以是否因情绪问题求医作为因变量，在控制了其他精神障碍、慢性疾病、慢性疼痛及其他社会人口学因素后，各潜类别组对求医行为的影响的 OR 值依次分别为共病高危组 10.87、广泛性焦虑高危组 9.23、抑郁高危组 7.89、抑郁中危组 5.71、恐怖症高危组 3.54，其中 OR 值最高的是共病高危组，最低的是恐怖症高危组。见表 7-20。

表 7-20 因情绪问题求医行为的影响因素 Logistic 回归分析

因素	分组	参数	Wald 卡方	OR	OR 95%CI 下限	95%CI 上限
潜类别	第一组	−2.39	93.18	10.87*	6.66	17.74
	第二组	−2.22	37.31	9.23*	4.48	18.98
	第三组	–	–	1	–	–
	第四组	−2.07	113.66	7.89*	5.37	11.59
	第五组	−1.74	57.04	5.71*	3.61	9.02
	第六组	−1.26	56.37	3.54*	2.53	4.94
性别	女	0.40	8.61	0.67*	0.51	0.88
	男	–	–	1	–	–
年龄	18 ~ 34 岁	–	–	1	–	–
	35 ~ 49 岁	0.01	0.00	0.99	0.61	1.59
	50 ~ 64 岁	−0.14	0.35	1.14	0.73	1.80
	65 岁及以上	−0.32	1.33	1.38	0.80	2.38
受教育程度	文盲	–	–	1	–	–
	小学	0.08	0.25	0.92	0.66	1.28
	初中	0.33	3.20	0.72	0.50	1.04
	高中	0.17	0.39	0.85	0.50	1.44
	大学及以上	−0.22	0.29	1.25	0.55	2.87
地区	东部	−0.06	0.09	1.06	0.727	1.54
	中部	0.07	0.21	0.93	0.672	1.28
	西部	–	–	1	–	–
城乡	城市	−0.11	0.31	1.12	0.75	1.68
	农村	–	–	1	–	–
婚姻状况	未婚	–	–	1	–	–
	分居 / 离婚 / 丧偶	0.17	1.10	0.84	0.61	1.16
	已婚	−0.23	0.45	1.26	0.64	2.49

续表

因素	分组	参数	Wald 卡方	OR	OR 95%CI 下限	95%CI 上限
收入	高	0.04	0.04	0.96	0.66	1.41
	低	–	–	1	–	–
亲生父母抚养	否	−0.19	0.55	1.21	0.72	2.02
	是	–	–	1	–	–
慢性疾病	无	–	–	1	–	–
	有	−0.55	15.88	1.74[*]	1.32	2.28
慢性疼痛	无	–	–	1	–	–
	有	−0.42	7.04	1.52[*]	1.11	2.08
其他精神障碍	无	1.28	53.41	0.28[*]	0.20	0.39
	有	–	–	1	–	–

[*] OR 值有统计学意义。

六、各类精神障碍共病

　　共病的概念最早在 1970 年由美国的 Feinstein 教授提出，经常被定义为与某种特定索引性疾病相关。比如 Feinstein 的定义为，在罹患某种索引性的疾病的临床过程中已经存在或可能发生的任何不同的明显的疾病。但是，哪种疾病被定义为索引性疾病以及哪种为共病并不是不言而喻的，并且可能因研究问题不同、引起特定护理事件的疾病或主治医师的专业而异。共病之间既可以相关关联、相关伴随，也可以是不相关的平行关系。

　　CMHS 调查结果显示，各类精神障碍（不含老年期痴呆）间存在共病。既往曾罹患一类精神障碍者占 74.2%，罹患两类精神障碍者占 22.0%，罹患三类及以上精神障碍者占 3.8%。各类精神障碍（不含老年期痴呆）终生共病构成比见图 7-1，各类精神障碍（不含老年期痴呆）现患共病构成比见图 7-2。各类精神障碍（不含老年期痴呆）共病的患病率详见表 7-21。在精神障碍共病中，最常见的是焦虑障碍和抑郁障碍共病。

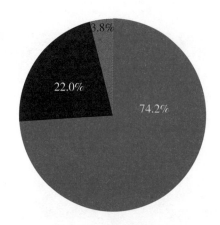

仅罹患一类精神障碍

同时罹患两类精神障碍

同时罹患三类及以上
精神障碍

▲ 图 7-1 各类精神障碍（不含老年期痴呆）终生共病构成比

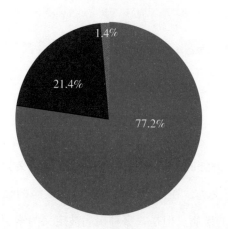

仅罹患一类精神障碍

同时罹患两类精神障碍

同时罹患三类及以上
精神障碍

▲ 图 7-2 各类精神障碍（不含老年期痴呆）12 月共病构成比

表 7-21 精神障碍共病患病率

共病类别	终生患病率（%）				12 月患病率（%）			
	未加权		加权		未加权		加权	
	%	95%CI	%	95%CI	%	95%CI	%	95%CI
仅罹患一类疾病	10.37	9.50 ~ 11.24	10.91	9.66 ~ 12.16	6.18	5.59 ~ 6.78	6.60	5.74 ~ 7.46
罹患两类疾病	2.68	2.27 ~ 3.10	2.81	2.32 ~ 3.31	1.41	1.15 ~ 1.66	1.54	1.23 ~ 1.84
罹患三类及以上疾病	0.37	0.27 ~ 0.47	0.42	0.28 ~ 0.56	0.10	0.06 ~ 0.14	0.09	0.04 ~ 0.14

CMHS 研究特色及相关思考

一、CMHS研究特色

本研究是国内首次具有全国代表性的精神障碍流行病学调查，调查采用的国际通用的精神障碍流行病学调查工具 CIDI-3.0-CAP 是内容全面的、标准化的定式访谈调查表，能够按照 ICD-10 和 DSM-Ⅳ的诊断分类标准做出精神障碍诊断。国内外已有较多研究证实，CIDI 适合在不同文化背景下以及不同地区中使用，并已经在世界范围内的多数国家实际使用过，是目前国际公认的由非精神卫生专业人员使用的精神障碍流行病学调查工具。CIDI 中全面的社会人口学信息可以描述精神障碍在不同时间、不同地区和不同人群中的分布，探讨疾病的危险因素，并描述疾病负担和卫生服务利用状况。

在数据分析过程中，本研究既采用了传统的共病率的描述性统计方法，又应用精神医学的理论和统计学潜变量分析的方法；不只关注疾病诊断分类的关联性，同时充分利用症状分类的信息，因此有以下优势：①可以根据症状表现将人群分类，观察焦虑症状与抑郁症状互相重叠时人群的特点，例如社会人口学特点、疾病严重程度及是否求医的差异；②能够观察及探讨未达到诊断标准但可能是潜在患者的阈下亚健康人群的特点，相对于符合疾病诊断的人群，这部分阈下诊断的人群更多，且对疾病的一级预防更有意义，如果按照疾病诊断类别分析将会忽略此类人群。

本研究根据自我报告的症状，采用潜类别分析，将不同亚临床症状的人群聚类。这种聚类分析的最大特色是依照样本间相关联的概率来作为分群的依据，而不是传统上的通过计算样本距离来观察样本与样本之间的接近程度。这样的益处是直接解决了分群变量的统计分布问题，可以同时将不同分布形态的变量放在一起对样本进行聚类，而不用担心变量分布形态不同所导致的距离差距。聚类之后使用无序多分类 Logistic 回归进行各潜类别的危险因素分析，同时结合由 CIDI-3.0 诊断程序获得的疾病首发年龄，对各类焦虑障碍和抑郁障碍发病顺序进行探讨。这种对于精神卫生调查数据的深入分析方法，在国内具有创新性。

二、中国社区居民焦虑障碍抑郁障碍共病率

本研究显示，按 DSM-Ⅳ 诊断标准，焦虑障碍和抑郁障碍共病患者在社区居民中的终生共病率为 2.26%，12 月共病率为 1.20%。其中，女性高于男性，农村高于城市，差异均有统计学意义。55 ~ 59 岁年龄组最高，在 60 岁以上年龄组下降。本次调查所获结果与国内其他调查结果接近，在大连进行的精神病卫生流行病学调查中，焦虑抑郁共病的患者在一般居民中的终生共病率为 1.24%，男性焦虑抑郁共病的终生共病率为 1.34%，女性共病的终生共病率为 1.16%；城市焦虑抑郁共病的终生共病率为 1.22%，农村共病的终生共病率为 1.29%。

本次调查在抑郁障碍共病焦虑障碍的类别方面，共病恐怖症及强迫症的比例最高，其次为广泛性焦虑障碍，该结果与国内外研究结果大致类似，有较大差别是共病社交恐怖症比例低于国外调查结果，NCS 抑郁障碍患者共病社交恐怖症比例最高，NESDA 中共病较高的也是广泛性焦虑障碍和社交恐怖症。这可能是由于不同国家文化差异较大，社交恐怖症患病率有一定差异。根据各国流行病学调查可知，不同文化区域社交恐怖症患病率有较大差异：美国社交恐怖症患病率为 7.1% ~ 7.9%；南美洲类似，智利为 6.4%，为巴西 9.1%；在与其文化差异较大的亚洲情况有所不同，社交恐怖症患病率相对较低，韩国为 0.2% ~ 0.6%，中国为 0.2%，日本为 0.8%。推测其原因主要有以下两点：①我国及其他亚洲国家生活方式与西方国家不同，总体来说社交活动较为单一，因此应激源较少，特别是农村地区老年女性人群，几乎不参加任何社交活动；②DSM 及 ICD 诊断标准是基于西方国家所采纳的诊断概念条目，因此文化的差异也会导致社交恐怖症的发生东方人群低于西方人群。

本调查可见，焦虑障碍和抑郁障碍共病是社区人群中较为常见的精神障碍表现形式，在社区居民中患病情况普遍存在，因此应当加强社区卫生机构人员相关知识的培训以及社区人群的健康教育，以便早识别，早治疗。其患病率高，健康危害性大，在当今

高速发展经济、以经济建设为中心的时代，必须重视加强精神卫生知识的宣传和普及。

三、中国社区居民焦虑障碍和抑郁障碍发病年龄顺序

　　根据本研究结果，抑郁障碍发病年龄早于焦虑障碍的患者占 33.28%，抑郁障碍为时间意义上的原发病；55.57% 患者的抑郁障碍发病年龄晚于焦虑障碍，抑郁障碍为时间意义上的继发病；其余 11.15% 患者的抑郁障碍和焦虑障碍在同年龄发生。大部分共病患者中抑郁障碍继发于焦虑障碍，与 NCS 结果相似。将焦虑障碍划分为各个类别分别观察发病年龄先后，可以看出不同类别焦虑障碍与抑郁障碍的共病模式有所不同，其中各类恐怖症共病抑郁障碍中抑郁障碍多为继发，其他种类焦虑障碍共病抑郁障碍先发和继发的比例相近，可能是由于不同种类焦虑障碍发病年龄不同。恐怖症多发病年龄较早，例如社交恐怖症最容易发生的两个时期分别是青少年时期（14 ~ 17 岁）和儿童早期（10 岁之前）；特殊恐怖症发病年龄与社交恐怖症相近，也是青少年时期，因此共病抑郁障碍时多早发于抑郁障碍。而广泛性焦虑障碍发病年龄与抑郁障碍发病年龄相近，30 岁左右。此外，有研究发现，恐怖性障碍发病年龄与疾病严重程度有关，较早发病的恐怖性障碍可能导致疾病严重程度更重，更容易并发抑郁障碍。

　　观察焦虑障碍人群中共病各种抑郁障碍的情况可以看出抑郁症多继发于焦虑障碍，与以上抑郁障碍共病各类焦虑障碍结果相同，而未特定抑郁障碍发病时间多早于焦虑障碍。以往无研究报告未特定抑郁的发病年龄，但有些研究表明未特定抑郁障碍与恶劣心境或重性抑郁在多个维度（例如功能损害、精神疾病共病、家族性、睡眠脑电图等）均有一定的连续性，未特定抑郁障碍可能是抑郁症的阈下诊断，与抑郁症相比，共病焦虑障碍时发病年龄更早。

　　因此，要关注各类焦虑障碍发病较早的人群，及时干预，可以减少继发抑郁障碍。

四、潜类别分析组别构成及影响因素

　　根据潜类别分析结果可以看出，焦虑症状和抑郁症状既有明显的关联又有一定的独立性，共分为六组，第一组多症状共存，为共病高危组，占人群的 0.90%；第二组与焦虑情绪症状和躯体焦虑症状相关性较高，为广泛性焦虑高危组，占 0.68%；第三组无

焦虑或抑郁症状，为非焦虑抑郁组，占 81.05%；第四组与抑郁心境，躯体化抑郁症状，抑郁相关意志活动、思维症状相关性较高，为抑郁高危组，占 4.53%；第五组与抑郁心境及躯体化抑郁症状相关性较高，为抑郁中危组，占 2.46%；第六组与恐怖性症状相关性最高，为恐怖症高危组，占 10.38%。六组中有三组症状分别主要是单纯广泛性焦虑症状、单纯抑郁症状和多症状共存，与既往一些研究相似，本研究结果更支持共病论，即焦虑症状和抑郁症状共病与单纯焦虑症状或单纯抑郁症状均有所不同。而在几种焦虑症状中，抑郁症状与广泛性焦虑症状更容易同时存在；惊恐症状及恐怖性症状在各个组别中分布较均匀，与其他症状未见明显关联。抑郁心境与躯体化抑郁症状关联性较高，特别是在抑郁症状未达到抑郁症标准的人群中，常容易被诊断为未特定抑郁障碍。既往有研究表明，未特定抑郁障碍常有的症状为快感缺失、食欲增加、睡眠增多、犹豫不决，本研究结果与既往研究结果相近。

由于 CIDI 能够收集较为详细的社会人口学因素以及童年时期多种不良经历的信息，因此为各组别危险因素的分析探讨提供了基础数据。本研究在实际分析过程中，将潜类别分析得到的组别作为因变量，将年龄、性别、城乡、受教育程度、婚姻状况等社会人口学因素以及是否被亲生父母抚养长大、慢性疾病和慢性疼痛作为自变量，以非焦虑抑郁组作为参照，进行无序多分类变量 Logistic 回归模型分析，以研究各组别的危险因素。研究结果显示，总体而言，影响因素有性别、城乡、年龄、收入、受教育程度、婚姻状况、地区、是否亲生父母抚养、患有慢性疾病、患有慢性疼痛。共病高危组危险因素最多，包括年老、农村、较高收入、非亲生父母抚养长大、患有慢性疾病、患有慢性疼痛；其次为抑郁高危组，包括女性、年轻人群、农村、未婚、患有慢性疾病、患有慢性疼痛；随后是抑郁中危组，包括年轻人群、受教育程度高、农村、患有慢性疾病、患有慢性疼痛；再次是恐怖症高危组，包括女性、东部地区、中部地区、患有慢性疾病、患有慢性疼痛；最后是广泛性焦虑高危组，包括农村、患有慢性疾病、患有慢性疼痛。既往有研究表明焦虑障碍和抑郁障碍有一些共同的影响因素，例如童年性虐待、女性、教育年限、创伤经历的次数等，但也有一些因素单独影响其中某类疾病，例如抑郁症家族史是抑郁症的危险因素。根据本研究结果，相对于非焦虑抑郁组，其他潜类别组别共同的危险因素为患有慢性疾病、患有慢性疼痛及农村。

慢性疾病、慢性疼痛主要包括关节炎、背部或者颈部问题、经常或者严重的头痛、其他慢性疾病等。分析原因可能为慢性疾病的迁延不愈导致患者对自身健康状况的持续焦虑，进而诱发广泛性焦虑障碍、社交恐怖症等多种焦虑及抑郁症状的产生。在综合医院内科中抑郁障碍及焦虑障碍有较高的检出率，即在一个方面印证了此种假设。农村也是较为明显的危险因素，可能由于农村普遍受教育程度不高，家庭贫困导致患者生活质量较差，对于未来有着较为强烈的不确定感和不安全感，因此加重了焦虑抑郁情绪，同时贫困家庭也较有可能是由于家庭成员的严重患病或者家庭解体等不良因素，这些不良的社会心理因素的作用也导致了焦虑和抑郁症状的发生。

就年龄而言，年龄较大的人群更容易多症状并存，年龄较小的人群更容易单纯患有抑郁障碍，单纯焦虑障碍与年龄无关。国外研究发现老年抑郁障碍和焦虑障碍共病现象非常常见。Lenze 等研究显示，老年抑郁症患者共病焦虑障碍有很高的终生患病率（35%）和时点患病率（23%），不论是在社区人群还是专科就诊人群的研究中，人口标化后老年人口抑郁和焦虑障碍共病患病率都比年轻人高。就性别而言，相对于男性，女性更容易存在单纯抑郁症状或恐怖性焦虑症状。多个研究显示抑郁症存在性别差别，例如 NCS 调查得到的女性抑郁症的终生患病率为 21.3%，而男性为 12.7%，差异具有统计学意义。这可能与生物、社会和心理等多个因素有关，一些研究显示性激素提高了情感的敏感性，使那些有患抑郁症倾向的女性表现出症状，对女性的较高发病率起间接作用；社会因素证据有女性在生活中较男性遭受更多的应激源；而心理因素方面女性面对生活应激事件的承受能力较男性差，具依赖性。多因素综合作用导致抑郁障碍的性别差异。非亲生父母抚养的人群更容易多症状同时存在，有研究表明童年生活的不良经历与成年后情感、焦虑障碍有关，其中不良经历包括家庭结构的不健全。如果在缺乏父爱和母爱的后天环境中长大，可能导致个性内向、情感脆弱以及情绪不稳定。童年亲子关系的建立对人的个性发展至关重要，一旦失去父爱或母爱，孩子因没有经过感情依恋关系的整个发育阶段，就不能对环境建立起信任感和安全感，会变得胆小恐惧、孤僻不合群，在将来某一时期直接导致患者患病。

针对此研究发现，应当采取针对性的措施控制危险因素，进而降低焦虑障碍和抑郁障碍共病的患病率，包括提高女性的安全保障，及时控制慢性疾病的发生发展，关注老年人群和留守儿童等，从而实现对焦虑障碍和抑郁障碍的一级预防。

五、不同潜类别疾病严重程度及卫生服务利用

本研究使用 WHODAS-2.0 评级描述各类别人群疾病的严重程度，各组中残疾比例从大到小依次为共病高危组、抑郁高危组、广泛性焦虑高危组、抑郁中危组、恐怖症高危组、非焦虑抑郁组。结合严重程度的结果可以看出多症状共存患者最为严重，单纯广泛性焦虑症状与单纯抑郁症状严重程度相近，单纯恐怖性焦虑症状患者严重程度较轻，单纯抑郁心境及躯体症状较轻与无症状组严重程度差异不大。可以看出共病的严重程度较高，而单纯恐怖性焦虑症状对于患者生活的影响较小。这可能是因为我国恐怖性症状多为特殊恐怖症，尤其是动物型特殊恐怖症，特殊恐怖症的症状恒定，多只限于某一特殊对象，既不改变，也不泛化，对患者生活的影响较广泛性焦虑障碍小。

本研究结果显示，求医行为与残疾程度、严重程度基本对应，共病高危组更倾向于因情绪问题求医，抑郁高危组求医率高于广泛性焦虑高危组，以上三组求医率均远远高于剩余三组。可以看出抑郁患者更倾向于因情绪问题求医。可能影响患者求医的原因有：①病耻感和社会歧视；②不识别已有的症状是属于精神障碍的范畴；③认为精神障碍不可治疗。相对于抑郁障碍，焦虑障碍知识的普及程度低，社区人群无法辨认焦虑障碍的相关症状，因此不会因情绪问题求医。精神障碍患者由于患病而不能正常或有效地工作、学习以及完成个人的社会角色功能，或者由于普遍存在的社会歧视和病耻感而丧失工作、学习等机会，给个人、家庭和社会均造成沉重的负担。精神障碍患者若能够及时而有效地诊治，可极大地有利于疾病的康复和患者回归社会，因此应加大焦虑障碍相关知识的宣传力度，提高社区人群识别焦虑障碍的知识水平。

六、求医行为的影响因素

根据本研究结果，在控制了社会人口学因素及慢性疾病、慢性疼痛、其他精神疾病外，潜类别组别仍然是因情绪问题求医的影响因素。因此，除精神障碍外，焦虑和抑郁症状也与是否求医有关。潜类别各组从第一组至第六组相对于第三组 OR 值依次降低。单纯恐怖性症状对是否因情绪求医的影响最小，可能与社区人群对恐怖性障碍认知度较

低、不认为其为精神障碍有关。

因此，要开展精神卫生健康促进，社区人群健康教育至关重要，需要大力普及精神卫生知识，提倡正确求医行为，消除歧视和偏见，减少患者病耻感，以利于提高全人群的精神卫生水平。

（王　骁　黄悦勤　刘肇瑞　李卫晖　李凌江）

参考文献

[1] WEE N, KANDIAH N, ACHARYYA S, et al. Depression and anxiety are co-morbid but dissociable in mild Parkinson's disease: A prospective longitudinal study of patterns and predictors [J]. Parkinsonism Relat Disord, 2016, 23 : 50-56.

[2] LU J, HUANG Y Q, LIU Z R, et al. Validity of Chinese Version of the Composite International Diagnostic Interview-3.0 in Psychiatric Settings [J]. Chin Med J (Engl). 2015, 128 (18): 2462-2466.

[3] BLANCO C, RUBIO J, WALL M, et al. Risk factors for anxiety disorders: common and specific effects in a national sample [J]. Depress Anxiety, 2014, 31 (9): 756-764.

[4] YANG G, WANG Y, ZENG Y, et al. Rapid health transition in China, 1990-2010 : findings from the Global Burden of Disease Study 2010 [J]. Lancet, 2013, 381 (9882): 1987-2015.

[5] 刘肇瑞, 黄悦勤, 陈曦, 等. 北京市社区人群心境障碍、焦虑障碍及物质使用障碍的现况调查 [J]. 中国心理卫生杂志, 2013 (2): 102-110.

[6] 李芳. 大连市居民焦虑抑郁共病现况及影响因素分析 [D]. 辽宁：大连医科大学, 2013.

[7] ROSELLINI A J, RUTTER L A, BOURGEOIS M L, et al. The Relevance of Age of Onset to the Psychopathology of Social Phobia [J]. J Psychopathol Behav Assess, 2013, 35 (3): 356-365.

[8] ZIMMERMAN M, MARTINEZ J H, DALRYMPLE K, et al. "Subthreshold" depression: is the distinction between depressive disorder not otherwise specified and adjustment disorder valid ? [J]. J Clin Psychiatry, 2013, 74 (5): 470-476.

[9] 刘忠方. 童年期家庭不良经历与情感、焦虑障碍关系的现况研究 [D]. 辽宁：大连医科大学, 2013.

[10] HENDERSON C, EVANS-LACKO S, THORNICROFT G. Mental illness stigma, help seeking, and public health programs [J]. Am J Public Health, 2013, 103 (5): 777-780.

[11] VOS T, FLAXMAN A D, NAGHAVI M, et al. Years lived with disability (YLDs) for 1160 sequelae of 289 diseases and injuries 1990-2010 : a systematic analysis for the Global Burden of Disease Study 2010 [J]. Lancet, 2012, 380 (9859): 2163-2196.

[12] CYRANOWSKI J M, SCHOTT L L, KRAVITZ H M, et al. Psychosocial features associated with lifetime comorbidity of major depression and anxiety disorders among a community sample of mid-life women:

the SWAN mental health study [J]. Depress Anxiety, 2012, 29（12）: 1050-1057.

[13] LI Y, SHI S, YANG F, et al. Patterns of co-morbidity with anxiety disorders in Chinese women with recurrent major depression [J]. Psychol Med, 2012, 42（6）: 1239-1248.

[14] RAMSAWH H J, WEISBERG R B, DYCK I, et al. Age of onset, clinical characteristics, and 15-year course of anxiety disorders in a prospective, longitudinal, observational study [J]. J Affect Disord, 2011, 132（1-2）: 260-264.

[15] 倪英, 黄悦勤, 刘肇瑞, 等. 综合医院非精神 / 心理科门诊焦虑障碍现况调查 [J]. 中国心理卫生杂志, 2011（11）: 801-805.

[16] MURRAY C J, VOS T, LOZANO R, et al. Disability-adjusted life years（DALYs）for 291 diseases and injuries in 21 regions, 1990-2010 : a systematic analysis for the Global Burden of Disease Study 2010 [J]. Lancet, 2012, 380（9859）: 2197-2223.

[17] ZAVOS H M, RIJSDIJK F V, GREGORY A M, et al. Genetic influences on the cognitive biases associated with anxiety and depression symptoms in adolescents [J]. J Affect Disord, 2010, 124（1-2）: 45-53.

[18] 黄悦勤, 谢守付, 卢瑾, 等. 复合性国际诊断交谈表 3.0 中文版在社区应用的信效度评价 [J]. 中国心理卫生杂志, 2010, 24（1）: 21-24, 28.

[19] HOFMANN S G, ANU A M, HINTON D E. Cultural aspects in social anxiety and social anxiety disorder [J]. Depress Anxiety, 2010, 27（12）: 1117-1127.

[20] STEIN D J, RUSCIO A M, LEE S, et al. Subtyping social anxiety disorder in developed and developing countries [J]. Depress Anxiety, 2010, 27（4）: 390-403.

[21] 梅力, 肖泽萍, 何燕玲, 等. 综合医院内科门诊患者焦虑障碍的患病状况调查 [J]. 中华医学杂志, 2010, 90（45）: 3172-3175.

[22] 朱益, 仇剑崟. 社交焦虑障碍患者父母养育方式分析 [J]. 临床精神医学杂志, 2010（3）: 158-160.

[23] TSUCHIYA M, KAWAKAMI N, ONO Y, et al. Lifetime comorbidities between phobic disorders and major depression in Japan: results from the World Mental Health Japan 2002-2004 Survey [J]. Depress Anxiety, 2009, 26（10）: 949-955.

[24] 孙秀丽, 粟克清, 崔利军, 等. 河北省焦虑障碍流行病学调查 [J]. 首都医药, 2009（14）: 37-39.

[25] 卢瑾, 阮冶, 黄悦勤, 等. 昆明市焦虑障碍现况调查及相关因素分析 [J]. 中华精神科杂志, 2009, 42（1）: 34-37.

[26] MOSING M A, GORDON S D, MEDLAND S E, et al. Genetic and environmental influences on the co-morbidity between depression, panic disorder, agoraphobia, and social phobia: a twin study [J]. Depress Anxiety, 2009, 26（11）: 1004-1011.

[27] TULLY P J, ZAJAC I T, VENNING A J. The structure of anxiety and depression in a normative sample of younger and older Australian adolescents [J]. J Abnorm Child Psychol, 2009, 37（5）: 717-726.

[28] UNICK G J, SNOWDEN L, HASTINGS J. Heterogeneity in comorbidity between major depressive disorder and generalized anxiety disorder and its clinical consequences [J]. J Nerv Ment Dis, 2009, 197 (4): 215-224.

[29] LICHT C M, DE GEUS E J, ZITMAN F G, et al. Association between major depressive disorder and heart rate variability in the Netherlands Study of Depression and Anxiety (NESDA)[J]. Arch Gen Psychiatry, 2008, 65 (12): 1358-1367.

[30] 胡赤怡, 胡纪泽, 段卫东, 等. 复合性国际诊断访谈表的效度研究 [J]. 中国神经精神疾病杂志, 2008, 34 (7): 385-389.

[31] 操小兰, 黄悦勤. 焦虑障碍经济负担研究的系统评价 [J]. 中国心理卫生杂志, 2008 (10): 719-723.

[32] 刘东台, 李小健. 社交焦虑障碍发展成因探讨 (综述)[J]. 中国心理卫生杂志, 2008 (05): 376-381.

[33] LANZA S T, COLLINS L M, LEMMON D R, et al. PROC LCA: A SAS Procedure for Latent Class Analysis [J]. Struct Equ Modeling, 2007, 14 (4): 671-694.

[34] NYLUND K L, ASPAROUHOV T, MUTHÉN B O. Deciding on the number of classes in latent class analysis and growth mixture modeling: A Monte Carlo simulation study [J]. Structural Equation Modeling A Multidisciplinary Journal, 2007, 4 (14): 535-569.

[35] 沈渔邨. 精神病学 [M]. 北京: 人民卫生出版社, 2006 : 559-610.

[36] HARO J M, ARBABZADEH-BOUCHEZ S, BRUGHA T S, et al. Concordance of the Composite International Diagnostic Interview Version 3.0 (CIDI 3.0) with standardized clinical assessments in the WHO World Mental Health Surveys [J]. International Journal of Methods in Psychiatric Research, 2006, 15 (4): 167-180.

[37] 周东丰. 精神障碍离我们多远? ——谈精神障碍的预防与控制. 中华预防医学会第二届学术年会暨全球华人公共卫生协会第二届年会论文集 [C]. 河北香河, 2006 : 39-40.

[38] KESSLER R C, BERGLUND P, DEMLER O, et al. Lifetime prevalence and age-of-onset distributions of DSM-IV disorders in the National Comorbidity Survey Replication [J]. Arch Gen Psychiatry, 2005, 62 (6): 593-602.

[39] LENZE E J. Comorbidity of depression and anxiety in the elderly [J]. Curr Psychiatry Rep, 2003, 5 (1): 62-67.

[40] 王丽颖, 杨蕴萍. 社交焦虑障碍的研究进展 [J]. 国外医学 (精神病学分册), 2002, 29 (2): 77-80.

[41] DEVANAND D P. Comorbid psychiatric disorders in late life depression [J]. Biol Psychiatry, 2002, 52 (3): 236-242.

[42] MURAKUMI J. Gender and Depression: Explaining the Different Rates of Depression Between Men and Women [J]. Perspectives in Psychology, 2002, Spring: 27-34.

[43] MOJTABAI R, OLFSON M, MECHANIC D. Perceived need and help-seeking in adults with mood, anxiety, or substance use disorders [J]. Arch Gen Psychiatry, 2002, 59 (1): 77-84.

［44］袁勇贵，张心保，吴爱勤．焦虑和抑郁三种理论模式的研究进展［J］．中华精神科杂志，2001（1）：58-60.

［45］张明园．精神疾病和疾病负担［J］．中华医学杂志，2001，81（2）：67-68.

［46］SOLOMON A, HAAGA D A, ARNOW B A. Is clinical depression distinct from subthreshold depressive symptoms？ A review of the continuity issue in depression research［J］. J Nerv Ment Dis, 2001, 189（8）: 498-506.

［47］BIJL R V, RAVELLI A. Psychiatric morbidity, service use, and need for care in the general population: results of The Netherlands Mental Health Survey and Incidence Study［J］. Am J Public Health, 2000, 90（4）: 602-607.

［48］何燕玲．复合性国际诊断问卷介绍［J］．上海精神医学，2000，12（4）：243，246.

［49］MUTHEN B, MUTHEN L K. Integrating person-centered and variable-centered analyses: growth mixture modeling with latent trajectory classes［J］. Alcohol Clin Exp Res, 2000, 24（6）: 882-891.

［50］LENZE E J, MULSANT B H, SHEAR M K, et al. Comorbid anxiety disorders in depressed elderly patients［J］. Am J Psychiatry, 2000, 157（5）: 722-728.

［51］张维熙,沈渔邨,李淑然,等．中国七个地区精神疾病流行病学调查［J］．中华精神科杂志,1998,31（2）：69-71.

［52］LESCH K P, BENGEL D, HEILS A, et al. Association of anxiety-related traits with a polymorphism in the serotonin transporter gene regulatory region［J］. Science, 1996, 274（5292）: 1527-1531.

［53］KESSLER R C, MCGONAGLE K A, ZHAO S, et al. Lifetime and 12-month prevalence of DSM-III-R psychiatric disorders in the United States. Results from the National Comorbidity Survey［J］. Arch Gen Psychiatry, 1994, 51（1）: 8-19.

［54］ANDRADE L, EATON W W, CHILCOAT H. Lifetime comorbidity of panic attacks and major depression in a population-based study［J］. Symptom profiles. Br J Psychiatry, 1994, 165（3）: 363-369.

［55］KENDLER K S, HEATH A C, MARTIN N G, et al. Symptoms of anxiety and symptoms of depression. Same genes, different environments？ ［J］. Arch Gen Psychiatry, 1987, 44（5）: 451-457.

［56］张维熙．国内十二地区精神疾病流行病学抽样调查研究［J］．医学研究通讯，1986（6）：187-188.

第八章 | 进食障碍患病率及其分布

进食障碍患病率

一、进食障碍诊断标准

进食障碍（eating disorders，ED）指以进食行为异常，对食物和体重、体形的过度关注为主要临床特征的一组综合征。主要包括神经性厌食和神经性贪食。目前有两个国际分类和标准影响较为广泛，美国精神病学协会《精神障碍诊断与统计手册》（第 4 版）和世界卫生组织《国际疾病分类第十次修订本》。

（一）美国精神病学协会标准

根据美国精神病学协会《精神障碍诊断与统计手册》（第 4 版）（Diagnostic and Statistical Manual of Mental Disorders，Fourth Edition，DSM-Ⅳ），进食障碍包括与心理社会因素有关的厌食、贪食和呕吐，不包括童年拒食、偏食和异食。

1. 神经性厌食

担心发胖而故意节食，以致体重显著下降，常有营养不良、代谢和内分泌紊乱，可有间歇发作的暴饮暴食，多见于青少年女性。

诊断标准：

（1）故意控制进食量，同时采取过度运动、引吐、导泻等方法以减轻体重。

（2）体重显著下降，比正常平均体重值减轻 25% 以上。

说明：可用身高厘米数减 105，即正常平均体重的公斤。另一方法为计算 Quetelet 体重指数：Quetelet 体重指数 = 体重公斤数 /（身高米数）^{2}，Quetelet 体重指数为 17.5

或更低，可视为符合诊断的体重减轻。

（3）担心发胖，甚至明显消瘦仍自认为太胖。医生解释忠告无效。

（4）女性闭经，男性性功能减退，青春期前的患者性器官呈幼稚型。

（5）不是任何一类躯体疾病所致的体重减轻，节食也不是任何一类精神障碍的继发症状。

2. 神经性贪食

诊断标准：

（1）发作性不可抗拒的摄食欲望和行为，一次可进食大量食物。每周至少发作2次，且已持续至少3个月。

（2）有担心发胖的恐惧心理。

（3）常采取引吐、导泻、禁食等方法，以消除暴食引起的发胖。也可与神经性厌食交替出现。

（4）不是神经系统器质性病变所致的暴食，也不是癫痫、精神分裂症等继发的暴食。

说明：交替出现的经常性厌食与间歇性暴食症状，只诊断为神经性厌食。

3. 神经性呕吐

反复发作的呕吐，无器质性病变作为基础，不符合神经症的诊断标准，除呕吐外无明显的其他症状，呕吐常与心理社会因素有关。

诊断标准：

（1）反复发生于进食后的呕吐（自发的或故意诱发的），呕吐物为刚吃进的食物糜。

（2）体重减轻不显著（体重保持在正常平均体重值的80%以上）。

（3）无害怕发胖和减轻体重的想法。

（4）无导致呕吐的神经和躯体疾病。没有其他癔症症状。

4. 其他进食障碍

5. 未特定的进食障碍

（二）国际疾病分类标准

根据《国际疾病分类第十次修订本》（International Classification of Diseases，Tenth Revision，ICD-10），进食障碍描述了两个重要而又明确的综合征：神经性厌食及神经性贪食。特异性较少的贪食性障碍也应涉及，如伴有心理紊乱的暴食。伴有心理紊乱的呕吐亦有简短说明。主要包括：神经性厌食、非典型神经性厌食、神经性贪食、非典型神经性贪食、伴有其他心理紊乱的暴食、伴有其他心理紊乱的呕吐、其他进食障碍、未特定的进食障碍。

不含：厌食或无食欲 NOS（R63.0）

喂养困难及照管不当（R63.3）

婴儿及儿童期喂养障碍（F98.2）

儿童异食症（F98.3）

1. 神经性厌食（F50.0）

神经性厌食是一种患者自己造成和（或）维持的，以有意的体重减轻为特征的障碍。这一障碍最常见于青少年女性，青少年男性患此病者极少，临近青春期的儿童和将到绝经期的妇女也偶可罹及。在下述意义上，神经性厌食构成了一个独立的综合征：

（a）该综合征的临床特征容易识别，医师间诊断的一致性很高；

（b）随访研究显示，在未恢复的患者中，有相当数目的患者继续以一种慢性形式表现出同样的神经性厌食的主要特征。

尽管我们仍不清楚神经性厌食的根本原因，但越来越多的证据显示，社会文化及生物学因素间的相互作用对其发病有影响，特异性较低的心理机制与人格易感性的作用也应考虑。该障碍伴随有不同程度的营养不足，引起继发性内分泌及代谢的改变，及躯体功能的紊乱。至于这种特征性的内分泌障碍是完全起因于营养不足和引起营养不足的种种行为（如挑食，运动量过度，体内成份改变，引吐、导泻及其所导致的电解质紊乱）的直接后果，还是有其他未知因素的参与，目前尚无定论。

［诊断要点］

（1）体重保持在至少低于期望值15% 以上的水平（或是体重下降，或是从未达到预期值），或 Quetelet 体重指数为 17.5 或低于此值。青春期前的患者可以表现为在生长发育期内体重增长达不到预期标准。

（2）体重减轻是自己造成的，包括拒食"发胖食物"，及下列一种或多种手段：自我引吐；自行导致的通便；运动过度；服用食欲抑制剂和（或）利尿剂。

（3）有特异的精神病理形式的体象扭曲，表现为持续存在一种害怕发胖的无法抗拒的超价观念，患者强加给他（她）自己一个较低的体重限度。

（4）包括下丘脑 - 垂体 - 性腺轴的广泛的内分泌障碍：在妇女表现为闭经；在男性表现为性欲减退及阳痿。（一个明显的例外是患神经性厌食的妇女接受激素替代治疗，最常见的是口服避孕药时，出现持续性的阴道流血）。下述情况也可发生：生长激素及肾上腺皮质激素水平升高，甲状腺素外周代谢变化及胰岛素分泌异常。

（5）如果在青春期前发病，青春期发育会放慢甚至停滞（生长停止，女孩乳房不发育并出现原发性闭经；男孩生殖器会呈幼稚状态）。随着病情恢复,青春期多可正常度过，但月经初潮延迟。

［鉴别诊断］

如果伴有抑郁或强迫症状，或人格障碍的特点，会使鉴别有一定难度，也许需要一个以上的诊断编码。青年人躯体因素所致的体重下降必须加以区分，包括慢性消耗性疾病、脑肿瘤、肠道疾病如克隆氏病或吸收不良综合征。

不含：厌食或无食欲（R63.0）和心因性无食欲（F50.8）

2. 非典型神经性厌食（F50.1）

该术语应用于描述那些缺乏神经性厌食（F50.0）的一个或多个关键特征如闭经或显著的体重下降，但除此之外却表现出相当典型的临床相的患者。可在综合医院的精神科会诊或基层卫生保健中见到这类人。那些存在全部特征症状但程度较轻的患者最好也使用这一术语描述。这一术语不能用于类似神经性厌食却是已知的躯体疾病所致的进食障碍。

3. 神经性贪食（F50.2）

神经性贪食是一种以反复发作性暴食及强烈的控制体重的先占观念为特征的综合征，导致患者采取极端措施以削弱所吃食物的"发胖"效应。这一术语应限定在与神经性厌食相关的一类障碍内,因为二者精神病理相同。年龄及性别分布类似于神经性厌食，但发病年龄稍晚一些。这一障碍可被视为持续的神经性厌食的延续（尽管相反的次序也可能出现）。当以往患神经性厌食的患者开始出现体重增加，月经也可能恢复，显示病情改善，然而随后便出现一种恶性形式的暴食及呕吐。反复呕吐会导致机体电解质紊乱和躯体并发症（手足搐搦、癫痫发作、心律失常、肌无力），及随后体重的严重下降。

［诊断要点］

（1）持续存在进食的先占观念，对食物有种不可抗拒的欲望；难以克制的发作性暴食，患者在短时间内吃进大量食物。

（2）患者试图以下列一种或多种手段抵消食物的"发胖"作用：自我引吐；滥用泻药；间断禁食；使用某些药物如食欲抑制剂，甲状腺素制剂或利尿剂。当糖尿病患者出现神经性贪食时，他们可能会无视自己的胰岛素治疗。

（3）精神病理包括对肥胖的病态恐惧，患者为他（她）自己制定了严格的体重限度，它远低于病前合宜的或医师认可的健康的体重标准。患者多有（但并非总有）神经性厌食发作的既往史，两者间隔从数月至数年不等。既往神经性厌食可能表现得很充分，也可能以轻微潜隐的形式表现，如中度体重下降和（或）短暂停经史。

包含：贪食症 NOS、神经性食欲亢进

［鉴别诊断］

神经性贪食必须与下列情况鉴别：

（1）导致反复呕吐的上消化道障碍（无特征性精神病理）。

（2）人格的普遍异常（进食障碍可能与酒精依赖及轻微违法行为如扒窃并存）。

（3）抑郁障碍（贪食患者常常体验到抑郁症状）。

4. 非典型神经性贪食（F50.3）

该术语应用于描述那些缺乏神经性贪食的一个或多个关键特征，但除此之外却表现出相当典型的临床相的患者。它最常用于描述那些体重正常甚至超重，却伴有暴食后呕吐或导泻的典型周期的一类人。与抑郁症状并存的部分综合征并非少见，然而如果抑郁症状已单独满足了抑郁障碍的诊断，那么两个诊断分别成立。

包含：正常体重贪食症

5. 伴有其他心理紊乱的暴食（F50.4）

作为对苦恼事件的反应，并导致肥胖的暴食应在此编码。丧亲、意外事故、外科手术及引起情绪苦恼的事件后，都可能伴有"反应性肥胖"，在具有发胖倾向的人身上尤其如此。

如果肥胖是心理紊乱的原因，不应在此编码。肥胖可引起个体对他（她）的外表的敏感，并使其在人际交往中缺乏自信，对体形的主观评价可能有夸大。作为心理紊乱原因的肥胖应在诸如 F38.-（其他心境障碍）、F41.2（混合性焦虑和抑郁障碍）、F48.9（非特定的神经症性障碍）等处编码，再加上 ICD-10 中 E66.- 中的一个编码，以指明肥胖的类型。

如果肥胖是由长期服用抗精神病药或抗抑郁药或其他种类的药物治疗的副作用引起的，也不应在此编码。但在 E66.1（药物所致肥胖）及 ICD-10 第二十章（外在原因）的附加编码中，可标明这种药物。

肥胖可能是节食的动机，而节食又可造成轻度情感症状（焦虑、不安、乏力及易激惹），或者更为罕见的会导致重性抑郁症状（"节食性抑郁"）。F30–F39 或 F40–F49 中的适宜编码可以用来覆盖上述症状，以 F50.8（其他进食障碍）指明节食，加上 E66.- 的编码，指明肥胖的类型。

包含：心因性暴食

不含：肥胖（E66.-）、多食 NOS（R63.2）

6. 伴有其他心理紊乱的呕吐（F50.5）

除了神经性贪食自我诱发的呕吐以外，反复呕吐可见于分离性障碍（F44.-）及疑病性障碍（F45.2），呕吐是其躯体症状之一。怀孕期情绪因素也可导致反复恶心与呕吐）。

包含：心因性妊娠期剧吐、心因性呕吐

不含：恶心及呕吐 NOS（R11）

7. 其他进食障碍（F50.8）

包含：成年人非器质性原因的异食、心因性无食欲

8. 未特定的进食障碍（F50.9）

各诊断系统对神经性厌食和神经性贪食诊断标准的比较，见表 8-1。

表 8-1 各诊断系统神经性厌食和神经性贪食比较

		ICD-10	DSM-Ⅳ	DSM-5
神经性厌食	低体重	体重保持在至少低于期望值15%以上的水平（体重下降或体质指数 ≤ 17.5 kg/m²。青春期前的患者可以表现为在生长发育期内体重增长达不到预期标准）	低于正常体重的85%或体质指数（BMI）≤ 17.5 kg/m²	体重低于正常体重的最低值，或低于儿童和青少年的最低预期值
	主动采取的造成低体重的行为	有	有	有
	体象障碍	有		有
	内分泌障碍	有	已有月经的女性至少3个月经周期停经	无
	对生长发育的影响	有	无	无
	亚型划分	无	无	限制型和暴食/清除型
	病程标准	无	无	3个月
	严重程度	无	无	轻、中、重、极重
神经性贪食	不可抗拒的食欲和暴食	有	有	有
	代偿行为	有	有	有
	病理性怕胖、过分关注体重	有	有	有
	暴食频率及病程	无	≥ 2 次/周，持续3个月	≥ 1 次/周，持续3个月
	分型	无	非清除型和清除型	无
	严重程度	无	无	轻、中、重、极重

二、进食障碍终生患病率和12月患病率

中国精神障碍疾病负担及卫生服务利用的研究（简称中国精神卫生调查，China Mental Health Survey，CMHS）进食障碍的终生患病率指在调查人群中，从调查之日起，有生以来曾罹患进食障碍的病例数占总人群数的比例。进食障碍的12月患病率指在调查人群中，从调查之日起，之前12个月曾罹患进食障碍的病例数占总人群数的比例。中国精神卫生调查显示，进食障碍加权后终生患病率和12月患病率均低于1‰。进食障碍未加权的终生患病率为0.05%，95%置信区间为0.02% ~ 0.07%，加权后的终生患

病率为 0.061%；未加权的 12 月患病率为 0.018%，加权后 12 月患病率为 0.026%，其中，神经性厌食终生患病率为 0.036%，略高于神经性贪食加权后的终生患病率 0.025%。神经性贪食加权后的 12 月患病率为 0.025%，高于神经性厌食加权后的 12 月患病率为 0.001%。详见表 8-2。

表 8-2　各类别进食障碍患病率（*n*=32 552）

进食障碍类别	终生患病率（%）				12 月患病率（%）			
	未加权		加权		未加权		加权	
	‰	95%CI	‰	95%CI	‰	95%CI	‰	95%CI
神经性厌食	0.028	0.009~0.048	0.036	0.0001~0.073	0.004	0.0001~0.011	0.001	0.0001~0.004
神经性贪食	0.018	0.002~0.033	0.025	0.0001~0.061	0.014	0.0001~0.028	0.025	0.0001~0.060
任何一类进食障碍	0.046	0.021~0.071	0.061	0.010~0.113	0.018	0.002~0.033	0.026	0.0001~0.062

按照 ICD-10 标准，进食障碍的终生患病率为 0.07%，12 月患病率为 0.02%。其中神经性厌食的终生患病率为 0.04%，高于神经性贪食的患病率 0.03%；而神经性贪食的 12 月患病率为 0.02%，高于神经性厌食的 12 月患病率 0.001%。详见表 8-3。

表 8-3　进食障碍各类别患病率（ICD-10 标准）

进食障碍类别	终生患病率（%）				12 月患病率（%）			
	未加权		加权		未加权		加权	
	%	95%CI	%	95%CI	%	95%CI	%	95%CI
神经性厌食	0.03	0.01~0.04	0.04	0.001~0.07	0.004	0.001~0.01	0.001	0.0001~0.004
神经性贪食	0.03	0.01~0.05	0.03	0.001~0.07	0.01	0.00~0.03	0.02	0.001~0.05
任何一类进食障碍	0.05	0.03~0.08	0.07	0.01~0.12	0.02	0.001~0.03	0.02	0.001~0.05

三、进食障碍患病率的年龄、性别分布

进食障碍及各类进食障碍终生患病率的年龄分布见表 8-4。调查显示进食障碍终生患病率在 18 ~ 34 岁年龄段为 0.08%，35 ~ 49 岁年龄段为 0.09%，50 ~ 64 岁年龄段为 0.02%，65 岁及以上为 0.02%，进食障碍终生患病率的年龄分布差异均无统计学意义。其中神经性厌食终生患病率在 35 ~ 49 岁年龄段最高，为 0.06%，其次是 18 ~ 34 岁年

龄段，50～64岁年龄段和65岁及以上终生患病率最低，均为0.01%，神经性厌食终生患病率的年龄分布差异均无统计学意义。神经性贪食终生患病率在18～34岁年龄段最高，为0.05%，其次是35～64岁年龄段，50～64岁年龄段最低，为0.002%。神经性贪食终生患病率的年龄分布差异均无统计学意义。

表 8-4　进食障碍终生患病率的年龄分布 (*n*=32 552)

进食障碍类别	终生患病率（%）				*P*
	18～34岁	35～49岁	50～64岁	65岁及以上	
神经性厌食	0.03	0.06	0.01	0.01	0.434
神经性贪食	0.05	0.02	0.002	0.005	0.316
任何一类进食障碍	0.08	0.09	0.02	0.02	0.356

　　进食障碍终生患病率的性别分布见表8-5。调查显示男性进食障碍终生患病率为0.09%，女性为0.03%。进食障碍终生患病率的性别分布差异无统计学意义。

表 8-5　进食障碍终生患病率的性别分布 (*n*=32 552)

进食障碍类别	终生患病率（%）		*P*
	男性	女性	
神经性厌食	0.07	−	−
神经性贪食	0.02	0.03	0.600
任何一类进食障碍	0.09	0.03	0.355

　　进食障碍终生患病率的城乡分布见表8-6。调查显示城市进食障碍终生患病率为0.08%，农村为0.05%。城市神经性厌食的终生患病率为0.04%，农村为0.03%；城市神经性贪食的患病率为0.03%，农村为0.02%。神经性厌食和神经性贪食的终生患病率的城乡分布差异均无统计学意义。

表 8-6　进食障碍终生患病率的城乡分布 (*n*=32 552)

进食障碍类别	终生患病率（%）		*P*
	城市	农村	
神经性厌食	0.04	0.03	0.681
神经性贪食	0.03	0.02	0.612
任何一类进食障碍	0.08	0.05	0.522

进食障碍的疾病负担

一、进食障碍的伤残调整寿命年

伤残调整寿命年（disability adjusted life year，DALY）是从发病到死亡所损失的全部健康寿命年，包括因早死所致的寿命损失年（years of life lost，YLL）和残疾所致的健康寿命损失年（years lost due to disability，YLD）两部分，是一个定量计算因各种疾病造成的早死与残疾对健康寿命年损失的综合测量指标。DALY 是世界卫生组织（World Health Organization，WHO）推荐评价疾病负担的指标。由于本研究未调查进食障碍的病死率，因此采用WHO最新提出的以患病率为基础计算YLD的方法对DALY进行估计。

以进食障碍为例，具体方法为：

$$YLD= 进食障碍患病率 \times 进食障碍伤残权重系数$$

伤残权重系数参考"全球疾病负担研究"（GBD）推荐的系数。由于进食障碍所包含的二级分类障碍的残疾权重不同，无法直接以各大类患病率计算获得，则以其二级分类障碍的 DALY 求和而获得进食障碍的 DALY。以本调查获得的 12 月患病率数据为指标，根据世界卫生组织推荐的患病率法测算伤残调整寿命年（DALY），从而评估进食障碍的疾病负担。

（一）进食障碍的残疾率及人群分布

进食障碍残疾率为调查人群中罹患进食障碍且达到残疾的患者所占的比例。精神残疾根据世界卫生组织残疾评定表（WHODAS-2.0）得分进行评定，评估时间为过去 12 个月。WHODAS-2.0 评分越高，残疾程度越重。

本研究对进食障碍的残疾情况进行了分析，各类进食障碍的残疾率见表 8-7。调查显示中国社区成人进食障碍的残疾率为 0.02%。

表 8-7　进食障碍的残疾率（*n*=32 552）

进食障碍的类别	残疾人数（人）	残疾率（%）	残疾率 95%CI（%）
神经性厌食	0	–	–
神经性贪食	2	0.02	0.001 ~ 0.06
任何一类进食障碍	2	0.02	0.001 ~ 0.06

中国社区成人进食障碍残疾率的性别分布见表 8-8。男性进食障碍的残疾率为 0.01%，女性进食障碍的残疾率为 0.03%。

表 8-8　进食障碍残疾率的性别分布

性别	残疾人数（人）	残疾率（%）	残疾率 95%CI（%）
男性	1	0.01	0.001 ~ 0.04
女性	1	0.03	0.001 ~ 0.10

中国社区成人进食障碍残疾率的年龄分布见表 8-9。调查显示 18 ~ 64 岁人群进食障碍残疾率为 0.03%。

表 8-9　进食障碍残疾率的年龄分布

年龄组	残疾人数（人）	残疾率（%）	残疾率 95%CI（%）
18 ~ 64 岁	2	0.03	0.001 ~ 0.07
65 岁及以上	0	–	–

中国社区成人进食障碍残疾率的城乡分布见表 8-10。调查显示城市进食障碍残疾率为 0.03%，农村为 0.01%。

表 8-10　进食障碍残疾率的城乡分布

城乡	残疾人数（人）	残疾率（%）	残疾率 95%CI（%）
城市	1	0.03	0.001 ~ 0.10
农村	1	0.01	0.001 ~ 0.04

中国社区成人进食障碍残疾率的婚姻状况分布见表 8-11。调查显示未婚 / 离婚 / 分居 / 丧偶人群进食障碍残疾率为 0.04%，已婚人群为 0.02%。

表 8-11　进食障碍残疾率的婚姻状况分布

婚姻状况	残疾人数（人）	残疾率（%）	残疾率 95%CI（%）
未婚 / 离婚 / 分居 / 丧偶	1	0.04	0.001 ~ 0.13
已婚	1	0.02	0.001 ~ 0.06

中国社区成人进食障碍残疾率的受教育程度分布见表 8-12。调查显示小学文化水平人群进食障碍残疾率为 0.03%，高中及以上人群进食障碍的残疾率为 0.07%。

表 8-12　进食障碍残疾率的受教育程度分布

受教育程度	残疾人数（人）	残疾率（%）	残疾率 95%CI（%）
文盲及小学以下	0	–	–
小学	1	0.03	0.001 ~ 0.10
初中	0	–	–
高中及以上	1	0.07	0.001 ~ 0.22

中国社区成人进食障碍残疾率的收入水平分布见表 8-13。调查显示低收入人群进食障碍残疾率为 0.05%，中等收入人群进食障碍残疾率为 0.02%。

表 8-13　进食障碍残疾率的收入水平分布

收入水平	残疾人数（人）	残疾率（%）	残疾率 95%CI（%）
低收入	1	0.05	0.001 ~ 0.16
中等收入	1	0.02	0.001 ~ 0.07
高收入	0	–	–

（二）进食障碍致残率及人群分布

进食障碍致残率为罹患进食障碍的患者中达到残疾的患者所占的比例。中国精神卫生调查显示，进食障碍的致残率为 89.79%，残疾等级均为四级残疾。进食障碍致残率的性别分布见表 8-14。调查显示男性进食障碍的致残率为 71.95%，女性进食障碍致残率为 100%。

表 8-14 进食障碍致残率的性别分布

性别	致残率（%）	致残率 95%CI（%）
男性	71.95	24.74 ~ 100.00
女性	100.00	100.00 ~ 100.00

中国社区成人进食障碍致残率的年龄分布见表 8-15。调查显示 18 ~ 64 岁人群进食障碍致残率为 94.40%，65 岁及以上人群未随访到。

表 8-15 进食障碍致残率的年龄分布

年龄组	致残率（%）	致残率 95%CI（%）
18 ~ 64 岁	94.40	83.01 ~ 100.00
65 岁及以上	-	-

中国社区成人进食障碍致残率的城乡分布见表 8-16。城市人群进食障碍的致残率为 97.69%，农村人群进食障碍的致残率为 75.04%。

表 8-16 进食障碍致残率的城乡分布

城乡	致残率（%）	致残率 95%CI（%）
城市	97.69	91.35 ~ 100.00
农村	75.04	29.30 ~ 100.00

中国社区成人进食障碍致残率的婚姻分布见表 8-17。调查显示未婚/离婚/分居/丧偶人群进食障碍的致残率为 100%，已婚人群进食障碍的致残率为 86.16%。

表 8-17 进食障碍致残率的婚姻状况分布

婚姻状况	致残率（%）	致残率 95%CI（%）
未婚/离婚/分居/丧偶	100.00	100.00 ~ 100.00
已婚	86.16	58.28 ~ 100.00

中国社区成人进食障碍致残率的受教育程度分布见表 8-18。调查显示随访到进食障碍残疾人数为 2 人，小学和高中及以上文化水平各 1 人。小学文化水平人群进食障碍的致残率为 87.27%，高中及以上文化水平进食障碍致残率为 100%。

表 8-18　进食障碍致残率的受教育程度分布

受教育程度	致残人数（人）	致残率（%）	致残率 95%CI（%）
文盲及小学以下	0	–	–
小学	1	87.27	56.10 ~ 100.00
初中	0	–	–
高中及以上	1	100.00	100.00 ~ 100.00

中国社区成人进食障碍致残率的收入水平分布见表 8-19。调查显示低收入人群进食障碍的致残率为 94.33%，中等收入人群进食障碍的致残率为 80.38%，本次调查未随访到高收入人群患者。

表 8-19　进食障碍致残率的收入水平分布

收入水平	致残人数（人）	致残率（%）	致残率 95%CI（%）
低收入	1	94.33	79.34 ~ 100.00
中等收入	1	80.38	40.33 ~ 100.00
高收入	0	–	–

（三）进食障碍疾病负担

表 8-20 描述了进食障碍的残疾权重和疾病负担及不同人群特征进食障碍的疾病负担。调查显示进食障碍 DALY 率为 0.058/1000。进食障碍不同人群特征的疾病负担显示男性进食障碍 DALY 率为 0.042/1000；女性进食障碍 DALY 率为 0.075/1000。18 ~ 34 岁人群因进食障碍每 1000 人损失 0.105 年；35 ~ 49 岁人群每 1000 人损失 0.054 年；65 岁及以上人群每 1000 人损失 0.026 年；50 ~ 64 岁人群每 1000 人损失 0.004 年。城市人群进食障碍 DALY 率为 0.073/1000；农村人群进食障碍 DALY 率为 0.042/1000。

表 8-20 进食障碍疾病负担的分布 [DALY 率（/1000）]

人群特征	性别		年龄				城乡	
	男性	女性	18 ~ 34 岁	35 ~ 49 岁	50 ~ 64 岁	65 岁及以上	城市	农村
疾病负担	0.042	0.075	0.105	0.054	0.004	0.026	0.073	0.042
总疾病负担	0.058							

（四）进食障碍治疗及卫生服务利用状况

中国精神卫生调查显示任何一类精神障碍患者精神卫生服务的咨询率为 15.29%。各类精神障碍咨询率普遍偏低。除精神分裂症和其他精神病性障碍以外，其他精神障碍的治疗率均不高。在本次调查中共随访到进食障碍患者 13 人，所有进食障碍患者均未就精神卫生问题进行咨询。在对进食障碍的治疗情况调查发现，进食障碍患者过去 12 个月均未采取治疗。由此可见进食障碍患者的精神卫生服务需求和利用率均很低。

进食障碍患病率的国内外比较

一、国内外进食障碍调查工具

本研究选用复合性国际诊断交谈表（Composite International Diagnostic Interview，CIDI）和 DSM 障碍定式临床访谈诊断表（Structured Clinical Interview for the Diagnostic and Statistical Manual，SCID）对进食障碍患者进行调查。CIDI 为完全定式化的精神障碍诊断工具，是目前国际公认的适用于非精神卫生专业人员使用的精神障碍流行病学调查工具。CIDI 可以按照美国精神病学协会《精神障碍诊断与统计手册》（第 4 版）（DSM-Ⅳ）和《国际疾病分类第十次修订本》（ICD-10）两套诊断分类标准做出精神障碍诊断。CIDI 包括疾病章节和非疾病章节两个部分。通过疾病章节的询问，配合计算机化的诊断程序，可以获得精神障碍的诊断或筛查结果。非疾病章节包含全面的社会人口学信息、卫生服务利用信息、残疾状况评估以及与各类精神疾病密切相关的因素调查，包括经济负担、家庭负担、婚姻经历、童年经历等，可以对精神障碍发生的危险因素以及疾病负担的影响因素进行深入细致的分析。其中，残疾状况采用 WHODAS-2.0 进行评估，该量表是由 WHO 开发的用于评定健康和残疾的量表，可用于包括精神障碍在内的所有疾病。量表共有 36 题，评定 6 项功能，分别为认知、活动性、自我照护、与他人相处、与生活相关的各项活动、社会参与。在本研究中，CIDI 应用于第一阶段调查，目的是获得包括进食障碍等疾病的诊断结果。

SCID-Ⅰ为精神病专科医生使用的半定式问卷，可以对 DSM-Ⅳ轴Ⅰ的大多数障碍，包括心境障碍、精神病性障碍、酒精药物使用障碍、焦虑障碍、躯体形式障碍、进食障碍、适应障碍等进行诊断；SCID-Ⅱ是 DSM-Ⅳ轴Ⅱ人格障碍的诊断问卷。SCID 可供熟悉 DSM-Ⅳ 分类和诊断标准的临床精神科医生或受过训练的精神卫生专业人员使用，是目前精神科诊断的金标准。在本研究中，SCID 应用于第二阶段调查，根据研究需要，获得进食障碍的诊断结果。

二、国内外进食障碍患病率比较

进食障碍的流行病学调查常常因为患者报告偏倚等因素的影响，其发病率和患病率等数据样本和统计方法不同而存在很大的差异。在本次精神卫生调查之前，我国尚缺乏有关进食障碍的全国范围流行病学调查研究。

在美国、日本、西班牙、中国香港等地开展的研究显示，随着经济社会的发展，进食障碍的患病率呈增加的趋势。欧洲女性人群神经性厌食的患病率为 < 1% ~ 4%，神经性贪食 < 1% ~ 2%，暴食症 1% ~ 4%，阈下进食障碍为 2% ~ 3%，且存在地区、年龄和种族的差异；在男性人群中，0.3% 存在进食障碍，0.7% 存在阈下进食障碍。

我国部分省市在区域范围内对进食障碍做了相关研究。上海市的流行病学调查发现，成人神经性厌食时点患病率为 0.032%，神经性贪食的时点患病率为 0.017%。上海市儿童青少年流行病学调查发现，儿童青少年进食障碍患病率为 1.4%，小学生为 1.3%，初中生为 1.1%，高中生为 2.3%。

（阎丹峰）

参考文献

[1] 中华人民共和国精神卫生法（2018 年修正）—第十三届全国人民代表大会常务委员会第二次会议 [EB/OL]．[2018/4/27]．

[2] KESKI-RAHKONEN A, MUSTELIN L. Epidemiology of eating disorders in Europe: prevalence, incidence, comorbidity, course, consequences, and risk factors [J]. Current opinion in psychiatry, 2016, 29 (6): 340-345.

[3] 刘肇瑞，黄悦勤，陈曦，等．北京市社区人群心境障碍、焦虑障碍及物质使用障碍的现况调查 [J]．中国心理卫生杂志，2013，27（2）：102-110．

[4] 马弘，刘津，何燕玲，等．中国精神卫生服务模式改革的重要方向:686 模式 [J]．中国心理卫生杂志，2011，25（10）：725-728．

[5] SHEN Y C, ZHANG M Y, HUANG Y Q, et al. Twelve-month prevalence, severity, and unmet need for treatment of mental disorders in metropolitan China [J]. Psychological medicine, 2006, 36 (2): 257-267.

[6] HOEK H W, VAN HOEKEN D. Review of the prevalence and incidence of eating disorders [J]. The International journal of eating disorders, 2003, 34 (4): 383-396.

[7] 张维熙, 沈渔邨, 李淑然, 等. 中国七个地区精神疾病流行病学调查 [J]. 中华精神科杂志, 1998, 31 (2): 69.

第九章 | 间歇性暴发性障碍患病率和分布及其影响因素

间歇性暴发性障碍患病率

一、间歇性暴发性障碍诊断标准

1. 美国精神病学协会标准

根据美国精神病学协会《精神障碍诊断与统计手册》（第 4 版）（Diagnostic and Statistical Manual of Mental Disorders，Fourth Edition，DSM-Ⅳ），间歇性暴发性障碍（312.34）（intermittent explosive disorder）放在"未列入其他分类的冲动控制障碍"下。诊断标准如下：

（1）有多次失去控制的攻击性冲动发作，以致出现严重的狂暴行为或财产的破坏。

（2）发作时所表现的攻击程度与任何诱发的心理社会应激因素显然不成比例。

（3）这些攻击发作不能用其他精神障碍（例如，反社会人格障碍、边缘性人格障碍、精神病性障碍、躁狂发作、品行障碍或注意缺陷多动障碍）来解释，也不是由于物质（例如，成瘾药物、处方药物）或躯体情况（例如，头部外伤、阿尔茨海默病）的直接生理效应所致。

2. 国际疾病分类标准

根据《国际疾病分类第十次修订本》（International Classification of Diseases，Tenth Revision，ICD-10），间歇性暴怒障碍（F63.81）的诊断标准如下：

（1）代表无法控制攻击性冲动的反复的行为暴发，表现为下列两项之一：①言语攻击（例如，发脾气、长篇的批评性发言、口头争吵或打架）或对财产、动物或他人的躯体性攻击，平均每周出现 2 次，持续 3 个月。躯体性攻击没有导致财产的损坏或破坏，也没有导致动物或他人的躯体受伤。②在 12 个月内有 3 次行为暴发，涉及财产的损坏或损毁，和（或）导致动物或他人躯体受伤的躯体性攻击。

（2）反复暴发过程中所表达出的攻击性程度明显与被挑衅或任何诱发的心理社会应激源不成比例。

（3）反复的攻击性暴发是非预谋的（即它们是冲动的和 / 或基于愤怒的），而不是为了实现某些切实的目标（例如，金钱、权力、恐吓）。

（4）反复的攻击性暴发引起了个体显著的痛苦，或导致职业或人际关系的损害，或是与财务或法律的结果有关。

（5）实际年龄至少为 6 岁（或相当的发育水平）。

（6）反复的攻击性暴发不能用其他精神障碍（例如，重性抑郁障碍、双相障碍、破坏性心境失调障碍、精神病性障碍、反社会型人格障碍、边缘型人格障碍）来更好地解释，也不能归因于其他躯体疾病（例如，头部外伤、阿尔茨海默病）或某种物质（例如，滥用的毒品、药物）的生理效应。6 ~ 18 岁的儿童，其攻击性行为作为适应障碍的一部分出现时，不应考虑此诊断。

注：在诊断注意缺陷多动障碍、品行障碍、对立违抗障碍，或孤独症（自闭症）谱系障碍时，当反复的冲动的攻击性暴发超出这些障碍通常所见的程度且需要独立的临床关注时，需做出此诊断。

二、终生患病率和12月患病率定义

1. 间歇性暴发性障碍终生患病率

中国精神障碍疾病负担及卫生服务利用的研究（简称中国精神卫生调查，China Mental Health Survey，CMHS）中，间歇性暴发性障碍终生患病率指在调查人群中，从调查之日起，有生以来曾罹患间歇性暴发性障碍的人群作为病例，该病例数占总人群数的比例。因为间歇性暴发性障碍具有反复发作、病程较长的特点，为了满足病程的诊断标准，国际上常采用终生患病率指标描述流行强度。

本调查发现，在 18 岁及以上人群中，间歇性暴发性障碍未加权和加权终生患病率分别为 1.39% 和 1.54%，在所调查的各类精神障碍中排名第五位。参见表 9-1。

2. 间歇性暴发性障碍12月患病率

中国精神卫生调查中间歇性暴发性障碍 12 月患病率为在调查人群中，从调查之日起，之前 12 个月曾罹患间歇性暴发性障碍的人群作为病例，该病例数占总人群数的比例。采用 12 月患病率描述患病率的性别、年龄、城乡、东中西部经济区、受教育程度及婚姻状况的分布特征。

本调查发现，在 18 岁及以上人群中，间歇性暴发性障碍未加权和加权 12 月患病率分别为 1.03% 和 1.23%。详见表 9-1。

表 9-1　各类精神障碍患病率（n=32 552）

精神障碍分类	终生患病率（%）				12月患病率（%）			
	未加权		加权		未加权		加权	
	%	95%CI	%	95%CI	%	95%CI	%	95%CI
Ⅰ．心境障碍	7.45	7.14～7.76	7.37	6.29～8.44	4.04	3.81～4.27	4.06	3.42～4.70
Ⅱ．焦虑障碍	6.11	5.73～6.50	7.57	6.33～8.81	4.14	3.84～4.44	4.98	4.15～5.81
Ⅲ．酒精药物使用障碍	3.92	3.70～4.15	4.67	4.05～5.28	1.38	1.24～1.51	1.94	1.61～2.27
Ⅳ．间歇性暴发性障碍	1.39	1.25～1.53	1.54	1.19～1.89	1.03	0.91～1.15	1.23	0.90～1.55
Ⅴ．进食障碍	0.05	0.02～0.07	0.06	0.01～0.11	0.02[*]	0.002～0.03	0.03[*]	0.001～0.06
Ⅵ．精神分裂症及其他精神病性障碍	0.91	0.35～1.48	0.75	0.26～1.23	0.75	0.22～1.27	0.61	0.16～1.07
Ⅶ．老年期痴呆[#]	5.85	4.38～7.31	5.56	3.54～7.57				

[*] 30 天患病率。

[#] 仅计算 65 岁及以上人群的患病率。

间歇性暴发性障碍患病率的分布

一、间歇性暴发性障碍终生患病率分布

1. 间歇性暴发性障碍终生患病率的性别分布

间歇性暴发性障碍终生患病率男性明显高于女性（2.15% vs 0.92%）。其中，躯体疾病所致间歇性暴发性障碍男性终生患病率高于女性（0.01% vs 0.001%），差异有统计学意义。说明任何一类间歇性暴发性障碍终生患病率男女之比约为 2.3∶1，其中，躯体疾病所致间歇性暴发性障碍男性终生患病率是女性的 10 倍（0.01% vs 0.001%），女性因物质所致间歇性暴发性障碍的终生患病率为 0.01%。详见表 9-2。

表 9-2　间歇性暴发性障碍终生患病率的性别分布（*n*=32 552）

间歇性暴发性障碍类别	终生患病率（%）		*P*
	男性	女性	
间歇性暴发性障碍	2.15	0.92	< 0.001
物质所致间歇性暴发性障碍	0	0.01	—
躯体疾病所致间歇性暴发性障碍	0.01	0.001	0.001
任何一类间歇性暴发性障碍	2.15	0.92	< 0.001

2. 间歇性暴发性障碍终生患病率的年龄分布

任何一类间歇性暴发性障碍终生患病率各年龄组从高到低依次为：1.88%（50 ～ 64 岁组）、1.82%（18 ～ 34 岁组）、1.39%（35 ～ 49 岁组）和 0.48%（65 岁及以上组），

差异有统计学意义。其中,50 ~ 64 岁组物质所致间歇性暴发性障碍终生患病率为 0.02%;躯体疾病所致间歇性暴发性障碍终生患病率各年龄组分别为 0.01%(18 ~ 34 岁组和 35 ~ 49 岁组)、0.003%(65 岁及以上组),差异有统计学意义。说明各年龄段任何一类间歇性暴发性障碍终生患病率不一,其中 18 ~ 64 岁组间歇性暴发性障碍终生患病率为 1.39% ~ 1.88%,65 岁及以上组明显降低(0.48%);18 ~ 49 岁组躯体疾病所致间歇性暴发性障碍终生患病率为 50 ~ 64 岁组的 10 倍(0.01% vs 0.003%);物质所致间歇性暴发性障碍发生于 50 ~ 64 岁组,终生患病率为 0.02%。详见表 9-3。

表 9-3 间歇性暴发性障碍终生患病率的年龄分布（*n*=32 552）

间歇性暴发性障碍类别	终生患病率（%）				*P*
	18 ~ 34 岁	35 ~ 49 岁	50 ~ 64 岁	65 岁及以上	
间歇性暴发性障碍	1.82	1.39	1.88	0.48	0.002
物质所致间歇性暴发性障碍	0	0	0.02	0	-
躯体疾病所致间歇性暴发性障碍	0.01	0.01	0.003	0	< 0.001
任何一类间歇性暴发性障碍	1.82	1.39	1.88	0.48	0.02

3. 间歇性暴发性障碍终生患病率的城乡分布

任何一类间歇性暴发性障碍终生患病率的城乡分布差异无统计学意义,城市为 1.49%,农村为 1.60%。详见表 9-4。

表 9-4 各类精神障碍终生患病率的城乡分布（*n*=32 552）

间歇性暴发性障碍类别	终生患病率（%）		*P*
	城市	农村	
间歇性暴发性障碍	1.49	1.60	0.662
物质所致间歇性暴发性障碍	0.002	0.01	0.394
躯体疾病所致间歇性暴发性障碍	0.01	0.01	0.894
任何一类间歇性暴发性障碍	1.49	1.60	0.662

二、间歇性暴发性障碍12月患病率分布

1. 间歇性暴发性障碍12月患病率的性别分布

单因素分析结果发现，间歇性暴发性障碍男性 12 月患病率（1.67%）高于女性 12 月患病率（0.77%），差异有统计学意义。说明间歇性暴发性障碍的 12 月患病率存在性别差异，男性明显高于女性，男女之比约为 2.2∶1。详见图 9-1。

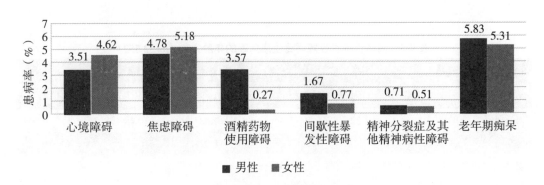

▲ **图 9-1 6 类精神障碍 12 月患病率的性别分布**

2. 间歇性暴发性障碍12月患病率的年龄分布

由图 9-2 可见，在所有年龄组中，间歇性暴发性障碍 18 ～ 34 岁组 12 月患病率最高（1.62%）；65 岁及以上组 12 月患病率最低（0.16%），差异有统计学意义。说明间歇性暴发性障碍可发生于 18 ～ 65 岁及以上的各个年龄段人群，其中，18 ～ 34 岁是其高发年龄段，65 岁及以上者低发。详见图 9-2。

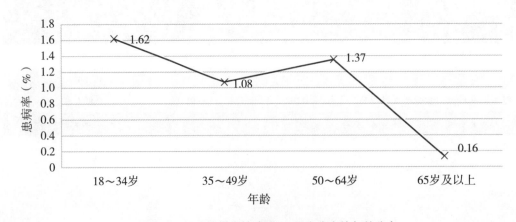

▲ **图 9-2 间歇性暴发性障碍 12 月患病率的年龄分布**

3. 间歇性暴发性障碍12月患病率的城乡分布

由表9-5可见，间歇性暴发性障碍12月患病率的城乡分布差异均无统计学意义（城市1.18% vs 农村1.27%）。详见表9-5。

表 9-5　间歇性暴发性障碍12月患病率的城乡分布（*n*=32 552）

间歇性暴发性障碍类别	12月患病率（%）		*P*
	城市	农村	
间歇性暴发性障碍	1.18	1.27	0.689
物质所致间歇性暴发性障碍	0	0.01	—
躯体疾病所致间歇性暴发性障碍	0.01	0.01	0.894
任何一类间歇性暴发性障碍	1.18	1.27	0.689

此外，间歇性暴发性障碍12月患病率东中西经济区分布差异无统计学意义，其中，东部经济区为1.17%，中部为1.54%，西部为0.98%。

4. 间歇性暴发性障碍12月患病率城乡不同性别人群年龄分布

由图9-3可见，间歇性暴发性障碍在城市和农村中男性和女性均为65岁及以上患病率最低。

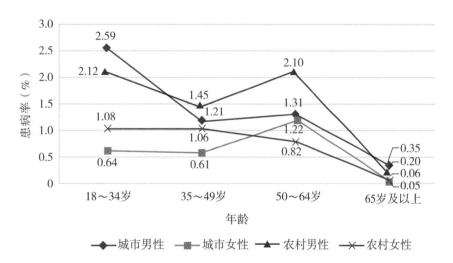

▲ **图 9-3　城乡不同性别人群间歇性暴发性障碍12月患病率的年龄分布**

三、间歇性暴发性障碍患病的影响因素

对间歇性暴发性障碍患病率的性别、年龄、城乡、婚姻、受教育程度、收入水平等分布进行单因素卡方检验；探讨上述因素对间歇性暴发性障碍患病率的影响，采用多因素 Logistic 回归分析。多因素 Logistic 回归模型结果显示，女性、高龄为保护因素，较高的受教育程度为危险因素。分析结果详见表 9-6。

表 9-6　间歇性暴发性障碍影响因素的单因素及多因素分析

因素	分类	单因素			多因素		
		OR	95%CI	*P*	OR	95%CI	*P*
性别	女性	1		< 0.001	1		< 0.001
	男性	2.17	1.59 ~ 2.98		1.92	1.38 ~ 2.67	
年龄	18 ~ 34 岁	1		< 0.001	1		< 0.001
	35 ~ 49 岁	0.66	0.43 ~ 1.02		0.76	0.47 ~ 1.22	
	50 ~ 64 岁	0.85	0.52 ~ 1.38		1.11	0.63 ~ 1.94	
	65 岁及以上	0.10	0.04 ~ 0.23		0.16	0.06 ~ 0.42	
居住地	农村	1		0.688	1		0.252
	城市	0.93	0.65 ~ 1.33		0.83	0.60 ~ 1.15	
婚姻状况	已婚	1		0.039	1		0.563
	未婚	1.62	0.90 ~ 2.89		1.23	0.59 ~ 2.58	
	分居 / 离婚	2.20	0.71 ~ 6.72		2.11	0.71 ~ 6.28	
	丧偶	0.34	0.14 ~ 0.86		1.08	0.39 ~ 3.04	
受教育程度	文盲 / 小学以下	1		0.002	1		0.032
	小学	2.70	1.43 ~ 5.10		2.13	1.16 ~ 3.89	
	初中	3.63	1.83 ~ 7.22		2.50	1.34 ~ 4.64	
	高中	4.20	2.10 ~ 8.40		2.69	1.45 ~ 5.00	
	大专及以上	3.16	1.41 ~ 7.08		2.06	0.88 ~ 4.78	
收入水平	低	1		0.159	1		0.449
	中	1.55	0.91 ~ 2.65		1.40	0.81 ~ 2.40	
	高	1.78	0.98 ~ 3.25		1.47	0.75 ~ 2.88	

间歇性暴发性障碍的疾病负担

一、间歇性暴发性障碍的残疾率和致残率

本研究根据世界卫生组织残疾评定表（World Health Organization Disability Assessment Schedule 2.0，WHODAS-2.0）得分进行残疾评定，获得过去 12 个月精神障碍的残疾率、致残率以及残疾等级。WHODAS-2.0 评分越高，残疾程度越重。结果发现，间歇性暴发性障碍残疾率为 34%（99 人 /32 552 人）（95%CI：0.23 ~ 0.47），致残率为 28.48%，残疾等级构成比依次为：一级残疾 0.84%，二级残疾 1.55%，三级残疾 1.15%，四级残疾 96.46%。

二、间歇性暴发性障碍残疾率和致残率的人群分布

1. 间歇性暴发性障碍残疾率的人群分布

人群分布包括性别、年龄和城乡分布。本次调查发现，间歇性暴发性障碍残疾率性别分布中，男性为 0.40%（95%CI：0.19% ~ 0.62%），女性为 0.30%（95%CI：0.19% ~ 0.40%）。年龄分布中，18 ~ 64 岁者为 0.38%（95%CI：0.25% ~ 0.52%），65 岁及以上者为 0.95%（95%CI：0.001% ~ 0.20%）。城乡分布中，城市为 0.31%（95%CI：0.12% ~ 0.50%），农村为 0.39%（95%CI：0.27% ~ 0.51%）。

在间歇性暴发性障碍残疾率婚姻状况分布中，未婚 / 离婚 / 分居 / 丧偶者残疾率为 0.34%（95%CI：0.10% ~ 0.57%），已婚者为 0.35%（95%CI：0.22% ~ 0.48%）。

2. 间歇性暴发性障碍致残率的人群分布

间歇性暴发性障碍致残率性别分布中，男性为 24.10%（95%CI：12.10% ～ 36.09%），女性为 38.12%（95%CI：25.26% ～ 50.98%）。年龄分布中，18 ～ 64 岁者为 28.02%（95%CI：18.13% ～ 37.92%），65 岁及以上者为 60.94%（95%CI：27.17% ～ 94.70%）。城乡分布中，城市为 26.44%（95%CI：10.76% ～ 42.13%），农村为 30.52%（95%CI：20.95% ～ 40.09%）。

在间歇性暴发性障碍致残率婚姻状况分布中，未婚 / 离婚 / 分居 / 丧偶者残疾率为 21.37%（95%CI：5.37% ～ 37.36%），已婚者为 30.35%（95%CI：20.09% ～ 40.61%）。

间歇性暴发性障碍患病率的国内外比较

一、国内外间歇性暴发性障碍调查工具

复合性国际诊断交谈表（Composite International Diagnostic Interview，CIDI）为完全定式化的精神障碍诊断工具，是目前国际公认的适用于非精神卫生专业人员使用的精神障碍流行病学调查工具。CIDI可以按照美国精神病学协会《精神障碍诊断与统计手册》（第4版）（DSM-Ⅳ）和《国际疾病分类第十次修订本》（ICD-10）两套诊断分类标准做出精神障碍诊断。CIDI包括疾病章节和非疾病章节两个部分。其中间歇性暴发性障碍章节包括IED1～IED33。

二、国内外间歇性暴发性障碍患病率比较

1. 国外间歇性暴发性障碍患病率比较

与其他精神障碍相比，间歇性暴发性障碍的流行病学研究较少。2001—2011年在南非、巴西、美国等国家进行的流行学调查研究发现，各国间歇性暴发性障碍终生患病率为1.2%～9.5%，12月患病率为0.6%～6.2%。差异较大的原因可能与定义间歇性暴发性障碍的范围（广义和狭义）有关。详见表9-7。

表 9-7 国内外间歇性暴发性障碍患病率比较

作者	调查地区	调查时间	诊断标准调查工具	12 月患病率（%）	终生患病率（%）
Dylan Fincham 等	南非	2002—2004	DSM-Ⅳ CIDI	–	9.5（广义） 2.0（狭义）
Katie A. McLaughlin 等	美国	2001—2004	DSM-Ⅳ CIDI	6.2（广义） 1.7（狭义）	7.8（广义） 5.3（狭义）
Emil F Coccaro 等	巴西	2004	DSM-Ⅳ CIDI	1.6	4.0
Ronald C. Kessler 等	美国	2001—2003	DSM-Ⅳ CIDI	3.9	7.3
Kouichi Yoshimasu 等	日本	2002—2006	DSM-Ⅳ CIDI	0.7（广义） 0.6（狭义）	2.1（广义） 1.2（狭义）
Al-Hamzawi A 等	伊拉克	2006—2007	DSM-Ⅳ CIDI	1.5	1.7
Susan Rees 等	东帝汶	2010—2011	DSM-Ⅳ CIDI		12.2（女性） 6.6（男性）
黄悦勤等 10 单位	中国 31 省市	2013	DSM-Ⅳ CIDI	1.23	1.54（加权后）

采用 DSM-Ⅳ 诊断标准和 CIDI-3.0 工具，世界精神卫生调查（World Mental Health Survey，WMHS）2016 年报告了调查 16 个国家（n=88 063）间歇性暴发性障碍患病率，结果显示其终生患病率从 0.1%（印度尼西亚）到 2.7%（美国）不等，加权平均值为 0.8%。12 月患病率为 0.4%，30 天患病率为 0.3%。其中，中国间歇性暴发性障碍终生患病率为 0.5%，12 月患病率为 0.3%；中国（深圳）间歇性暴发性障碍终生患病率为 0.7%，12 月患病率为 0.6%。说明按照 DSM-Ⅳ 诊断标准，各国间歇性暴发性障碍的患病率相对较低。详见表 9-8。

表 9-8　世界精神卫生调查间歇性暴发性障碍患病率比较［%（S_x）］

国家	终生患病率	12 月患病率	30 天患病率	终生病例中 IED 的 12 月患病率	12 个月病例中 IED 的 30 天患病率	样本（n）
中低收入国家	0.6 (0.1)	0.4 (0.0)	0.3 (0.0)	60.1 (3.8)	70.4 (5.0)	36 498
哥伦比亚	1.2 (0.2)	0.5 (0.1)	0.4 (0.1)	41.9 (6.1)	75.7 (10.0)	4426
伊拉克	0.4 (0.2)	0.4 (0.2)	0.3 (0.1)	93.9 (6.1)	86.6 (10.9)	4332
尼日利亚	0.1 (0.0)	0.0 (0.0)	0.0 (0.0)	79.6 (20.7)	25.9 (27.2)	6752
秘鲁	0.6 (0.2)	0.2 (0.1)	0.2 (0.1)	37.7 (10.3)	72.1 (13.6)	3930
中国	0.5 (0.1)	0.3 (0.1)	0.2 (0.1)	52.8 (13.9)	71.5 (13.5)	5201
中国（深圳）	0.7 (0.1)	0.6 (0.1)	0.4 (0.1)	83.9 (5.7)	63.7 (10.8)	7132
乌克兰	1.1 (0.2)	0.6 (0.1)	0.4 (0.1)	56.3 (7.9)	69.7 (9.9)	4725
中高收入国家	0.7 (0.1)	0.3 (0.1)	0.2 (0.0)	48.3 (5.6)	71.6 (6.7)	19 884
巴西	0.7 (0.1)	0.4 (0.1)	0.2 (0.1)	53.0 (10.8)	49.5 (14.2)	5037
保加利亚	0.2 (0.1)	0.2 (0.1)	0.1 (0.1)	68.8 (17.2)	84.6 (11.4)	5318
黎巴嫩	0.6 (0.1)	0.3 (0.1)	0.2 (0.1)	44.4 (12.6)	89.9 (10.9)	2857
罗马尼亚	0.5 (0.2)	0.3 (0.2)	0.3 (0.2)	66.0 (18.7)	93.1 (7.3)	2357
南非	1.2 (0.3)	0.5 (0.2)	0.3 (0.1)	37.9 (9.6)	70.9 (9.0)	4315
高收入国家	1.1 (0.1)	0.6 (0.1)	0.3 (0.0)	51.4 (3.8)	52.2 (4.4)	31 681
日本	0.4 (0.1)	0.2 (0.1)	0.1 (0.0)	66.6 (11.8)	39.5 (16.2)	4129
英国（北爱尔兰）	1.1 (0.2)	0.4 (0.1)	0.3 (0.1)	31.7 (7.5)	76.2 (12.2)	4340
波兰	0.2 (0.0)	0.1 (0.0)	0.0 (0.0)	49.4 (13.2)	36.0 (16.4)	10 081
葡萄牙	0.5 (0.1)	0.3 (0.1)	0.1 (0.1)	45.9 (11.7)	46.3 (24.0)	3849
美国	2.7 (0.2)	1.5 (0.2)	0.8 (0.1)	55.0 (4.8)	51.9 (5.0)	9282
所有国家总和	0.8 (0.0)	0.4 (0.0)	0.3 (0.0)	53.6 (2.5)	61.9 (3.2)	88 063
WHO 各区域 *						
美洲地区	1.6 (0.1)	0.8 (0.1)	0.5 (0.1)	51.7 (3.7)	55.4 (4.4)	22 675
非洲地区	0.5 (0.1)	0.2 (0.1)	0.1 (0.1)	40.1 (9.1)	66.1 (9.8)	11 067
西太平洋地区	0.6 (0.1)	0.4 (0.1)	0.3 (0.1)	72.5 (6.0)	61.7 (8.1)	16 462
东地中海地区	0.5 (0.1)	0.3 (0.1)	0.3 (0.1)	69.0 (9.8)	87.7 (8.2)	7189
西欧地区	0.9 (0.1)	0.3 (0.1)	0.2 (0.1)	35.9 (6.3)	64.8 (13.0)	8189
东欧地区	0.4 (0.0)	0.2 (0.0)	0.2 (0.0)	57.8 (6.1)	69.6 (7.0)	22 481

* 注：美洲区域（哥伦比亚、巴西、秘鲁、美国）；非洲区域（南非、尼日利亚）；西太平洋地区（中国深圳、北京和上海、日本）；东地中海区域（伊拉克、黎巴嫩）；西欧区域［英国（北爱尔兰）、葡萄牙］；东欧地区（罗马尼亚、波兰、保加利亚、乌克兰）。

2. 国内间歇性暴发性障碍患病率比较

国内采用 CIDI 调查的有黄悦勤等（2013），涵盖中国 31 个省、市、自治区。调查发现间歇性暴发性障碍 12 月患病率和终生患病率分别为 1.23% 和 1.54%。说明中国成人间歇性暴发性障碍低于美国（2.7%），高于参与世界精神卫生调查各国的平均水平（0.8%）

（高雪屏）

参考文献

[1] RYNAR L, COCCARO E F. Psychosocial impairment in DSM-5 intermittent explosive disorder [J]. Psychiatry Res, 2018, 264: 91-95.

[2] 郭兰婷, 郑毅. 儿童少年精神医学 [M]. 2版. 北京: 人民卫生出版社, 2016: 80-82.

[3] SCOTT K M, LIM C, HWANG I, Et al. The cross-national epidemiology of DSM-Ⅳ intermittent explosive disorder [J]. Psychological Medicine, 2016, 46 (15): 3161-3172.

[4] KESSLER R C, COCCARO E F, FAVA M, et al. The prevalence and correlates of DSM-Ⅳ intermittent explosive disorder in the National Comorbidity Survey Replication [J]. Arch Gen Psychiatry, 2006, 63 (6): 669-678.

[5] EVANS D L, FOA E B, GUR R E, et al. Treating and preventing adolescent mental health disorders [M]. Oxford: Oxford University Press, 2005: 102-110.

第十章 | 乌鲁木齐市精神障碍患病率及其分布

调查背景和意义

在 1982 年和 1993 年，全国进行过两次大样本的精神障碍流行病学调查，分别在 12 个地区和 7 个地区调查了 4 万和 2 万余人，其中国内 12 地区精神疾病流行病学调查覆盖了新疆维吾尔自治区，初步摸清了我国精神疾病的分布情况，为国家卫生政策的规划提供了科学依据。

新中国成立以来，新疆维吾尔自治区仅有 4 次区域性的精神障碍流行病调查。1985 年杨景泉等在新疆喀什地区进行了维吾尔族精神障碍流行病学调查，提示新疆维吾尔族精神障碍（不包括神经症）总时点患病率为 5.03‰，其中精神分裂症和精神发育不全居前两位，时点患病率分别为 2.21‰ 和 2.21‰，精神疾病总时点患病率农村（7.94‰）高于城市（2.82‰）。2008 年高玲玲等在新疆石河子地区开展过精神分裂症的流行病学调查，调查结果显示精神分裂症总时点患病率为 0.49‰，女性时点患病率明显高于男性，女性（0.76‰）是男性（0.33‰）的 2.30 倍，女性患病危险因素是男性的 3.478 倍；30 ~ 39 岁、40 ~ 49 岁及 50 ~ 59 岁的患病率较高。2009 年，在乌鲁木齐市中湾街突发群体事件后，徐向东等对于乌鲁木齐市中湾街沿街居民进行了精神障碍流行病学调查，使用 DSM-IV 轴 I 障碍定式临床检查（Structured Clinical Interview for DSM-IV Axis I Disorders，8CID-I）为调查工具，结果显示在 931 人中，无轴 I 诊断的 705 人，有精神障碍诊断的 226 人，总时点患病率为 24.3%。时点患病率＞1% 的精神障碍从高到低依次是：创伤后应激障碍 126 人（13.5%），抑郁症 81 人（8.7%），未特定抑郁障碍 32 人（3.4%），未特定焦虑障碍 25 人（2.7%），心境恶劣障碍 11 人（1.2%）。按 SCID-I/P 将精神障碍按组分类，焦虑障碍 165 人（17.7%），心境障碍 134 人（14.4%），物质使用障碍 6 人（0.6%），精神分裂症和其他精神病性障碍 2 人（0.2%），其他精神障碍 9 人（1.0%）。有精神障碍诊断的 226 例中，单一诊断 149 例（65.9%），共病 77 例（34.1%），有 6 例同时诊断 3 种疾病。2010 年刘继文团队在乌鲁木齐市进行了社区居民精神障碍初筛的研究，采用一般健康问卷 12 项（GHQ-12）为筛选工具，进行入户调查。在 1156 份问卷中，精神障碍（高危人群）筛出人数为 425 人，占 36.76%。男性居民心理健康状况高危人群组比例明显高于女性居民。

目前，历史上尚无在乌鲁木齐市政府的领导和资助下开展的权威性精神障碍流行病学新资料，无法了解乌鲁木齐市的精神障碍的现状，也难以进行高水平的学术交流和探讨，这与乌鲁木齐市日益提高的经济水平与日益发展的卫生健康现状不符。因此，迫切需要一项科学、严谨的精神障碍流行病学调查来帮助了解乌鲁木齐市精神障碍的现状。此次调查的课题名称为"乌鲁木齐市精神障碍疾病负担及卫生服务利用的研究"，是科技部"十二五"科技支撑计划项目"中国成人精神疾病流行病学调查"和卫生部公益性行业科研专项"中国精神障碍疾病负担及卫生服务利用的研究"（简称中国精神卫生调查，China Mental Health Survey，CMHS）的子课题，也是首次由国家精神障碍流行病学专业团队从抽样、方法到培训等环节为乌鲁木齐市进行科学、精准设计的精神障碍流行病学调查。

乌鲁木齐市是新疆维吾尔自治区的首府，同时也是丝绸之路经济带上的重要枢纽城市。因此，在乌鲁木齐市开展精神障碍疾病流行病学调查是新疆维吾尔自治区历史上的一次里程碑，为首府的医疗制度改革、精神卫生立法的推广，以及政府制定相关政策提供参考依据。对推进医疗服务中心建设，早日实现"一带一路"的战略发展目标具有重要的意义。

乌鲁木齐市精神障碍流行病学研究的方法

一、调查对象和抽样

（一）研究总体

居住在新疆乌鲁木齐市的 18 岁及以上的常住居民。

其中常住居民指实际经常居住在某地区一定时间（半年以上，含半年）的常住人口。

常住人口判定原则：过去 12 个月累计居住满 6 个月的人群。排除居住功能区中的居民，如工棚、军队、学生宿舍、养老院等。

（二）样本量

按照 95% 精度要求，3% 的允许误差，以各类别精神障碍中患病率较低且具有重要性的精神分裂症的患病率 0.6% 为参数，计算测得本次调查的有效样本量为 1600 人，接触样本量是 2003 人，分布在 8 个县 / 区、63 个村 / 居、2003 个住址内。

（三）抽样方法

乌鲁木齐市共有 8 个县 / 区、89 个乡镇 / 街道、830 个村 / 居。健康卫生调查主要的目标变量是比例，按照 95% 精度要求，3% 的允许误差，本次调查为了提高效率拟采用以县 / 区为层以村 / 居为初级抽样单元的三阶段不等概率的抽样设计，因此设计效应设为 1.5，则有效样本量约为 1600 人。

此处，按照 80% 的应答率，接触样本量约为 2000 人，即分布在新疆乌鲁木齐市的
8 个县 / 区、63 个村 / 居、2000 个住址内。

其中各个县 / 区层的样本量和村 / 居数量如表 10-1 所示。

表 10-1　乌鲁木齐市精神障碍流行病学调查样本量分配

县 / 区	总人口（人）	有效样本量	村 / 居样本数量
头屯河区	131 992	100	4
沙依巴克区	514 627	325	13
天山区	539 986	350	14
新市区	513 708	325	13
水磨沟区	244 333	200	8
米东区	280 380	200	7
达坂城区	44 392	50	2
乌鲁木齐县	91 109	50	2
合计	2 360 527	1600	63

由于此次调查与 CMHS 调查同步，在 CMHS 调查中包含乌鲁木齐的天山区，在天
山区共有 4 个乡镇、8 个村 / 居的 200 人。为了不损失该部分样本节省经费，需要在天
山区根据该区的村 / 居实际分布情况以及 CMHS 的村 / 居样本情况分层进行样本追加。
即本次调查有 200 的样本属于 CMHS 样本。

1. 第一阶段抽样

本次调查抽样设计在满足科学、效率的前提下，采用三阶段不等概率的抽样设计，
为了进一步提高效率，选用村 / 居为初级抽样单元。

乌鲁木齐市共有 8 个县 / 区，为了提高抽样效率，8 个县 / 区为必选层，在每个层
中按照层的人口数比例计算每个层的样本量和村 / 居样本个数。在每个县 / 区层中采用
三阶段不等概率的抽样设计。

第一阶段：在每个县 / 区层中，按照与村 / 居人口数成比例的 PPS 抽样方式获取
村 / 居样本，共 63 个村 / 居样本。

第二阶段：在样本村 / 居的家户抽样框中，按照循环等距抽样方式抽取相应数量的
样本户。

由于抽样框中存在流动人口、空户、非住户、商用、商住、一宅多户和一户多宅等的特殊问题，村/居样本的接触样本数量是根据当地的应答率，按照扩大样本量的方法确定的。采用扩大样本量的方法，一方面与国际调查接轨，另一方面，相对于替代法，扩大样本量的方法可以更准确地计算调查中各种率，以便与国际同类调查比较。

第三阶段：在样本家户中，按照 Kish 表抽取一人进行调查。

在样本家户中，按照 Kish 表抽取满足条件的一人进行调查。

进入 Kish 表的人员需要满足：拥有中国国籍，在该家户中累积居住 6 个月的非聋哑、非怀孕的 18 岁及以上的成人。

2. 第二阶段抽样

CMHS 精神科医生访谈样本筛选是在第一阶段复合性国际诊断交谈表（Composite International Diagnostic Interview，CIDI）调查的基础上，根据 Kish、CIDI、A1 问卷、A2 问卷、知情人问卷、老年期痴呆筛查部分数据，对二阶段精神检查样本、精神科补充访谈样本、10/66 痴呆诊断样本和实地核查样本进行选择。筛选的目的是为二阶段调查提供有效的调查对象。具体步骤如下。

（1）选择第一阶段由于重度躯体疾病、可疑精神病性障碍或引起交流障碍的精神症状而拒绝接受访谈或访谈中断以及同比例随机阴性对照样本，重性精神病性障碍筛查阳性样本以及一定比例的随机阴性对照，使用 DSM-Ⅳ轴Ⅰ障碍定式临床检查（Structured Clinical Interview for DSM-Ⅳ Axis Ⅰ Disorders，SCID-Ⅰ）问卷进行精神检查，共抽取 103 个样本。

（2）对 55 岁及以上拒访样本、老年痴呆筛查（DS）章节筛检阳性及同比例随机阴性对照样本采用 10/66 痴呆诊断工具包进行访谈，共抽取 69 个样本。

（3）对进行上述两种访谈的在第一阶段拒访或访谈中断的受访者进行一般人口学资料的补充，共抽取 21 个样本。

（4）对 Kish 未完访样本、CIDI 未完访样本、存疑 CIDI 样本及随机抽取的 CIDI 样本进行实地核查，并对部分抽样框进行复核，共抽取 81 个样本。

二、加权

本次调查由于分层采用多阶段不等概率的抽样设计，为了对目标变量进行较好的估计，需要对其进行加权调整。加权调整包含抽样设计权数、无应答调整权数和校准权数。

1. 抽样设计权数

本次的设计权数，包含第一阶段抽取村/居的抽样设计权数、第二阶段抽取样本户的抽样设计权数和第四阶段样本家户中抽取个人的抽样设计权数。

其中由于天山区包含 CMHS 的样本，抽取方式与本调查的方式稍有不同，因此将天山区分为两层，其中一层为 CMHS 的抽样层，此时的抽样设计权数按照 CMHS 的计算得到，另外一层是乌鲁木齐市的非 CMHS 层，按照乌鲁木齐市的抽样设计计算。

最终的抽样设计权数分为两部分，一部分是 CMHS 在天山区的样本的抽样设计设计权数，另外一部分是按照本次乌鲁木齐市调查的抽样设计的设计权数。

2. 无应答调整权数

在实际调查中，不可避免地存在无应答。这在乌鲁木齐市调查的实际调查中，导致样本量减少，估计精度降低，因而需要进行相应的无应答调整。无应答包含单元无应答和项目无应答两类，加权调整主要针对单元无应答进行无应答调整。

单元无应答包含各个阶段的无应答，例如县/区、乡镇/街道、村/居、地址、家户、个体层次的无应答，包含的无应答类型有无法到达访问区域、无法入户调查、无法联系、拒绝访问、受访者身体原因无法回答等。在问卷层面同样包含上述无应答以及由于数据传输、数据清理导致的数据丢失和数据无效等无应答。

在本次调查中，根据可获得辅助信息和无应答的类型采用不同的无应答加权方法。在实际调查中，包含 Kish 过滤（住户层面的无应答、地址层面的无应答和 Kish 问卷层面的无应答合并处理为住户层面的无应答）和 CIDI 问卷层面的无应答，其中在村/居 Kish 过滤阶段由于没有更多详细的辅助信息，采用加权组调整的方法。CIDI 阶段由于有一些家庭层面和住户层面的辅助信息，采用基于 logistic 回归的倾向应答的方法进行加权调整。

3. 校准权数

由于抽样设计的复杂性、实地调查过程的复杂性和样本无应答的存在，某些关键变量存在样本结构性偏差，导致最终的估计量有偏。为了调整该结构性偏差，提高估计精度，需要对 CIDI 问卷数据进行事后分层调整。在本次调查中，性别、年龄是非常重要的指标。因此，选用性别（分为男和女）、年龄变量（分为 18 ~ 34 岁，35 ~ 59 岁，60 岁及以上，共 3 类）进行事后分层调整。对于问卷数据的年龄、性别极少数据的项目无应答采用中位数插补方法。由于本次调查没有分性别和年龄的交叉变量，因此采用校准权数的方法。

校准估计量的形式为 $\widehat{Y} = \sum_s w_k y_k$，其中 w_k 是通过对 d_k 的调整得到的，而且满足 $\sum_s w_k x_k = \sum_u x_k$，即样本的辅助信息的权数的总和等于辅助变量的总体总量。基本思路是从样本的初始权数 d_k 出发，利用辅助信息 x_k 的信息，对初始权数 d_k 进行调整，最终得到调整后的权数 w_k，使得调整后的辅助变量的样本分布与总体分布一致，因为辅助变量和目标变量高度相关，所以这种利用多个变量进行的权数调整可以有效地提高估计的精度。校准加权的权数求解即利用最优化的方法，即求解下列约束方程：

$$\min \quad \sum_{k=1}^{n} d_k G\left(\frac{w_k}{d_k}\right)$$
$$\mathrm{st} \quad \mathbf{X}'\mathbf{w} = \mathbf{t}$$

本次调查中我们选择 G（）为指数函数。其中 X 是辅助变量，即年龄和性别。则上述权数即为本次调查的最终权数。

4. 权数的比较

根据加权结果，我们将样本、总体和加权的性别和分年龄的分布做图如下：

由图 10-1 所示，由于调查过程中，女性的应答率普遍较高，而年轻人的应答率较低，因此导致样本的结构是有偏差的，通过加权调整后，其加权样本的分布与总体基本一致。具有较好的性质。

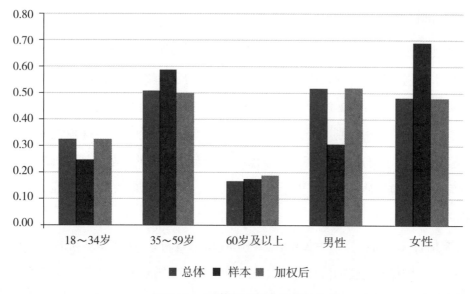

▲ 图 10-1　未加权的年龄和性别的分布

三、调查工具

本次"乌鲁木齐市精神障碍疾病负担及卫生服务利用的研究"调查共分两阶段。第一阶段为非专业人员调查，第二阶段为精神科医生调查。第一阶段是由非专业人员采用 CIDI 和社区痴呆筛查表对心境障碍、焦虑障碍、物质使用障碍进行诊断，并对精神病性障碍和老年期痴呆进行筛查。对于拒绝访问和中途退出访问的受访者，将分别进行受访者无法访谈原因列表（A1 问卷）以及受访者中途退出原因列表（A2 问卷）的记录。第一阶段调查采用计算机辅助调查的方式进行访谈。第二阶段是由精神科医生采用 SCID 对精神病性障碍进行确诊，并对因身体原因无法接受 CIDI 访谈，或者对部分可能由于精神障碍导致的拒访或中断访谈者进行再次面访。同时，采用 10/66 痴呆诊断工具包对老年期痴呆进行确诊。第二阶段调查采用纸笔版调查与计算机辅助调查相结合的方式开展。

1. 第一阶段调查工具

（1）CIDI 问卷

复合性诊断交谈表（CIDI）是完全定式化的精神障碍诊断工具，是目前国际公认的适用于非精神卫生专业人员使用的精神障碍流行病学调查工具。CIDI 可以按照美国精神病学协会《精神障碍诊断与统计手册》（第 4 版）（DSM-Ⅳ）和《国际疾病分类第十次修订本》（International Classification of Diseases，Tenth Revision，ICD-10）两套诊断分类标准做出精神障碍诊断。CIDI 包括以下研究内容：疾病诊断章节（心境障碍，包括抑郁障碍和双相障碍；焦虑障碍，包括惊恐障碍、广场恐怖症、特殊恐怖症、社交恐怖症、强迫障碍、广泛性焦虑障碍及创伤后应激障碍；物质使用障碍，包括酒精依赖、酒精滥用、药物依赖、药物滥用、烟草依赖；精神病性障碍。其中，对心境障碍、焦虑障碍、物质使用障碍进行诊断，对精神病性障碍进行筛查。），其他章节 [CIDI-3.0 包含专门的疾病负担调查，工具为改良的世界卫生组织残疾评定量表（World Health Organization Disability Assessment Schedule 2.0，WHODAS-2.0）]，此外，CIDI-3.0 中包括丰富的社会人口学资料，以及与各类别精神疾病密切相关的因素，如经济负担、婚姻经历、童年经历、卫生服务使用等，可以对精神障碍发生的危险因素以及疾病负担的影响因素进行深入细致的分析）。

（2）社区痴呆筛查表

对于 55 岁及以上的受访者，本研究将使用 10/66 国际痴呆研究组公认的工具社区痴呆筛查表（Community Screening Interview for Dementia，CSID）中的受访者单元进行老年期痴呆的筛查。社区痴呆筛查表受访者单元主要是考察受访者的瞬时记忆和延迟回忆的能力，以及理解力、定向力、语言能力和判断力等多个认知功能的维度。本次使用的 CSID，除原版中包括的所有内容，还包括了 10 词测试和动物命名试验。CSID 与 WHODAS-2.0 的结果结合，将获得老年期痴呆的筛查结果。

（3）A1 问卷、A2 问卷

项目组研讨项目执行方案时，根据以往调查经验，在社区调查进行 CIDI 访谈时，在拒访或不配合访谈的调查对象之中，推测其中有因罹患精神病性障碍或症状而不接受访谈的受访者，或者因罹患老年期痴呆而不具备回答问题能力的受访者，而这类患病率很低的精神障碍一旦漏诊将会影响患病率的真实性。同时，由于国内外既往以 CIDI 为调查工具的精神障碍调查仅通过询问受访者获得诊断信息，未与其知情者进行沟通，可能会出现受访者隐瞒或夸大病史的情况。为此，项目组首次设计了如下两个补充筛查问卷：

A1 问卷：受访者无法访谈原因列表。该问卷分为两个部分。第一部分为受访者自我报告无法参加的原因，第二部分为访谈员根据与受访者交流的情况自行填写。在第二部分中，访谈员将根据自我观察或知情人的报告，记录受访者是否有严重的躯体健康问题、活跃的精神症状，或者影响沟通交流的其他心理行为异常表现。

A2问卷：受访者中途退出原因列表。该问卷与A1问卷类似，也分为两个部分。第一部分为受访者自我报告中途退出的原因，第二部分为访谈员根据与受访者交流的情况自行填写。在第二部分中，访谈员将根据自我观察或知情人的报告，判断受访者是否由于患有精神障碍而中途退出访谈。

2. 第二阶段调查工具

CMHS第二阶段调查即精神科医生访谈，包括精神检查、10/66老年期痴呆诊断访谈、ICD-10精神障碍症状检查表、精神科医生访谈补充信息收集、实地核查四个方面的内容。

（1）SCID问卷

SCID-I需要由精神病专科医生进行，是目前精神科诊断的金标准。SCID-I是用以对DSM-IV轴I的大多数障碍，包括心境障碍、精神病性障碍、物质使用障碍、焦虑障碍、躯体形式障碍、进食障碍、适应障碍等进行诊断的半定式检查；SCID-II是用来评价DSM-IV轴II人格障碍的工具。SCID可供熟悉DSM-IV分类和诊断标准的临床精神科医生或受过训练的精神卫生专业人员使用。

本研究仅采用SCID-I的概述部分、心境发作（A节）、精神病性及相关症状（B节）、精神病性鉴别（C节）、心境障碍（D节）对精神病性障碍进行诊断。使用的研究对象包括所有CIDI精神病性障碍筛查阳性和部分阴性人群，以及因躯体疾病原因或者精神症状无法回答CIDI或者拒绝回答CIDI者。

（2）10/66痴呆诊断工具包

除了第一阶段已经使用过的社区痴呆筛查表受访者单元外，还包括CSID知情人章节、老年精神状况量表（Geriatric Mental Status Examination，GMS）以及老人照料安排的相关问题。调查的第一阶段中获得的所有老年期痴呆筛查阳性以及部分阴性人群，将在第二阶段由精神科医生进行老年期痴呆的确诊工作。

（3）精神科访谈补充问卷

该问卷的条目来自CIDI。用于由于身体原因无法接受CIDI访谈者，以及因重性精神问题拒绝或中断CIDI访谈者的一般资料、服务、伤残程度等信息的补充。对于55

岁及以上的受访者，该部分问卷还包括了 CSID 受访者单元的内容。

（4）实地核查问卷（A 问卷、B 问卷、C 问卷）

实地核查问卷包括三个部分：

A 问卷：未完访 Kish 的实地核查。

B 问卷：未完访 CIDI 的实地核查。

C 问卷：完访 CIDI 的实地核查。

四、现场执行

1. 第一阶段

本次调查采用与全国调查相同方式同期进行，可参见全国调查执行报告中的内容。略有不同之处在于，访员包含各高校学生和乌鲁木齐市第四人民医院的医护人员，学生访员由北京大学中国社会科学调查中心（以下简称调查中心）执行督导招聘、培训并管理；医护人员名单由乌鲁木齐市第四人民医院直接提供，人员的培训与管理由调查中心执行部与乌鲁木齐市第四人民医院共同完成。

（1）访员招聘与培训

乌鲁木齐市调查的访员培训分成两批进行。培训内容包括项目背景、问卷内容、CAPI 系统使用、执行流程、访问技巧、访问规范、质控要求、财务与设备管理制度等。第一批访员培训：2013 年 7 月 19—23 日，5 名乌鲁木齐市调查访员随同 CMHS 全国访员在四川省成都市进行了访员培训。第二批访员培训。2013 年 7 月 24—29 日，37 名乌鲁木齐市调查访员（其中医生 15 名，护士 10 名，学生 2 名）在新疆乌鲁木齐市进行了访员培训。

（2）现场调查

因新疆地区的特殊性，实地调查时间与全国调查有所区别，从 2013 年 9 月 5 日开始，至 2014 年 1 月 28 日结束。在调查过程中，调查中心安排了 3 名督导参与访员管理工作，负责访员的进度、核查信息的反馈，访问规范的指导，答疑解惑，解决访员间的纠纷，酬劳申请，票据整理和设备回收等工作。乌鲁木齐市第四人民医院安排了 2 名医生参与访员安排和行政协调沟通等工作。

第一阶段调查采用计算机辅助个人访谈（computer assisted personal interview, CAPI）模式。在访员入户访问之前，调查中心数据部与技术部工作人员将事先准备好的样本导入支持系统，督导根据现场安排和分组情况进行样本发放。到达样本村后，在当地 CDC 或村委会/居委会工作人员的带领下，访员进行入户调查。访员首先会向受访家庭简单介绍本项目的研究目的、意义等相关情况，在征得同意之后，收集该受访家庭全部成员的基本信息，包括性别、年龄等。在对 Kish 问卷抽选出的受访者进行 CIDI 问卷访问之前，需要受访者签署正式的知情同意书。对于 55 岁以上（含 55 岁）的受访者，除 CIDI 问卷之外，还需完成 10/66 痴呆筛查量表。

每个访问的时长与受访者的教育背景、生活习惯和人生经历有关。对于一个正常的、思维敏捷的年轻人的访问时长通常在 1 小时左右，而年长的、文化程度低的或有过不寻常经历的受访者的访问时长在 2.5 小时左右。

为了减少无应答和样本的流失，若访员不能与受访家庭取得联系，则要求访员在不同的时间至少尝试 6 次，经督导同意后，才能将其视为拒访；若受访家庭拒绝接受访问，则要求访员至少努力 3 次，经督导同意后，才能将其视为拒访；若受访者在问卷访问之中，拒绝继续访问，则要求访员至少劝说 3 次，才能将其视为中断；对于拒访和中断的样本，要求访员填写本项目自行设计的问卷，记录拒访或中断的原因。

访员需要每天将数据上传到系统中，包括完成的、拒访的、中断的及联系失败的样本。对于完成访问的受访者，根据访谈的时长，将得到相应礼品，以示感谢。

最终，经过 150 天的实地执行，共发放样本地址 2718 户，符合调查资格的样本 2003 户，完成 Kish 问卷 1892 份，完成率为 94.5%；完成 A1 问卷 33 份，A2 问卷 20 份，完成有效 CIDI 问卷 1782 份，完成率为 88.9%。

2. 第二阶段

（1）访员招聘及培训

第二阶段的访员由乌鲁木齐市第四人民医院委派的精神科医生组成。医院根据工作的需要、监测点内居民的分布情况，并结合乌鲁木齐市第四人民医院的人力和资源情况，成立了四人工作小组，由 3 名受训的精神科医师及 1 名护士组成，主要的问卷访谈任务由 3 名医师承担，由于乌鲁木齐市是一个多民族聚居的城市，其中以维吾尔族居民居多，护士的职责仅是助手，负责翻译及问卷的录入工作。

2013 年 6 月 20 日，乌鲁木齐市第四人民医院科教科负责安排本科室的一名工作人员到北京大学第六医院参加了协调员的培训。

培训内容主要包括五个方面：①项目整体方案介绍；②精神科访谈内容简介；③协调员工作职责及流程；④精神检查录入程序及访谈软件使用；⑤计算机练习。

课题协调员的主要职责是定期与北大六院课题组取得联系，获得第二阶段调查工作的名单及工作任务，负责将这些访谈任务分配给乌鲁木齐市第四人民医院接受过项目统一培训的精神科医生，协助上报调查进度及调查数据，以及向精神科医生反馈质量控制的结果。

（2）现场调查

与第一阶段的入户调查不同，第二阶段现场调查采用纸笔版调查模式与 CAPI 模式相结合的方式。北大六院将由调查中心抽取的第二阶段调查样本上传至课题的访谈系统。协调中心在接收到样本后，将调查样本分配给调查员，并组织精神科医生完成精神科医生访谈。当访员与受访家庭联系不上或受访家庭不愿意参与调查，可向当地村委会 / 居委员会工作人员寻求帮助。受访者视为拒访的要求与第一阶段调查的要求相同。在第二阶段中，每个样本根据进入的流程不同，需要完成不同的问卷。

最终，第二阶段现场执行共完成访谈 150 人，样本应答率为 73.2%。每人访谈问卷种类 1 至 4 份，共完成问卷 188 份；其中 SCID 问卷 71 份（应答率 68.9%），GMS 问卷 48 份（应答率 69.6%），精神科访谈补充问卷 12 份（应答率 57.1 %），实地核查问卷 55 份（应答率 67.9 %），合计问卷应答率 68.6%。

五、样本完成情况

样本分布在乌市 8 个县 / 区，63 个村 / 居，共抽取样本户 2178 户，其中，符合调查资格的样本为 2003 户。各类别问卷的完成情况及未完访原因见表 10-2、表 10-3。

表 10-2　Kish 问卷完成情况

样本接触结果	样本数	百分比
1 完成	1892	94.50%
2 拒访	104	5.50%
3 联系不上	7	0.30%
小计 符合调查资格样本	2003	100%
4 地址中无符合资格成员	55	–
5 地址错误 / 地址不存在	57	–
6 非住宅	25	–
7 空置房屋	37	–
8 无法判定	1	–
合计抽样户数	2178	–

表 10-3　CIDI 问卷及 A1、A2 问卷的完成情况

样本接触结果	数量（份）	百分比
完整的 CIDI 问卷，经多方检验有效的问卷	1782	88.90%
中断的 CIDI 问卷，同时完成了 A2 卷	20	1.00%
开篇拒访的 CIDI 问卷，但是完成了 A1 卷	33	1.60%
小计	1835	91.60%
CIDI 完成，但传输丢失	3	0.10%
强拒访，未进入第二阶段	4	0.20%
外出，多次联系不上	47	2.30%
身体原因无法接受访问	3	0.15%
合计（即，完成的有效 Kish 问卷数）	1892	94.50%
符合调查资格户数	2003	100%

六、质量控制

入户调查数据质量的误差可以分为系统误差和随机误差两大类。其中系统误差多数是由人为因素引起的，是质量督导的主要目标。为了获得高质量、真实性强的数据，在本项目中，针对虚假访问、替换受访者、臆答、提问不完整、限定词不准确、关键词不准确、举例不完整、未提示使用受访者手册、追问不足等不规范的访问行为进行了每日的核查与反馈。

课题组借助计算机技术，设计了"中国精神障碍流行病学调查及质量控制信息系统"，在实现访谈数据实时上传的同时，还具备录音的功能。同时，在问卷的录入系统中，设立了逻辑跳转，可以有效避免访员的跳转错误。要求访员必须每日回传数据，包括问卷数据和录音。

1. 第一阶段

本项目第一阶段主要的质量控制方法包括：数据核查、录音核查、电话核查及实地核查。

数据核查即核查各部分问卷是否回答正确、访谈所用的时间是否合理、受访者回答"我不知道"和"拒绝回答"的比例。录音核查是通过回听访问的录音进行核查，超过25%的录音将会被重听，检查访员是否有错误引导等问题。电话核查即通过电话回访受访对象的方式进行核查，质量督导人员将会抽取25%的样本进行电话回访，通过核实受访者的家庭信息、询问是否有替答等情况，来检查访问的真实性。实地核查是调查督导员和实地核查员返回调查地点进行核查。大约10%的样本，包括拒访或丢失的样本，将在第二阶段的入户过程中完成实地核查。如果发现虚假访问，该数据将会被删除，其负责的访员也将被解雇。

在第一阶段的质量控制中对1804个样本进行了数据核查，794个样本进行了录音核查，611个样本进行了电话核查，51个样本进行了实地核查。核查结果显示问卷访问整体质量优良，有59%的样本没有发现质量问题；有48%的样本出现轻微质量问题，主要表现在提问不完整、限定词不准确、举例不完整、关键词不准确等方面。其中，限定词不准确、举例不完整、关键词不准确的分布主要集中在一两道题干较长的题目上。建议重访样本（7份，占0.39%）及出现严重质量问题的样本（14份，占0.78%）在调查过程中安排了优秀访员回访。总体质量优良。

2. 第二阶段

为了保证精神科医生访谈的质量，本研究设立了精神科医生访谈质量控制小组（简称质控组）。该组的工作职责是对访谈质量、记录的数据及录音文件进行核查，发现问题及时反馈和纠正。该组在收到精神科医生访谈数据及录音后，安排专人进行核查，核查的手段包括电话核查以核实调查的真实性、录音核查以确定精神科医生访谈操作的规范性。

第二阶段的质量控制方法与第一阶段类似，包括协调员核查、数据核查、录音核查、电话核查、时长核查、实地核查以及访员再培训。

总共对 1804 个样本进行了数据核查，794 个样本进行了录音核查，611 个样本进行了电话核查，51 个样本进行了实地核查。建议重访样本与严重问题样本共占 1.16%，98.84% 的样本只出现轻微问题或未核查出任何问题，样本整体质量优良。样本质量分布情况见表 10-4。

表 10-4 样本层面质量等级情况

样本类型	样本数	所占比例
建议重访样本	7	0.39%
严重问题样本	14	0.78%
轻微问题样本	874	48.45%
未核查出问题的样本	909	50.39%

（1）协调员核查

对所用的样本，核查 SCID、GMS、精神科访谈补充问卷及实地核查问卷四部分调查问卷是否按照软件提示回答。软件系统会根据实填值与应填值进行自动核查比对，若实填值与应填值不匹配则表明访谈员没有按照要求进行调查，此时系统会自动在相应的不匹配行做红色标记，协调员发现该问题后，需对此问卷做访谈未通过处理，并通知相应访谈员。在协调员确认访谈通过的样本里，系统也会对所有样本进行第二次核查，核查内容与上述一致，从而确保样本访谈工作按要求完成。系统会自动对所有访谈通过的样本进行问卷核查，确保访谈内容无误。

（2）数据核查

核查各部分问卷是否回答正确，核查 SCID、实地核查问卷、GMS、精神科访谈补充问卷回答问题的内部逻辑是否正确。这部分的工作由北京大学第六医院调用新增 SCID、实地核查问卷、GMS、精神科访谈补充问卷数据库，运行事先编写的 SPSS 程序核查问卷中各条目回答之间的内部逻辑是否正确，进行核查。

通过数据核查，发现样本的不规范情况如下：

① 单题访问时长（TIEQ）不通过。我们将单题访问时长过短题目数占监测题目总

数的比例超过 30% 的样本定义为"单题访问时长不通过样本"。这类样本共有 385 个，共涉及 22 名访员。

② 无应答率不通过。我们将出现"不知道"或"拒绝回答"题目数占监测题目总数的比例超过 10% 的样本定位为"无应答率不通过样本"。未出现这种类型的样本。

③ 筛查 2 章节时长不通过。我们将筛查 2 章节时长小于 5 分钟的样本定义为"筛查 2 章节时长不通过样本"。这类样本共有 577 个，共涉及 26 名访员。其中，筛查 2 章节时长 4 ~ 5 分钟的样本共 365 个，共涉及 22 名访员。

④ 访问总时长不通过。我们将访问总时长小于 30 分钟的样本定义为"访问总时长不通过样本"。这类样本共有 332 个，共涉及 20 名访员。其中，访问总时长 25 ~ 30 分钟之间的样本共 193 个，共涉及 18 名访员。

（3）录音核查

通过回放访谈的录音进行核查。该项工作由天津安定医院的质控团队随机抽取 50% 样本的 SCID、GMS、精神科访谈补充问卷、实地核查问卷访谈过程录音，由质量控制人员通过听取录音了解访谈细节，从而判断访谈质量。访谈质量判断标准包括：①是否为空白 / 无效录音；②是否代答；③风格是否符合要求；④信息搜集是否全面；⑤访员的评估和判断是否准确，其中后三个标准又细分为三个子条目。以上五条标准中任意一条不合格，录音质控结果判断为不合格。其中，对于 SCID 访谈录音，还需要判断访谈时长是否符合标准，时长 ≥ 30 分钟为合格，15 ≤时长＜ 30 分钟为可疑，时长＜ 15 分钟为不合格。若不合格则由协调员按照不合格原因反馈给访员本人，以便在后续的访谈工作中提高访谈质量。

通过录音核查，发现访员的不规范情况如下：

① 出现臆答的，有 65 个样本，涉及 18 名访员。

② 出现提问不完整情况的，有 197 个样本，涉及 27 名访员。其中约 50% 的样本集中在"以下的问题是有关约会的。这里所说的约会是指和另外一个人谈恋爱的那种约会，相亲也可以算作约会的一种形式。约会或者相亲，可以是很短暂的一次会面，也不一定有性行为。根据这样一个定义，您第一次约会时有多大年纪？"等题干较长的题目上。

③ 出现答案比对失败的，有 21 个样本，涉及 16 名访员。

④ 出现关键词不准确的，有 142 个样本，涉及 24 名访员。其中约 30% 的样本集中在"您有生以来是否有过这样的一段时间，在那段时间里不论您在人群里、去公共场

所、独自旅游还是离开家去旅游时都感到害怕？"等关键词较长的题目上。

⑤ 出现未提示使用受访者手册情况的，有 178 个样本，涉及 26 名访员。其中约 60% 的样本集中在"您手册第 42 页上列举了三种经历，分别为经历一、经历二和经历三。您是否曾经有过经历一？"等题目上。

⑥ 出现限定词不准确的，有 388 个样本，涉及 25 名访员。其中约 70% 的样本集中在"您前面提到持续好几天 / 两周或更长时间，感到伤心 / 心灰意懒 / 失去兴趣还有其他问题，回答下面问题时，请您想着这个情况最糟糕且问题最频繁的时候，在那段时间里，下面的哪些问题每天的大部分时间都存在而且几乎天天如此？在那几天 / 两周里，您是否差不多每天的多数时间都感到伤心难过、空虚或情绪消沉？"等题干较长、限定词较长的题目上。

⑦ 出现选项未读完整的，有 58 个样本，涉及 19 名访员。其中约 70% 的样本集中在"回想您喝酒最多的那些年。在那些年里，您是每天喝酒，几乎每天都喝，每周 3～4 天，每周 1～2 天，一个月 1～3 天，还是一个月少于 1 次？"等选项较长的题目上。

⑧ 出现追问不足的，有 4 个样本，涉及 4 名访员。

⑨ 出现举例未读完整的，有 500 个样本，涉及 28 名访员。

(4) 电话核查

通过电话回访受访对象的方式进行核查。电话核查的目的是确认调查是否真实。质控人员登录质控系统的电话核查页面抽取 10% 的完访样本，打开电话核查问卷，电话核查员按照问卷上的问题进行电话核查。一旦发现虚假访谈，则立即通知合作单位协调员，由协调员提醒访员本人纠正错误。若提醒以后还继续发现虚假访谈的情况，则取消该名访员的调查资格。

通过电话核查，发现访员的不规范情况如下：

① 出现虚假访问的，有 7 个样本，涉及 6 名访员。

② 出现未使用 CAPI 的，有 3 个样本，涉及 3 名访员。

③ 出现背景信息比对失败的，有 43 个样本，涉及 19 名访员。

④ 出现未发放礼品的，有 7 个样本，涉及 6 名访员。

⑤ 出现访问时长过短的，有 26 个样本，涉及 11 名访员。

(5) 时长核查

通过检查问卷的整体访谈时长以及调查问题平均时长来判断调查质量。其中 SCID

问卷的答题时长判断不包括在本项内容中。其他问卷（GMS、精神科访谈补充问卷、实地核查问卷）总时长的计算方法为用同一个问卷最后一题的时间点减去第一题的时间点（实地核查问卷为 JU3–JU2，GMS 为 JU4–JU3，精神科补充访谈样本为 IO1a.0–JU4）。调查问题平均时长是计算出来的，操作时首先确定每种问卷的答题个数（即不包括无应答的题目），然后用总时长除以答题个数，得出平均时长。质控人员登录质控系统，获得 GMS、精神科访谈补充问卷和实地核查问卷访问时长信息，根据实现设置的时长合格与否的标准进行判断。各种问卷的标准不一样。GMS 的判断标准为：①合格：时长 ≥ 40 分钟；②可疑：20 ≤ 时长 < 40 分钟；③不合格：时长 < 20 分钟。精神科访谈补充问卷的判断标准为：①合格：时长 ≥ 10 分钟；②可疑：5 ≤ 时长 < 10 分钟；③不合格：时长 < 5 分钟。实地核查问卷的判断标准为：①合格：时长 ≥ 5 分钟；②可疑：2 ≤ 时长 < 5 分钟；③不合格：时长 < 2 分钟。对访谈时长不合格的问卷需要结合调查问题单题时长进行综合判定，如单题时长也低于平均水平，则判定为不合格。所有不合格及可疑的核查结果，将反馈给访员本人。

（6）实地核查

通过实地核查，发现访员的不规范情况如下：

① 出现抽样框核查有误的：无。

② 出现身体原因无法访问判断有误的：无。

③ 出现访员未联系的：无。

④ 出现受访者未拒访的：无。

⑤ 出现虚假访问的：无。

⑥ 出现未使用 CAPI 的：有 1 个样本，涉及 1 名访员。

⑦ 出现背景信息比对失败的：有 18 个样本，涉及 9 名访员。

⑧ 出现未发放礼品的：无。

⑨ 出现访问时长过短的：有 4 个样本，涉及 3 名访员。

（7）是否出现了代访或代答

由核查结果来看，在所有接受了录音核查、电话核查、实地核查的样本中，共有 12 个样本出现了代访，共涉及 9 名访员；共有 6 个样本出现了代答，共涉及 4 名访员。

所有的代访、代答和严重臆答的样本均在访问过程中发现，并安排访员重新访问。

（8）访员再培训

定期对访员应用软件与问卷的能力进行检查和考核，从而确保调查质量。课题开展过半后，由北京大学第六医院采用网络授课指导与在线答题相结合的方式，对访员进行了再培训。访员必须参加在线测试，合格者方能继续开展现场调查工作。

最终，在协调员核查中未出现实际完成问卷与预期完成问卷不符的情况。数据核查中没有发现回答问题有内部逻辑错误，也未发现其他问卷错误。录音核查结果显示，上传录音274份，但由于乌鲁木齐市的样本有许多是维吾尔族受访者，不懂汉语，我们的访员以当地语言做现场调查，故录音的内容正确与否无法核实。质量控制组共对188份问卷进行了时长核查。实地核查问卷时长核查55份，合格率94.5%；痴呆问卷时长核查48份，合格率81.3%；补充问卷时长核查12份，合格率91.7%。由于乌鲁木齐市是一个多民族聚居的城市，以维吾尔族及汉族居民偏多，为使访谈顺利进行，乌鲁木齐市第四人民医院对少数民族的精神科医师再培训与测试，并进行了一致性的检验，测试结果为全部合格。

七、数据管理

本调查采用与全国调查相同方式同期进行。参见全国调查数据管理报告中的内容。

八、资料分析方法

1. 患病率

对每一个研究变量的频数分布进行描述，计算各类别精神障碍终生患病率和12月患病率在不同社会人口学特征的分布。

患病率：调查人群中不同期间患病人数与调查总人数之比（百分率或千分率），本研究使用两种患病率的概念对结果进行描述，分别为终生患病率与12月患病率。

（1）终生患病率：调查人群中，从调查之日起有生以来曾有过一种精神障碍患病的人群作为病例数，该病例占总人群的比例。

（2）12月患病率：从调查之日起过去的12个月有过一种精神障碍患病的人群作为

病例，该病例占总人群的比例。

2. 患病率不同性别、不同年龄组别的比较

不同性别、不同年龄组别的精神障碍患病率比较采用 χ^2 检验。患病率小于 0.1 的精神障碍不进行分层分析。

第三节

乌鲁木齐市精神障碍患病率

一、调查样本基本信息

本次调查共抽取样本户 2178 户，其中，符合调查资格的样本为 2003 户，合计完成有效 Kish 问卷数 1892 份，应答率为 94.5%。其中，共有 1782 人完成调查，应答率为 94.2%。整体样本完成情况见表 10-5。女性占 69.5%，男性占 30.5%，如图 10-2 所示；18 ~ 34 岁占 24.6%，35 ~ 49 岁占 40.7%，50 ~ 64 岁占 23.2%，65 岁及以上占 11.6%，如图 10-3 所示。

表 10-5　整体样本完成情况

步骤	名称	例数（人）	应答率（%）
第一步	抽取样本户	2178	–
第二步	符合调查资格的样本	2003	–
第三步	完成有效 Kish 问卷数	1892	94.5
第四步	共完成调查人数	1782	94.2

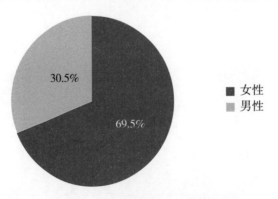

30.5%

69.5%

■ 女性
■ 男性

▲ 图 10-2　完成调查样本的性别构成

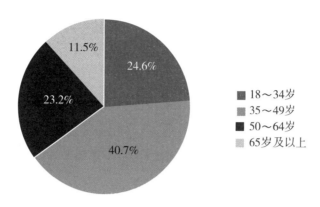

▲ 图 10-3 完成调查样本的年龄构成

二、各分类精神障碍患病率及分布

1. 精神障碍终生患病率及性别、年龄的分布

根据 CIDI 问卷调查，以 DSM-Ⅳ 诊断系统进行诊断，任何一类精神障碍加权终生患病率为 11.41%（95% 置信区间为 6.77% ～ 16.05%）。

焦虑障碍加权终生患病率为 6.50%。心境障碍加权终生患病率为 5.54%。物质使用障碍加权终生患病率为 2.35%。各类别精神障碍终生患病率详见表 10-6。

表 10-6 乌鲁木齐市成人各类别精神障碍终生患病率（*n*=1782）

精神障碍分类	人数（人）	未加权终生患病率（%）		加权终生患病率（%）	
		患病率	患病率 95%CI	患病率	患病率 95%CI
焦虑障碍	29	1.63	1.04 ～ 2.22	6.50	3.59 ～ 9.40
心境障碍	57	3.20	2.38 ～ 4.02	5.54	0.99 ～ 10.10
物质使用障碍	12	0.67	0.29 ～ 1.05	2.35	0.87 ～ 3.83
进食障碍	1	0.056	0.000 ～ 0.166	0.01	0.000 ～ 0.031
任何一类精神障碍	87	4.88	3.88 ～ 5.88	11.41	6.77 ～ 16.05

焦虑障碍在各年龄组的终生患病率呈波动性，50 ～ 64 岁人群中焦虑障碍终生患病率最高（8.03%），65 岁及以上人群中焦虑障碍终生患病率最低（3.39%）；与此相反，心境障碍在 65 岁及以上人群中终生患病率达到顶峰（13.70%），而在 35 ～ 49 岁人群

中终生患病率最低（1.71%）；同心境障碍相似，物质使用障碍在 65 岁及以上人群中终生患病率最高（8.58%），而在 35 ～ 49 岁人群中未发现病例。三大类精神障碍终生患病率的年龄组分布见表 10-7、表 10-8、表 10-9。

表 10-7 乌鲁木齐市成人焦虑障碍终生患病率的年龄分布（*n*=1782）

年龄组	样本人数（人）	患者人数（人）	患病率（%）	患病率 95%CI（%）
18 ～ 34 岁	438	13	7.55	0.00 ～ 17.25
35 ～ 49 岁	725	7	5.66	0.00 ～ 13.90
50 ～ 64 岁	413	5	8.03	0.67 ～ 15.40
65 岁及以上	206	4	3.39	0.00 ～ 8.42

表 10-8 乌鲁木齐市成人心境障碍终生患病率的年龄分布（*n*=1782）

年龄组	样本人数（人）	患者人数（人）	患病率（%）	患病率 95%CI（%）
18 ～ 34 岁	438	21	8.36	0.08 ～ 16.64
35 ～ 49 岁	725	17	1.71	0.00 ～ 3.76
50 ～ 64 岁	413	8	2.48	0.25 ～ 4.70
65 岁及以上	206	11	13.70	4.67 ～ 22.73

表 10-9 乌鲁木齐市成人物质使用障碍终生患病率的年龄分布（*n*=1782）

年龄组	样本人数（人）	患者人数（人）	患病率（%）	患病率 95%CI（%）
18 ～ 34 岁	438	3	2.87	0.00 ～ 6.11
35 ～ 49 岁	725	0	—	—
50 ～ 64 岁	413	7	1.56	0.00 ～ 3.93
65 岁及以上	206	2	8.58	0.59 ～ 16.56

对于焦虑障碍和心境障碍，女性的终生患病率高于男性，而对于物质使用障碍，男性的终生患病率高于女性。三大类精神障碍终生患率的性别分布见表 10-10、表 10-11、表 10-12。

表 10-10 乌鲁木齐市成人焦虑障碍终生患病率的性别分布（*n*=1782）

性别	样本人数（人）	患者人数（人）	患病率（%）	患病率 95%CI（%）
男性	543	5	3.14	0.07 ～ 6.21
女性	1239	24	10.11	2.75 ～ 17.48

表 10-11　乌鲁木齐市成人心境障碍终生患病率的性别分布（n=1782）

性别	样本人数（人）	患者人数（人）	患病率（%）	患病率 95%CI（%）
男性	543	12	3.57	0.00 ～ 7.34
女性	1239	45	7.68	0.00 ～ 16.74

表 10-12　乌鲁木齐市成人物质使用障碍终生患病率的性别分布（n=1782）

性别	样本人数（人）	患者人数（人）	患病率（%）	患病率 95%CI（%）
男性	543	10	3.92	0.61 ～ 7.24
女性	1239	2	0.65	0.00 ～ 1.85

2. 精神障碍12月患病率及性别、年龄的分布

根据 CIDI 问卷调查，以 DSM-Ⅳ 诊断系统进行诊断，任何一类精神障碍加权 12 月患病率为 7.64%（95% 置信区间为 5.24% ～ 10.05%）。由于本次调查样本量较小，不能获得精神分裂症及其他精神病性障碍、老年期痴呆 12 月患病率。

焦虑障碍加权 12 月患病率为 5.23%。心境障碍加权 12 月患病率为 2.60%。物质使用障碍加权 12 月患病率为 0.02%。各类别精神障碍 12 月患病率详见表 10-13。

表 10-13　乌鲁木齐市成人各类别精神障碍 12 月患病率（n=1782）

精神障碍分类	人数（人）	未加权 12 月患病率（%）		加权 12 月患病率（%）	
		患病率	患病率 95%CI	患病率	患病率 95%CI
焦虑障碍	23	1.29	0.77 ～ 1.82	5.23	2.88 ～ 7.57
心境障碍	29	1.63	1.04 ～ 2.22	2.60	1.02 ～ 4.17
物质使用障碍	3	0.17	0.00 ～ 0.36	0.02	0.00 ～ 0.05
进食障碍	0	0	0	0	0
任何一类精神障碍	50	2.81	2.04 ～ 3.57	7.64	5.24 ～ 10.05

对于各年龄组，焦虑障碍 12 月患病率呈先上升再下降的趋势，在 50 ～ 64 岁达到顶峰（8.00%）；对于心境障碍，65 岁及以上人群 12 月患病率明显高于其他年龄组。三大类精神障碍 12 月患病率的年龄组分布见表 10-14、表 10-15、表 10-16。

表 10-14　乌鲁木齐市成人焦虑障碍 12 月患病率的年龄分布（*n*=1782）

年龄组	样本人数（人）	患者人数（人）	患病率（%）	患病率 95%CI（%）
18～34 岁	438	11	4.15	0.00～9.41
35～49 岁	725	6	5.51	0.00～13.78
50～64 岁	413	4	8.00	0.63～15.37
65 岁及以上	206	2	2.49	0.00～7.46

表 10-15　乌鲁木齐市成人心境障碍 12 月患病率的年龄分布（*n*=1782）

年龄组	样本人数（人）	患者人数（人）	患病率（%）	患病率 95%CI（%）
18～34 岁	438	12	1.49	0.00～3.38
35～49 岁	725	9	1.54	0.00～3.55
50～64 岁	413	3	1.64	0.00～4.04
65 岁及以上	206	5	9.90	0.19～19.61

表 10-16　乌鲁木齐市成人物质使用障碍 12 月患病率的年龄分布（*n*=1782）

年龄组	样本人数（人）	患者人数（人）	患病率（%）	患病率 95%CI（%）
18～34 岁	438	0	－	－
35～49 岁	725	0	－	－
50～64 岁	413	3	0.10	0.00～0.24
65 岁及以上	206	0	－	－

　　对于焦虑障碍和心境障碍，女性 12 月患病率高于男性，而对于物质使用障碍，男性 12 月患病率高于女性。三大类精神障碍 12 月患病率的性别分布见表 10-17、表 10-18、表 10-19。

表 10-17　乌鲁木齐市成人焦虑障碍 12 月患病率的性别分布（*n*=1782）

性别	样本人数（人）	患者人数（人）	患病率（%）	患病率 95%CI（%）
男性	543	4	2.733	0.000～5.813
女性	1239	19	7.912	1.521～14.303

表 10-18　乌鲁木齐市成人心境障碍 12 月患病率的性别分布（*n*=1782）

性别	样本人数（人）	患者人数（人）	患病率（%）	患病率 95%CI（%）
男性	543	6	2.360	0.000～5.511
女性	1239	23	2.853	0.000～5.730

表 10-19　乌鲁木齐市成人物质使用障碍 12 月患病率的性别分布（n=1782）

性别	样本人数（人）	患者人数（人）	患病率（%）	患病率 95%CI（%）
男性	543	12	0.037	0.000 ~ 0.091
女性	1239	1	0.004	0.000 ~ 0.011

三、焦虑障碍

1. 焦虑障碍终生患病率及性别、年龄的分布

各类别焦虑障碍加权终生患病率在 0.11% ~ 4.78%。其中，并未查出广泛性焦虑障碍、广场恐怖症、创伤后应激障碍患者。终生患病率最高的为强迫症（4.78%），其次为惊恐障碍（1.11%）。其他焦虑障碍终生患病率均小于 1%，最低的为社交恐怖症（0.11%）。各类别焦虑障碍终生患病率详见表 10-20。

表 10-20　乌鲁木齐市成人各类别焦虑障碍终生患病率（n=1782）

精神障碍类别	人数（人）	未加权终生患病率（%）		加权终生患病率（%）	
		患病率	患病率 95%CI	患病率	患病率 95%CI
惊恐障碍	3	0.17	0.00 ~ 0.36	1.11	0.00 ~ 2.83
广泛性焦虑障碍*	0	–	–	–	–
特殊恐怖症	7	0.39	0.10 ~ 0.68	0.50	0.00 ~ 1.08
社交恐怖症	4	0.22	0.01 ~ 0.44	0.11	0.00 ~ 1.33
广场恐怖症（不伴惊恐）*	0	–	–	–	–
创伤后应激障碍*	0	–	–	–	–
强迫症	17	0.95	0.50 ~ 1.41	4.78	2.32 ~ 7.25
焦虑障碍未特定	2	0.11	0.00 ~ 0.27	0.89	0.00 ~ 2.62
任何一类焦虑障碍	29	1.63	1.04 ~ 2.22	6.50	3.59 ~ 9.40

* 此次调查未发现该类疾病患者。

在各类别焦虑障碍中，惊恐障碍及特殊恐怖症终生患病人群主要集中在 18 ~ 34 岁，这两种精神障碍随着年龄增长终生患病率有逐渐降低的趋势；与惊恐障碍及特殊恐怖症相反，在此次调查过程中虽然 50 ~ 64 岁人群中未发现社交恐怖症患者，但社交恐怖症终生患病率有随着年龄增长上升的趋势。强迫症的终生患病率呈先上升再下降的趋

势，在 50 ~ 64 岁达到顶峰（7.93%）。各类别焦虑障碍终生患病率的年龄组分布见表 10-21、表 10-22、表 10-23、表 10-24。

表 10-21 乌鲁木齐市成人 18 ~ 34 岁人群各类别焦虑障碍终生患病率的分布（n=438）

焦虑障碍类别	人数（人）	患病率（%）	患病率 95%CI（%）
惊恐障碍	2	3.40	0.00 ~ 7.91
广场恐怖症，无惊恐障碍病史[*]	0	–	–
特殊恐怖症	4	1.32	0.00 ~ 2.95
社交恐怖症	2	0.01	0.00 ~ 0.01
强迫症	6	2.83	0.00 ~ 6.71
创伤后应激障碍[*]	0	–	–
广泛性焦虑障碍[*]	0	–	–
焦虑障碍未特定	2	2.75	0.00 ~ 7.43
任何一类焦虑障碍	13	7.55	0.00 ~ 17.25

[*] 此次调查未发现该类疾病患者。

表 10-22 乌鲁木齐市成人 35 ~ 49 岁人群各类别焦虑障碍终生患病率的分布（n=725）

焦虑障碍类别	人数（人）	患病率（%）	患病率 95%CI（%）
惊恐障碍	1	0.01	0.00 ~ 0.02
广场恐怖症，无惊恐障碍病史[*]	0	–	–
特殊恐怖症	1	0.14	0.00 ~ 0.44
社交恐怖症	1	0.03	0.00 ~ 0.08
强迫症	5	5.51	0.00 ~ 13.77
创伤后应激障碍[*]	0	–	–
广泛性焦虑障碍[*]	0	–	–
焦虑障碍未特定[*]	0	–	–
任何一类焦虑障碍	7	5.66	0.00 ~ 13.90

[*] 此次调查未发现该类疾病患者。

表 10-23　乌鲁木齐市成人 50 ~ 64 岁人群各类别焦虑障碍终生患病率的分布（*n*=413）

焦虑障碍类别	人数（人）	患病率（%）	患病率 95%CI（%）
惊恐障碍[*]	0	–	–
广场恐怖症，无惊恐障碍病史[*]	0	–	–
特殊恐怖症	1	0.10	0.00 ~ 0.31
社交恐怖症[*]	0	–	–
强迫症	4	7.93	0.53 ~ 15.33
创伤后应激障碍[*]	0	–	–
广泛性焦虑障碍[*]	0	–	–
焦虑障碍未特定[*]	0	–	–
任何一类焦虑障碍	5	8.03	0.67 ~ 15.40

[*] 此次调查未发现该类疾病患者。

表 10-24　乌鲁木齐市成人 65 岁及以上人群各类别焦虑障碍终生患病率的分布（*n*=206）

焦虑障碍类别	人数（人）	患病率（%）	患病率 95%CI（%）
惊恐障碍[*]	0	–	–
广场恐怖症，无惊恐障碍病史[*]	0	–	–
特殊恐怖症	1	0.04	0.00 ~ 0.12
社交恐怖症	1	0.82	0.00 ~ 2.56
强迫症	2	2.53	0.00 ~ 7.50
创伤后应激障碍[*]	0	–	–
广泛性焦虑障碍[*]	0	–	–
焦虑障碍未特定[*]	0	–	–
任何一类焦虑障碍	4	3.39	0.00 ~ 8.42

[*] 此次调查未发现该类疾病患者。

在各类别焦虑障碍中，女性终生患病率均高于男性，社交恐怖症在此次调查过程中未发现男性患者。各类别焦虑障碍终生患病率的性别分布见表 10-25、表 10-26。

表 10-25 乌鲁木齐市男性成人各类别焦虑障碍终生患病率的分布（*n*=543）

焦虑障碍类别	人数（人）	患病率（%）	患病率 95%CI（%）
惊恐障碍	1	0.41	0.00 ~ 1.27
广场恐怖症，无惊恐障碍病史 *	0	–	–
特殊恐怖症	2	0.30	0.00 ~ 0.85
社交恐怖症 *	0	–	–
强迫症	2	2.44	0.00 ~ 5.58
创伤后应激障碍 *	0	–	–
广泛性焦虑障碍 *	0	–	–
焦虑障碍未特定 *	0	–	–
任何一类焦虑障碍	5	3.14	0.07 ~ 6.21

* 此次调查未发现该类疾病患者。

表 10-26 乌鲁木齐市女性成人各类别焦虑障碍终生患病率的分布（*n*=1239）

焦虑障碍类别	人数（人）	患病率（%）	患病率 95%CI（%）
惊恐障碍	2	1.86	0.00 ~ 5.58
广场恐怖症，无惊恐障碍病史 *	0	–	–
特殊恐怖症	5	0.73	0.00 ~ 1.90
社交恐怖症	4	0.24	0.00 ~ 0.68
强迫症	15	7.31	0.85 ~ 13.78
创伤后应激障碍 *	0	–	–
广泛性焦虑障碍 *	0	–	–
焦虑障碍未特定	2	1.86	0.00 ~ 5.58
任何一类焦虑障碍	24	10.11	2.75 ~ 17.48

* 此次调查未发现该类疾病患者。

2. 焦虑障碍12月患病率及性别、年龄的分布

各类别焦虑障碍加权 12 月患病率在 0.001% ~ 4.77%。其中，并未查出广泛性焦虑障碍、广场恐怖症、创伤后应激障碍患者。12 月患病率最高的为强迫症（4.77%），其次为特殊恐怖症（0.46%），最低的为焦虑障碍未特定（0.001%）。各类别焦虑障碍 12 月患病率详见表 10-27。

表 10-27　乌鲁木齐市成人各类别焦虑障碍 12 月患病率（n=1782）

焦虑障碍类别	人数（人）	未加权 12 月患病率（%）		加权 12 月患病率（%）	
		患病率	患病率 95%CI	患病率	患病率 95%CI
惊恐障碍	1	0.06	0.00 ~ 0.17	0.003	0.00 ~ 0.01
广泛性焦虑障碍[*]	0	–	–	–	–
特殊恐怖症	6	0.34	0.07 ~ 0.61	0.46	0.00 ~ 1.03
社交恐怖症	2	0.11	0.00 ~ 0.27	0.01	0.00 ~ 0.03
广场恐怖症（不伴惊恐）[*]	0	–	–	–	–
创伤后应激障碍[*]	0	–	–	–	–
强迫症	15	0.84	0.42 ~ 1.27	4.77	2.30 ~ 7.23
焦虑障碍未特定	1	0.06	0.00 ~ 0.17	0.001	0.00 ~ 0.004
任何一类焦虑障碍	23	1.29	0.77 ~ 1.82	5.23	2.88 ~ 7.57

[*] 此次调查未发现该类疾病患者。

在各类别焦虑障碍中，惊恐障碍的 12 月患病人群集中在 35 ~ 49 岁（0.01%），而焦虑障碍未特定的 12 月患病人群主要集中在 18 ~ 34 岁（0.004%）；特殊恐怖症随着年龄增长 12 月患病率有逐渐降低的趋势；在此次调查过程中，在 50 ~ 64 岁和 65 岁及以上人群中未发现社交恐怖症现患者，在年轻人群中社交恐怖症 12 月患病率有随着年龄增长上升的趋势；强迫症的 12 月患病率呈先上升再下降的趋势，在 50 ~ 64 岁达到顶峰（7.90%）。各类别焦虑障碍 12 月患病率的年龄组分布见表 10-28、表 10-29、表 10-30、表 10-31。

表 10-28　乌鲁木齐市 18 ~ 34 岁人群各类别焦虑障碍 12 月患病率的分布（n=438）

焦虑障碍类别	人数（人）	患病率（%）	患病率 95%CI（%）
惊恐障碍[*]	0	–	–
广场恐怖症，无惊恐障碍病史[*]	0	–	–
特殊恐怖症	4	1.32	0.00 ~ 2.95
社交恐怖症	1	0.001	0.00 ~ 0.004
强迫症	6	2.83	0.00 ~ 6.71
创伤后应激障碍[*]	0	–	–
广泛性焦虑障碍[*]	0	–	–
焦虑障碍未特定	1	0.004	0.00 ~ 0.01
任何一类焦虑障碍	11	4.15	0.00 ~ 9.41

[*] 此次调查未发现该类疾病患者。

表 10-29　乌鲁木齐市 35 ~ 49 岁人群各类别焦虑障碍 12 月患病率的分布 （n=725）

焦虑障碍类别	人数（人）	患病率（%）	患病率 95%CI（%）
惊恐障碍	1	0.01	0.00 ~ 0.02
广场恐怖症，无惊恐障碍病史*	0	–	–
特殊恐怖症*	0	–	–
社交恐怖症	1	0.03	0.00 ~ 0.08
强迫症	5	5.51	0.00 ~ 13.77
创伤后应激障碍*	0	–	–
广泛性焦虑障碍*	0	–	–
焦虑障碍未特定*	0	–	–
任何一类焦虑障碍	6	5.51	0.00 ~ 13.78

* 此次调查未发现该类疾病患者。

表 10-30　乌鲁木齐市 50 ~ 64 岁人群各类别焦虑障碍 12 月患病率的分布 （n=413）

焦虑障碍类别	人数（人）	患病率（%）	患病率 95%CI（%）
惊恐障碍*	0	–	–
广场恐怖症，无惊恐障碍病史*	0	–	–
特殊恐怖症	1	0.10	0.00 ~ 0.31
社交恐怖症*	0	–	–
强迫症	3	7.90	0.49 ~ 15.31
创伤后应激障碍*	0	–	–
广泛性焦虑障碍*	0	–	–
焦虑障碍未特定*	0	–	–
任何一类焦虑障碍	4	8.00	0.63 ~ 15.37

* 此次调查未发现该类疾病患者。

表 10-31　乌鲁木齐市 65 岁及以上人群各类别焦虑障碍 12 月患病率的分布 （n=206）

焦虑障碍类别	人数（人）	患病率（%）	患病率 95%CI（%）
惊恐障碍*	0	–	–
广场恐怖症，无惊恐障碍病史*	0	–	–
特殊恐怖症	1	0.04	0.00 ~ 0.12
社交恐怖症*	0	–	–
强迫症	1	2.45	0.00 ~ 7.41
创伤后应激障碍*	0	–	–
广泛性焦虑障碍*	0	–	–
焦虑障碍未特定*	0	–	–
任何一类焦虑障碍	2	2.49	0.00 ~ 7.46

* 此次调查未发现该类疾病患者。

在各类别焦虑障碍中，女性12月患病率均高于男性，社交恐怖症及焦虑障碍未特定在此次调查过程中未发现男性现患者。各类别焦虑障碍12月患病率的性别分布见表10-32、表10-33。

表 10-32　乌鲁木齐市成人男性各类别焦虑障碍 12 月患病率的分布（*n*=543）

焦虑障碍类别	人数（人）	患病率（%）	患病率 95%CI（%）
惊恐障碍 *	0	–	–
广场恐怖症，无惊恐障碍病史 *	0	–	–
特殊恐怖症	2	0.30	0.00 ~ 0.85
社交恐怖症 *	0	–	–
强迫症	2	2.44	0.00 ~ 5.58
创伤后应激障碍 *	0	–	–
广泛性焦虑障碍 *	0	–	–
焦虑障碍未特定 *	0	–	–
任何一类焦虑障碍	4	2.73	0.00 ~ 5.81

* 此次调查未发现该类疾病患者。

表 10-33　乌鲁木齐市成人女性各类别焦虑障碍 12 月患病率的分布（*n*=1239）

焦虑障碍类别	人数（人）	患病率（%）	患病率 95%CI（%）
惊恐障碍	1	0.005	0.00 ~ 0.02
广场恐怖症，无惊恐障碍病史 *	0	–	–
特殊恐怖症	4	0.63	0.00 ~ 1.77
社交恐怖症	2	0.20	0.00 ~ 0.06
强迫症	13	7.28	0.81 ~ 13.75
创伤后应激障碍 *	0	–	–
广泛性焦虑障碍 *	0	–	–
焦虑障碍未特定	1	0.002	0.00 ~ 0.007
任何一类焦虑障碍	19	7.912	1.521 ~ 14.303

* 此次调查未发现该类疾病患者。

四、心境障碍

1. 心境障碍终生患病率及性别、年龄的分布

各类别心境障碍加权终生患病率在 0.01% ~ 2.84%。其中，并未查出双相 Ⅱ 型障碍患者。终生患病率最高的为未特定抑郁障碍（2.84%），其次为抑郁症（1.74%），最低的为其他双相障碍（0.01%）。各类别心境障碍终生患病率见表 10-34。

表 10-34　乌鲁木齐市成人各类别心境障碍终生患病率（n=1782）

心境障碍类别	人数（人）	未加权终生患病率（%）		加权终生患病率（%）	
		患病率	患病率 95%CI	患病率	患病率 95%CI
抑郁障碍	54	3.03	2.23 ~ 3.83	5.41	1.02 ~ 9.80
抑郁症	24	1.35	0.81 ~ 1.88	1.74	0.00 ~ 4.33
心境恶劣障碍	8	0.45	0.14 ~ 0.76	1.07	0.00 ~ 2.57
未特定抑郁障碍	28	1.57	0.99 ~ 2.15	2.84	0.00 ~ 5.93
双相障碍	3	0.17	0.00 ~ 0.36	0.14	0.00 ~ 0.40
双相 Ⅰ 型障碍	2	0.11	0.00 ~ 0.27	0.13	0.00 ~ 0.39
双相 Ⅱ 型障碍*	0	–	–	–	–
双相障碍未特定	1	0.06	0.00 ~ 0.17	0.01	0.00 ~ 0.04
任何一类心境障碍	57	3.20	2.38 ~ 4.02	5.54	0.99 ~ 10.10

* 此次调查未发现该类疾病患者。

在各类别心境障碍中，整体抑郁障碍的终生患病率在年龄分布中随年龄增长呈现先升高后降低再升高的趋势，在 65 岁及以上的人群中达到顶峰（13.70%）。其中抑郁症、心境恶劣障碍终生患病率在年龄中的分布趋势与整体抑郁障碍相似，但未特定抑郁障碍的终生患病率在 18 ~ 34 岁的人群中达到顶峰（5.20%）。在 50 ~ 64 岁和 65 岁及以上人群中未发现双相障碍终生患病者，18 ~ 34 岁人群（0.39%）中双相障碍终生患病率高于 35 ~ 49 岁人群（0.03%），双相障碍未特定仅集中于 35 ~ 49 岁人群。各类别心境障碍终生患病率的年龄组分布见表 10-35、表 10-36、表 10-37、表 10-38。

表 10-35　乌鲁木齐市成人 18 ～ 34 岁人群各类别心境障碍终生患病率的分布（*n*=438）

心境障碍类别	人数（人）	患病率（%）	患病率 95%CI（%）
抑郁障碍	19	7.97	0.08 ～ 15.87
抑郁症	3	2.77	0.00 ～ 7.45
心境恶劣障碍	1	0.39	0.00 ～ 1.19
未特定抑郁障碍	16	5.20	0.00 ～ 10.62
双相障碍	2	0.39	0.00 ～ 1.19
双相Ⅰ型障碍	2	0.39	0.00 ～ 1.19
双相Ⅱ型障碍*	0	–	–
双相障碍未特定*	0	–	–
任何一类心境障碍	21	8.36	0.08 ～ 16.64

* 此次调查未发现该类疾病患者。

表 10-36　乌鲁木齐市成人 35 ～ 49 岁人群各类别心境障碍终生患病率的分布（*n*=725）

心境障碍类别	人数（人）	患病率（%）	患病率 95%CI（%）
抑郁障碍	16	1.68	0.00 ～ 3.72
抑郁症	8	0.22	0.01 ～ 0.43
心境恶劣障碍	1	0.17	0.00 ～ 0.52
未特定抑郁障碍	7	1.29	0.00 ～ 3.21
双相障碍	1	0.03	0.00 ～ 0.10
双相Ⅰ型障碍*	0	–	–
双相Ⅱ型障碍*	0	–	–
双相障碍未特定	1	0.03	0.00 ～ 0.10
任何一类心境障碍	17	1.71	0.00 ～ 3.76

* 此次调查未发现该类疾病患者。

表 10-37　乌鲁木齐市成人 50 ～ 64 岁人群各类别心境障碍终生患病率的分布（*n*=413）

心境障碍类别	人数（人）	患病率（%）	患病率 95%CI（%）
抑郁障碍	8	2.48	0.25 ～ 4.70
抑郁症	6	0.85	0.00 ～ 2.05
心境恶劣障碍	1	0.03	0.00 ～ 0.08
未特定抑郁障碍	2	1.63	0.00 ～ 4.03
双相障碍*	0	–	–
双相Ⅰ型障碍*	0	–	–
双相Ⅱ型障碍*	0	–	–
双相障碍未特定*	0	–	–
任何一类心境障碍	8	2.48	0.25 ～ 4.70

* 此次调查未发现该类疾病患者。

表 10-38　乌鲁木齐市成人 65 岁及以上人群各类别心境障碍终生患病率的分布（*n*=206）

心境障碍类别	人数（人）	患病率（%）	患病率 95%CI（%）
抑郁障碍	11	13.70	4.67 ~ 22.73
抑郁症	7	4.67	0.00 ~ 12.82
心境恶劣障碍	5	7.04	0.00 ~ 15.80
未特定抑郁障碍	3	2.90	0.00 ~ 8.95
双相障碍*	0	–	–
双相 I 型障碍*	0	–	–
双相 II 型障碍*	0	–	–
双相障碍未特定*	0	–	–
任何一类心境障碍	11	13.70	4.67 ~ 22.73

* 此次调查未发现该类疾病患者。

　　在各类别心境障碍中，心境恶劣障碍的终生患病率男性高于女性，除此之外，其余心境障碍终生患病率女性均高于男性，在此次调查中双相障碍这一大类未发现男性终生患者。各类别心境障碍终生患病率的性别分布见表 10-39、表 10-40。

表 10-39　乌鲁木齐市男性成人各类别心境障碍终生患病率的分布（*n*=543）

心境障碍类别	人数（人）	患病率（%）	患病率 95%CI（%）
抑郁障碍	12	3.57	0.00 ~ 7.34
抑郁症	3	0.06	0.00 ~ 0.13
心境恶劣障碍	2	1.49	0.00 ~ 4.47
未特定抑郁障碍	8	2.03	0.00 ~ 4.70
双相障碍*	0	–	–
双相 I 型障碍*	0	–	–
双相 II 型障碍*	0	–	–
双相障碍未特定*	0	–	–
任何一类心境障碍	12	3.57	0.00 ~ 7.34

* 此次调查未发现该类疾病患者。

表 10-40　乌鲁木齐市女性成人各类别心境障碍终生患病率的分布（*n*=1239）

心境障碍类别	人数（人）	患病率（%）	患病率95%CI（%）
抑郁障碍	42	7.39	0.00 ～ 16.21
抑郁症	21	3.56	0.00 ～ 9.18
心境恶劣障碍	6	0.62	0.00 ～ 1.62
未特定抑郁障碍	20	3.71	0.00 ～ 8.03
双相障碍	3	0.29	0.00 ～ 0.82
双相Ⅰ型障碍	2	0.26	0.00 ～ 0.79
双相Ⅱ型障碍*	0	–	–
双相障碍未特定	1	0.02	0.00 ～ 0.07
任何一类心境障碍	45	7.68	0.00 ～ 16.74

* 此次调查未发现该类疾病患者。

2. 心境障碍12月患病率及性别、年龄的分布

各类别心境障碍加权12月患病率在0.01% ～ 1.09%。其中，并未查出双相Ⅱ型障碍患者。12月患病率最高的为未特定抑郁障碍（1.09%），其次为心境恶劣障碍（0.97%），最低的为双相障碍未待定（0.01%）。各类别心境障碍的12月患病率详见表10-41。

表 10-41　乌鲁木齐市成人各类别心境障碍 12 月患病率（*n*=1782）

心境障碍类别	人数（人）	未加权 12 月患病率（%）		加权 12 月患病率（%）	
		患病率	患病率 95%CI	患病率	患病率 95%CI
抑郁障碍	26	1.46	0.90 ～ 2.02	2.46	0.99 ～ 3.929
抑郁症	11	0.62	0.25 ～ 0.98	0.54	0.00 ～ 1.426
心境恶劣障碍	6	0.34	0.07 ～ 0.06	0.97	0.00 ～ 2.443
未特定抑郁障碍	13	0.73	0.33 ～ 1.13	1.09	0.03 ～ 2.151
双相障碍	3	0.17	0.00 ～ 0.36	0.14	0.00 ～ 0.399
双相Ⅰ型障碍	2	0.11	0.00 ～ 0.27	0.13	0.00 ～ 0.385
双相Ⅱ型障碍*	0	–	–	–	–
双相障碍未特定	1	0.06	0.00 ～ 0.17	0.01	0.00 ～ 0.04
任何一类心境障碍	29	1.63	1.04 ～ 2.22	2.60	1.02 ～ 4.17

* 此次调查未发现该类疾病患者。

在各类别心境障碍中，整体抑郁障碍的12月患病率呈随年龄增长而升高的趋势，在65岁及以上的人群中达到顶峰（9.90%）。其中抑郁症的12月患病率随年龄增长呈先

降低再升高后降低最后升至最高的波动趋势，在 65 岁及以上的人群中达到顶峰（3.77%）。心境恶劣障碍 12 月患病率在年龄中的分布趋势呈两头高中间低的趋势，在 65 岁及以上人群中达到顶峰（6.22%）。未特定抑郁障碍的 12 月患病率年龄分布与整体抑郁障碍相似，在 50 ～ 64 岁的人群中达到顶峰（1.63%），但是在 65 岁及以上人群中未调查出 12 月患病者。在 50 ～ 64 岁及 65 岁及以上人群中未发现双相障碍 12 月患病者，18 ～ 34 岁人群（0.39%）中双相障碍 12 月患病率高于 35 ～ 49 岁人群（0.03%），双相障碍未特定仅集中于 50 ～ 64 岁人群。各类别心境障碍 12 月患病率的年龄组分布见表 10-42、表 10-43、表 10-44、表 10-45。

表 10-42　乌鲁木齐市 18 ～ 34 岁人群各类别心境障碍 12 月患病率的分布（n=438）

心境障碍类别	人数（人）	患病率（%）	患病率 95%CI（%）
抑郁障碍	10	1.10	0.00 ～ 2.36
抑郁症	2	0.03	0.00 ～ 0.07
心境恶劣障碍	1	0.39	0.00 ～ 1.19
未特定抑郁障碍	8	1.08	0.00 ～ 2.33
双相障碍	2	0.39	0.00 ～ 1.19
双相 I 型障碍	2	0.39	0.00 ～ 1.19
双相 II 型障碍*	0	－	－
双相障碍未特定*	0	－	－
任何一类心境障碍	12	1.49	0.00 ～ 3.38

* 此次调查未发现该类疾病患者。

表 10-43　乌鲁木齐市 35 ～ 49 岁人群各类别心境障碍 12 月患病率的分布（n=725）

心境障碍类别	人数（人）	患病率（%）	患病率 95%CI（%）
抑郁障碍	8	1.50	0.00 ～ 3.51
抑郁症	4	0.17	0.00 ～ 0.36
心境恶劣障碍	1	0.17	0.00 ～ 0.52
未特定抑郁障碍	3	1.17	0.00 ～ 3.06
双相障碍	1	0.03	0.00 ～ 0.10
双相 I 型障碍*	0	－	－
双相 II 型障碍*	0	－	－
双相障碍未特定	1	0.03	0.00 ～ 0.10
任何一类心境障碍	9	1.54	0.00 ～ 3.55

* 此次调查未发现该类疾病患者。

表 10-44　乌鲁木齐市 50 ～ 64 岁人群各类别心境障碍 12 月患病率的分布（*n*=413）

心境障碍类别	人数（人）	患病率（%）	患病率 95%CI（%）
抑郁障碍	3	1.64	0.00 ～ 4.04
抑郁症	1	0.02	0.00 ～ 0.06
心境恶劣障碍	1	0.03	0.00 ～ 0.08
未特定抑郁障碍	2	1.63	0.00 ～ 4.06
双相障碍*	0	–	–
双相Ⅰ型障碍*	0	–	–
双相Ⅱ型障碍*	0	–	–
双相障碍未特定*	0	–	–
任何一类心境障碍	3	1.64	0.00 ～ 4.04

* 此次调查未发现该类疾病患者。

表 10-45　乌鲁木齐市 65 岁及以上人群各类别焦虑障碍 12 月患病率的分布（*n*=206）

心境障碍类别	人数（人）	患病率（%）	患病率 95%CI（%）
抑郁障碍	5	9.90	0.19 ～ 19.61
抑郁症	4	3.77	0.00 ～ 11.80
心境恶劣障碍	3	6.22	0.00 ～ 15.63
未特定抑郁障碍*	0	–	–
双相障碍*	0	–	–
双相Ⅰ型障碍*	0	–	–
双相Ⅱ型障碍*	0	–	–
双相障碍未特定*	0	–	–
任何一类心境障碍	5	9.90	0.19 ～ 19.61

* 此次调查未发现该类疾病患者。

在各类别心境障碍中，心境恶劣障碍的 12 月患病率男性高于女性，除此之外，其余心境障碍 12 月患病率女性均高于男性，在此次调查中双相障碍这一大类未发现男性 12 月患病者。各类别心境障碍 12 月患病率的性别分布见表 10-46、表 10-47。

表 10-46　乌鲁木齐市成人男性各类别心境障碍 12 月患病率分布（*n*=543）

心境障碍类别	人数（人）	患病率（%）	患病率 95%CI（%）
抑郁障碍	6	2.36	0.00 ~ 5.51
抑郁症	1	0.01	0.00 ~ 0.03
心境恶劣障碍	2	1.49	0.00 ~ 4.47
未特定抑郁障碍	4	0.87	0.00 ~ 2.27
双相障碍[*]	0	—	—
双相 I 型障碍[*]	0	—	—
双相 II 型障碍[*]	0	—	—
双相障碍未特定[*]	0	—	—
任何一类心境障碍	6	2.36	0.00 ~ 5.51

[*] 此次调查未发现该类疾病患者。

表 10-47　乌鲁木齐市成人女性各类别心境障碍 12 月患病率分布（*n*=1239）

心境障碍类别	人数（人）	患病率（%）	患病率 95%CI（%）
抑郁障碍	20	2.57	0.05 ~ 5.09
抑郁症	10	1.12	0.00 ~ 3.04
心境恶劣障碍	4	0.41	0.00 ~ 0.99
未特定抑郁障碍	9	1.33	0.00 ~ 3.16
双相障碍	3	0.29	0.00 ~ 0.82
双相 I 型障碍	2	0.26	0.00 ~ 0.79
双相 II 型障碍[*]	0	—	—
双相障碍未特定	1	0.02	0.00 ~ 0.07
任何一类心境障碍	23	2.85	0.00 ~ 5.73

[*] 此次调查未发现该类疾病患者。

五、物质使用障碍

1. 物质使用障碍终生患病率及性别、年龄的分布

各类别物质使用障碍加权终生患病率在 0.002% ~ 1.52%。其中，酒精使用障碍终生患病率为 1.54%，明显高于药物使用障碍（0.80%）。在物质使用障碍里，终生患病率最高的为酒精滥用（1.52%），最低的为药物依赖（0.002%），各类别物质使用障碍终生

患病率详见表 10-48。

表 10-48　乌鲁木齐市成人物质使用障碍终生患病率（*n*=1782）

物质使用障碍类别	人数（人）	未加权		加权	
		患病率（%）	患病率 95%CI（%）	患病率（%）	患病率 95%CI（%）
酒精使用障碍	9	0.05	0.17 ~ 0.83	1.54	0.00 ~ 3.17
酒精滥用	8	0.45	0.14 ~ 0.76	1.52	0.00 ~ 3.15
酒精依赖	1	0.06	0.00 ~ 0.17	0.02	0.00 ~ 0.06
药物使用障碍	3	0.17	0.00 ~ 0.36	0.80	0.00 ~ 1.83
药物滥用	2	0.11	0.00 ~ 0.27	0.80	0.00 ~ 1.83
药物依赖	1	0.06	0.00 ~ 0.17	0.002	0.00 ~ 0.01
任何一类物质使用障碍（不含烟草）	12	0.67	0.29 ~ 1.05	2.35	0.87 ~ 3.83

在各类别物质使用障碍中，酒精使用障碍的终生患病率在年龄分布中随年龄增长呈现升高的趋势，在 65 岁及以上的人群中达到顶峰（6.13%），但在 35 ~ 49 岁人群中未检测出酒精使用障碍患者。其中酒精滥用的终生患病率在年龄中的分布趋势与酒精使用障碍相似，在 65 岁及以上的人群中达到顶峰（6.13%）。酒精依赖仅在 50 ~ 64 岁人群中调查出，终生患病率为 0.10%。药物使用障碍在乌鲁木齐市成年人群中有先升高后降低再上升的趋势，其中药物滥用 65 岁及以上人群（2.45%）高于 18 ~ 34 岁人群（1.52%），而药物依赖仅在 50 ~ 64 岁人群中调查出（0.01%）。各类别物质使用障碍终生患病率的年龄组分布见表 10-49、表 10-50、表 10-51。

表 10-49　乌鲁木齐市成人 18 ~ 34 岁人群各类别物质使用障碍终生患病率的分布（*n*=438）

物质使用障碍类别	人数（人）	患病率（%）	患病率 95%CI（%）
酒精使用障碍	2	1.34	0.00 ~ 4.11
酒精滥用	2	1.34	0.00 ~ 4.11
酒精依赖 *	0	–	–
药物使用障碍	1	1.52	0.00 ~ 4.12
药物滥用	1	1.52	0.00 ~ 4.12
药物依赖 *	0	–	–
任何一类物质使用障碍（不含烟草）	3	2.87	0.00 ~ 6.11

* 此次调查未发现该类疾病患者。

表 10-50　乌鲁木齐市成人 50 ~ 64 岁人群各类别物质使用障碍终生患病率的分布（*n*=413）

物质使用障碍类别	人数（人）	患病率（%）	患病率 95%CI（%）
酒精使用障碍	6	1.56	0.00 ~ 3.92
酒精滥用	5	1.46	0.00 ~ 3.80
酒精依赖	1	0.10	0.00 ~ 0.30
药物使用障碍	1	0.01	0.00 ~ 0.03
药物滥用*	0	—	—
药物依赖	1	0.01	0.00 ~ 0.03
任何一类物质使用障碍（不含烟草）	7	1.56	0.00 ~ 3.93

* 此次调查未发现该类疾病患者。

表 10-51　乌鲁木齐市成人 65 岁及以上人群各类别心境障碍终生患病率的分布（*n*=206）

物质使用障碍类别	人数（人）	患病率（%）	患病率 95%CI（%）
酒精使用障碍	1	6.13	0.00 ~ 15.57
酒精滥用	1	6.13	0.00 ~ 15.57
酒精依赖*	0	0	—
药物使用障碍	1	2.45	0.00 ~ 7.41
药物滥用	1	2.45	0.00 ~ 7.41
药物依赖*	0	0	—
任何一类物质使用障碍（不含烟草）	2	8.58	0.59 ~ 16.56

* 此次调查未发现该类疾病患者。

在各类别物质使用障碍中，酒精使用障碍终生患病率仅在乌鲁木齐市成年男性人群中调查出患者。药物使用障碍男性终生患病率（0.95%）高于女性（0.65%），其中，药物滥用男性终生患病率（0.95%）高于女性（0.64%），但药物依赖仅在女性人群中调查出（0.004%）。各类别物质使用障碍终生患病率的性别分布见表 10-52、表 10-53。

表 10-52　乌鲁木齐市男性成人各类别物质使用障碍终生患病率的分布（*n*=543）

物质使用障碍类别	人数（人）	患病率（%）	患病率 95%CI（%）
酒精使用障碍	9	2.97	0.00 ~ 6.36
酒精滥用	8	2.93	0.00 ~ 6.31
酒精依赖	1	0.04	0.00 ~ 0.12
药物使用障碍	1	0.95	0.00 ~ 2.74
药物滥用	1	0.95	0.00 ~ 2.74
药物依赖*	0	—	—
任何一类物质使用障碍（不含烟草）	10	3.92	0.61 ~ 7.24

* 此次调查未发现该类疾病患者。

表 10-53　乌鲁木齐市女性成人各类别物质使用障碍终生患病率性别的分布（*n*=1239）

物质使用障碍类别	人数（人）	患病率（%）	患病率 95%CI（%）
酒精使用障碍*	0	–	–
酒精滥用*	0	–	–
酒精依赖*	0	–	–
药物使用障碍	2	0.65	0.00 ~ 1.85
药物滥用	1	0.64	0.00 ~ 1.85
药物依赖	1	0.004	0.00 ~ 0.01
任何一类物质使用障碍（不含烟草）	2	0.65	0.00 ~ 1.85

* 此次调查未发现该类疾病患者。

2. 物质使用障碍12月患病率及性别、年龄的分布

各类别物质使用障碍加权 12 月患病率在 0.002% ~ 0.02%。其中，并未查出酒精依赖和药物依赖 12 月患病的患者。其中，酒精使用障碍 12 月患病率为 0.02%，明显高于药物使用障碍的 0.002%。最高的为酒精滥用，12 月患病率为 0.02%，最低的为药物依赖，12 月患病率为 0.002%，各类别物质使用障碍 12 月患病率详见表 10-54。

表 10-54　乌鲁木齐市成人物质使用障碍 12 月患病率（*n*=1782）

物质使用障碍类别	人数（人）	未加权 12 月患病率（%）		加权 12 月患病率（%）	
		患病率	患病率 95%CI	患病率	患病率 95%CI
酒精使用障碍	2	0.11	0.00 ~ 0.27	0.02	0.00 ~ 0.05
酒精滥用	2	0.11	0.00 ~ 0.27	0.02	0.00 ~ 0.05
酒精依赖*	0	–	–	–	–
药物使用障碍	1	0.06	0.00 ~ 0.17	0.002	0.00 ~ 0.01
药物滥用*	0	–	–	–	–
药物依赖	1	0.06	0.00 ~ 0.17	0.002	0.00 ~ 0.01
任何一类物质使用障碍（不含烟草）	3	0.17	0.00 ~ 0.36	0.02	0.00 ~ 0.05

* 此次调查未发现该类疾病患者。

在此次调查中，对于物质使用障碍的各类别，乌鲁木齐市成年人群的 12 月患病者均集中在 50 ～ 64 岁，在其他年龄段没有调查出物质使用障碍 12 月患病的患者。各类别物质使用障碍在 50 ～ 64 岁人群 12 月患病率的分布见表 10-55。

表 10-55　乌鲁木齐市 50 ～ 64 岁人群各类别物质使用障碍 12 月患病率的分布（*n*=413）

物质使用障碍类别	人数（人）	患病率（%）	患病率 95%CI（%）
酒精使用障碍	2	0.09	0.00 ～ 0.23
酒精滥用	2	0.09	0.00 ～ 0.23
酒精依赖*	0	−	−
药物使用障碍	1	0.01	0.00 ～ 0.03
药物滥用*	0	−	−
药物依赖	1	0.01	0.00 ～ 0.03
任何一类物质使用障碍（不含烟草）	3	0.10	0.00 ～ 0.24

* 此次调查未发现该类疾病患者。

在各类别物质使用障碍中，酒精使用障碍仅在乌鲁木齐市成年男性中调查出 12 月患病者，而药物使用障碍仅在女性中调查出。所有物质使用障碍类别中酒精依赖与药物滥用未调查出患者。各类别物质使用障碍 12 月患病率的性别分布见表 10-56、表 10-57。

表 10-56　乌鲁木齐市成人男性各类别物质使用障碍 12 月患病率分布（*n*=543）

物质使用障碍类别	人数（人）	患病率（%）	患病率 95%CI（%）
酒精使用障碍	2	0.04	0.00 ～ 0.09
酒精滥用	2	0.04	0.00 ～ 0.09
酒精依赖*	0	−	−
药物使用障碍*	0	−	−
药物滥用*	0	−	−
药物依赖*	0	−	−
任何一类物质使用障碍（不含烟草）	2	0.04	0.00 ～ 0.09

* 此次调查未发现该类疾病患者。

表 10-57 乌鲁木齐市成人女性各类别物质使用障碍 12 月患病率分布（n=1239）

物质使用障碍类别	人数（人）	患病率（%）	患病率95%CI（%）
酒精使用障碍*	0	–	–
酒精滥用*	0	–	–
酒精依赖*	0	–	–
药物使用障碍	1	0.004	0.00 ~ 0.01
药物滥用*	0	–	–
药物依赖	1	0.004	0.00 ~ 0.01
任何一类物质使用障碍（不含烟草）	1	0.004	0.00 ~ 0.01

* 此次调查未发现该类疾病患者。

乌鲁木齐市精神障碍流行强度分析

一、本研究特色

新疆古称西域，历史上乌鲁木齐就是古丝绸之路新北道上的重镇，东西方经济文化的交流中心，是西方文化和中国文化的荟萃之地，呈现出多元文化的特质，其特点是开放、热情、豪爽和奋进，是中亚地区最具活力的城市。乌鲁木齐市聚居着汉、维吾尔、哈萨克、回、蒙古等 56 个民族，各民族的文化艺术与风情习俗构成了具有浓郁民族特色的人文景观。这里独特的服饰，赛马、叼羊、姑娘追、达瓦孜表演及阿尔肯弹唱等民族文化活动，以及能歌善舞、热情好客的各族人民，对异国他乡的人们颇具吸引力。

根据乌鲁木齐市统计局发布的乌鲁木齐市 2010 年第六次全国人口普查主要数据公报，乌鲁木齐市常住人口为 3 112 559 人。其中汉族人口 2 331 654 人，占总人口的74.91%，各少数民族人口 780 905 人，占总人口的 25.09%。

此次研究是在乌鲁木齐市首次开展的，系统而规范的精神障碍流行病学调查。本次调查的质量控制采用了多机构内部质量控制与第三方质量控制相结合的交叉质量控制模式以及多种质量控制方案同时进行，对可能出现的系统误差进行核查和控制。研究设计与组织实施科学严谨，保证了研究结果的真实可靠。调查所获得的高质量数据将有利于科学、有效、公平地利用乌鲁木齐市卫生资源，为制定科学的卫生政策提供依据。同时，本调查与全国同步，采用共同的研究方法和与国际接轨的调查工具，研究结果可以在国内、国际开展比较，为更好地吸收国内外精神障碍预防控制措施的经验，制定乌鲁木齐市精神卫生相关防控措施和卫生资源的分配提供参考。

二、乌鲁木齐市精神障碍患病率分析

1. 焦虑障碍

本次调查焦虑障碍加权 12 月患病率为 5.23%，终生患病率为 6.50%，12 月患病率高于全国的 4.98%，终生患病率低于全国的 7.57%。该结果高于 1982 年 12 个地区调查神经症时点患病率（22.21‰）以及 1993 年 7 个地区调查神经症时点患病率（15.11‰）。与国内其他采用 CIDI 进行的地区性调查相比，本次调查结果高于辽宁省 2004 年调查（12 月患病率 3.97%，终生患病率 6.32%）；高于广西壮族自治区 2007 年调查（时点患病率 0.11%，终生患病率 0.11%）；高于北京市 2010 年调查（12 月患病率 3.90%，终生患病率 6.37%）。与 2001 年世界精神卫生联盟在北京和上海进行的精神障碍流行病学调查相比，此次调查结果高于 2001 年调查结果（焦虑障碍 12 月患病率 2.7%）。本次调查结果与国内采用 SCID 进行的地区性调查相比，12 月患病率略低于 2001—2004 年 Phillip 等做的四省调查（30 天现患率 5.6%）；高于 2010 年北京市调查（焦虑障碍时点患病率 3.19%，终生患病率 4.34%），以及天津市调查（焦虑障碍现患率为 2.88%，终生患病率 3.61%）。该结果低于 2014 年 Zachary Steel 等对 1980—2013 年期间全球 122 个焦虑障碍流行病学调查进行 meta 分析的结果（焦虑障碍现患率 6.7%，终生患病率 12.9%）。

2. 心境障碍

本次调查心境障碍加权 12 月患病率为 2.60%，终生患病率为 5.54%，12 月患病率低于全国的 4.06%，终生患病率低于全国的 7.37%。该结果也低于北京市 2010 年采用 CIDI 进行的调查（12 月患病率 3.40%，终生患病率 6.55%）。该结果高于 1982 年 12 个地区调查心境障碍时点患病率 0.37‰，终生患病率 0.76‰；高于 1993 年 7 个地区调查时点患病率 0.52‰，终生患病率 0.83‰。与国内其他采用 CIDI 进行的地区性调查相比，本次调查结果高于辽宁省 2004 年调查（12 月患病率 2.01%，终生患病率 2.95%）；高于广西壮族自治区 2007 年调查（时点患病率 0.42%，终生患病率 0.63%）。与 2001 年世界精神卫生联盟在北京和上海进行的精神障碍流行病学调查相比，此次调查结果高于 2001 年调查结果（12 月现患率 2.2%）。本次调查结果与国内采用 SCID 进行的地区性调查相比，12 月患病率低于 2001—2004 年 Phillip 等做的四省调查（30 天现患率 6.1%）；

高于 2010 年北京市调查（时点患病率 2.08%）；低于天津市调查（时点患病率为 4.6%，终生患病率 10.61%）。该结果低于 2014 年 Zachary Steel 等对 1980—2013 年期间全球 148 个心境障碍流行病学调查进行 meta 分析的结果（心境障碍现患率 5.4%，终生患病率 9.6%）。

3. 物质使用障碍

本次调查物质使用障碍加权现患率为 0.02%，终生患病率为 2.35%。12 月患病率低于全国的 1.94%，终生患病率低于全国的 4.67%。物质使用障碍患病率结果高于 1982 年 12 个地区调查酒精依赖、药物依赖时点患病率（0.16‰，0.47‰）；高于 1993 年 7 个地区调查酒精依赖、药物依赖时点患病率（0.68‰，0.52‰）。与国内其他采用 CIDI 进行的地区性调查相比，本次调查结果低于辽宁省 2004 年调查（酒精使用障碍 12 月患病率 3.27%，终生患病率 3.94%）；低于北京市 2010 年调查（12 月患病率 1.92%，终生患病率 5.58%）。时点患病率低于广西壮族自治区 2007 年调查（酒精使用障碍时点患病率 0.49%）；终生患病率高于广西壮族自治区 2007 年的调查（酒精使用障碍终生患病率 0.52%）。与 2001 年世界精神卫生联盟在北京和上海进行的精神障碍流行病学调查相比，此次调查结果低于 2001 年调查结果（12 月患病率 1.6%）。本次调查结果与国内采用 SCID 进行的地区性调查相比，现患率低于 2001—2004 年 Phillip 等做的四省调查（30 天现患率 5.9%）；低于 2012 年天津市调查（现患率为 4.1%，终生患病率 7.39%）。该结果低于 2014 年 Zachary Steel 等对 1980—2013 年期间全球 104 个物质使用障碍流行病学调查进行 meta 分析的结果（现患率 3.8%，终生患病率 10.7%）。

4. 精神分裂症及其他精神病性障碍

1985 年新疆喀什地区对于维吾尔族精神障碍的流行病学调查显示，新疆喀什地区维吾尔族精神分裂症的时点患病率为 2.21‰。

本次调查人群为社区常住居民，不包括住院治疗等重性精神障碍患者。同时，随着国家"686"项目的开展实施，乌鲁木齐市对于重性精神障碍管理严格，有相当一部分精神分裂症及精神病性障碍患者在精神卫生机构得到有效的治疗，并且本次调查样本量较小，这些原因都与未能调查出精神分裂症及精神病性障碍有关。

5. 任何一类精神障碍

任何一类精神障碍（不含老年期痴呆）加权 12 月患病率为 7.64%（95% 置信区间为 5.24% ~ 10.05%），终生患病率为 11.41%（95% 置信区间为 6.77% ~ 16.05%），12 月患病率低于全国的 7.32%（95% 置信区间为 4.97% ~ 10.93%），终生患病率低于全国的 16.57%（95% 置信区间为 10.81% ~ 19.65%）。国内其他采用 CIDI 进行的地区性调查结果显示（仅包括心境障碍、焦虑障碍及物质使用障碍），2001 年世界精神卫生联盟在北京上海调查任何一类精神障碍（焦虑障碍、心境障碍及物质使用障碍）终生患病率为 13.2%，2004 年辽宁省调查各类别精神疾病的 12 月和终生患病率分别为 8.09% 和 11.26%；2010 年北京市调查现患率 6.69%，终生患病率 11.30%。本次调查结果与 2004 年辽宁省和 2010 年北京市的调查结果相近，终生患病率低于 2001 年北京上海的调查。本次调查结果低于 2001—2004 年 Phillip 等做的四省调查（现患率 17.5%）；低于北京市 SCID 调查现患率 16.96%（包括心境障碍、焦虑障碍、物质使用障碍以及精神病性障碍）；低于天津市 2010 年 SCID 调查（各类别精神障碍现患率 16.96%，终生患病率 27.1%）。由于各地区性调查所包含的病种不一，任何一类精神障碍产生的差异不具有明确的可比性。

对于焦虑障碍和心境障碍，不论 12 月患病率还是终生患病率，女性患病率均高于男性，这与全国的调查结果一致，这可能与女性在生理上受到月经周期、孕产期等激素水平变化影响有关。而对于物质使用障碍，男性患病率高于女性，这亦与全国精神障碍流行病学调查结果一致，可能与同女性相比，男性更易倾向于使用酒精有关。在各年龄组的终生患病率中，焦虑障碍在 50 ~ 64 岁达到顶峰，这与全国精神障碍流行病学调查结果一致。此年龄段人群在生理上逐渐走向衰老，但由于人群整体寿命的延长，该年龄段人群在家庭中常常既要赡养老人又要帮助子女照顾幼儿，同时部分人群仍在岗工作，这些社会、心理、生理方面的原因可能是该人群焦虑障碍患病率高的原因。对于心境障碍，65 岁及以上人群的终生患病率及 12 月患病率均明显高于其他年龄组，而全国精神障碍流行病学调查示心境障碍 12 月患病率最高的年龄段为 50 ~ 64 岁；物质使用障碍的终生患病率仅在 35 ~ 49 岁年龄组中未查到患者，65 岁及以上人群终生患病率最高，而物质使用障碍的 12 月患病者集中出现在 50 ~ 64 岁年龄组，这与全国精神障碍流行病学调查中 18 ~ 34 岁物质障碍的 12 月现患率最高有所不同，这些差异有待于对不同地区精神障碍的成因开展进一步研究。

6. 各调查患病率差异原因分析

综上所述，我们的研究结果与国内外不同地区研究结果之间不一致的原因可能包括：①各研究之间年代不同，选择版本不一的精神障碍分类系统，本研究选用 DSM-IV 诊断标准，以期能够更好地与国际对话；②各研究所用诊断工具不同。

另外，由于乌鲁木齐市调查样本较少，对某些患病率较低的疾病如精神分裂症及其他精神病性障碍等未能检出。只有焦虑障碍的现患率略高于全国水平，心境障碍、物质使用障碍、精神分裂症及精神病性障碍和老年期痴呆的患病率均低于本次全国调查水平。可能乌鲁木齐市属于多民族聚居的城市，民族文化和民族个性，以及经济社会发展等都会对精神障碍的发生产生一定影响，具体这些因素是如何产生作用的还需要进一步研究。

三、本次研究的不足

本研究的不足之处如下：

（1）本研究对象为 18 岁及以上的社区居民，不包括学校、军队、特殊机关、工棚等功能社区的居民，也不包括居住在医院和托养机构的患者，因此，本研究仅能代表 18 岁及以上社区居民的精神障碍的患病和卫生服务利用情况。

（2）本研究为横断面调查，在评价精神障碍终生患病情况时，需要受访者对过去的情况进行回忆，存在一定的回忆偏倚。

（3）本研究由于经费和人员限制，仅按照患病率高的精神障碍计算样本量，因此患病率低于 1% 的精神障碍难以调查获得足够的信息，有待今后增加资源，扩大样本进一步研究。

（徐向东　马晓洁）

参考文献

[1] LU J，XU X F，HUANG Y Q，et al. Prevalence of depressive disorders and treatment in China：a

cross-sectional epidemiological study [J]. The Lancet Psychiatry. 2021, 8（11）: 981-990.

[2] HUANG Y Q, WANG Y, WANG H, et al. Prevalence of mental disorders in China: a cross-sectional epidemiological study [J].The Lancet Psychiatry, 2019, 6（3）: 211-224.

[3] LIU Z R,HUANG Y Q,LV P,et al. The China Mental Health Survey: II. Design and field procedures[J]. Soc Psychiatry Psychiatr Epidemiol, 2016, 51（11）: 1547-1557.

[4] HUANG Y Q, LIU Z R, WANG H, et al. The China Mental Health Survey（CMHS）: I. background, aims and measures [J].Soc Psychiatry Psychiatr Epidemiol, 2016, 51（11）: 1559-1569.

[5] 徐向东,吕淑云,夏叶玲,等．突发群体事件后乌鲁木齐市中湾街沿街居民精神障碍流行病学调查 [J]．中华精神科杂志, 2014, 47（1）: 44-48.

[6] 刘肇瑞, 黄悦勤, 陈曦, 等．北京市社区人群心境障碍、焦虑障碍及物质使用障碍的现况调查 [J]．中国心理卫生杂志, 2013, 27（2）: 102-110.

[7] HUANG Y Q, XIE S F, LU J, et al. Community-based evaluation of the reliability and validity of Chinese version of Composite International Diagnostic Interview-3.0 [J].Chinese Mental Health Journal, 2010, 24（1）: 21-24.

[8] 高玲玲．新疆石河子地区精神分裂症的流行病学调查 [J]．中国医学创新, 2010, 7（12）: 139-140.

[9] 茹建国,马金凤,刘继文．2010 年乌鲁木齐市社区居民精神障碍流行病学调查 [J]．新疆医科大学学报, 2010, 33（4）: 448-50.

[10] LEE S, TSANG A, HUANG Y Q, et al. The epidemiology of depression in metropolitan China [J]. Psychol Med, 2009, 39（5）: 735-47.

[11] PHILLIPS M R, ZHANG J, SHI Q, et al. Prevalence, treatment, and associated disability of mental disorders in four provinces in China during 2001-2005: an epidemiological survey [J].Lancet, 2009, 373（9680）: 2041-2053.

[12] 赵振环,黄悦勤,李洁,等．广州地区常驻人口精神障碍的患病率调查 [J]．中国神经精神疾病杂志, 2009, 35（9）: 530-534.

[13] LU J, RUAN Y, HUANG Y, et al. Major depression in Kunming: prevalence, correlates and co-morbidity in a south-western city of China [J].J Affect Disord, 2008, 111（2-3）: 221-6.

[14] 魏赓, 刘善明, 张伟, 等．西藏自治区精神障碍流行病学调查I: 重型精神障碍 [J]．中国神经精神疾病杂志, 2008, 34（10）: 601-604.

[15] World Health Organisation. The Global Burden of Disease: 2004 Update. [R].Geneva: WHO, 2008.

[16] 栗克清,崔泽,崔利军,等．河北省精神障碍的现况调查 [J]．中华精神科杂志, 2007, 40（1）: 36-40.

[17] SHEN Y C, ZHANG M Y, HUANG Y Q, et al. Twelve-month prevalence, severity, and unmet need for treatment of mental disorders in metropolitan China [J].Psychol Med, 2006, 36（2）: 257-267.

[18] 刘美娜,杨镇,李永泉,等．精神分裂症患者的健康生命损失研究 [J]．中国公共卫生,2006,22（12）: 1473-1474.

[19] KESSLER RC, BERGLUND P, DEMLER O, et al. Lifetime Prevalence and Age-of-Onset Distributions of DSM-Ⅳ Disorders in the National Comorbidity Survey Replication [J] .Arch Gen Psychiatry, 2005, 62 (7): 768.

[20] 石其昌, 章健民, 徐方忠. 浙江省 15 岁及以上人群精神疾病流行病学调查 [J]. 中华预防医学杂志, 2005, 39 (4): 229-236.

[21] KESSLER R C, USTÜN T B. The World Mental Health (WMH) Survey Initiative Version of the World Health Organization (WHO) Composite International Diagnostic Interview (CIDI) [J] .International Journal of Methods in Psychiatric Research, 2004, 13 (2): 93-122.

[22] DEMYTTENAERE K, BRUFFAERTS R, POSADA-VILLA J, WHO World Mental Health Survey Consortium, et al. Prevalence, severity, and unmet need for treatment of mental disorders in the World Health Organization World Mental Health Surveys [J] .JAMA, 2004, 291 (21): 2581-2590.

[23] ALONSO J, ANGERMEYER M C, BERNERT S, et al. Use of mental health services in Europe: results from the European Study of the Epidemiology of Mental Disorders (ESEMeD) project [J] .Acta Psychiatr Scand Suppl, 2004, (420): 47-54.

[24] 盛嘉玲, 白淑芝, 赵灵, 等. 新疆乌鲁木齐新市区精神疾病流行病学调查 [J]. 中国民政医学杂志, 2000, 12 (1): 33-35.

[25] 张维熙, 沈渔邨, 李淑然, 等. 中国七个地区精神疾病流行病学调查 [J]. 中华精神科杂志, 1998, 31 (2): 69-71.

[26] KESSLER R C, MCGONAGLE K A, ZHAO S, et al. Lifetime and 12-month prevalence of DSM-Ⅲ-R psychiatric disorders in the United States. Results from the National Comorbidity Survey [J] .Arch Gen Psychiatry, 1994, 51 (1): 8-19.

[27] 杨景泉, 顾春银. 新疆维吾尔族精神疾病流行学调查报告 [J]. 中华神经精神科杂志, 1989, 22 (6): 366-368.

[28] 12 地区精神疾病流行学调查协作组. 国内 12 地区精神疾病流行病学调查的方法学及资料分析 [J]. 中国神经精神科杂志, 1986, 19 (2): 66-69.

第十一章 | 宁夏回族自治区精神障碍患病率及其分布

调查背景和对象与抽样

一、调查背景

精神障碍（mental disorder）是指在各种生物、心理和社会环境等不良因素的影响下，以大脑功能失调导致人的认知、情感、意志和行为等精神活动出现不同程度障碍为临床表现的疾病总称，是一类具有高患病率、高复发率和高致残率的常见慢性非传染性疾病。随着社会经济的发展和社会剧烈变革，在全球范围内精神障碍的患病率呈显著上升趋势，近年来国内局部地区多项流行病学调查均提示，我国社区成年人群精神障碍的患病率亦呈上升的态势。精神障碍不仅成为严重威胁人类健康的重要公共卫生问题，也是一个突出的社会问题。精神障碍的防治需要个体水平的精准干预，更需要在群体水平的政策性干预。2009 年我国明确将精神障碍的防治列入主要慢性病防治对象，精神卫生成为了重要的公共卫生内容之一，这对现有公共卫生体制和疾病防治机制提出了严峻挑战，也是其前所未有的发展机遇。新中国成立以来，我国在局部地区开展过两次大规模精神障碍流行病学调查，"十一五"期间 21 个省（直辖市、自治区）完成了精神障碍的流行病学调查工作，为了解不同地区人群精神障碍的现况及其分布规律，针对不同地区的情况提出了有效的防治措施，有力促进了我国精神卫生事业的发展。

然而，由于西部欠发达地区精神卫生事业发展落后于国内水平，缺乏有力的人才队伍及经费支撑，截至中国精神障碍疾病负担及卫生服务利用的研究（简称中国精神卫生调查，China Mental Health Survey，CMHS）启动之前，宁夏回族自治区尚未开展过精神障碍的流行病学调查，缺乏地区性的精神障碍流行病学数据，对行政部门进行科学的卫生决策造成一定困难。大多数精神障碍的发生与社会经济、政策、文化等社会因素密切相关。宁夏回族自治区是我国唯一的回族自治区，回族人口占全区人口 1/3 以上，在地理位置和人口结构上与其他省（直辖市、自治区）相比均具有特殊性，其精神障碍在数量以及疾病谱上均可能存在独特性。《全国精神卫生工作体系发展指导纲要(2008 年—2015 年)》提出要建立健全精神卫生防治服务网络并使其在精神卫生工作中发挥主导作用，到 2010 年，地市级及以上地区和 80% 的县（市、区）建立精神卫生防治服务网络，2015 年所有的县（市、区）建立精神卫生防治服务网络的目标。目前，宁夏回族自治区精神卫生服务资源严重不足，数量和质量上均严重落后于全国水平。截至 2016 年全区由政府举办的精神卫生机构只有 4 家，精神卫生专业人员 65 人，服务全区 635 万人口。且资源分布极不均衡，占人口 1/2 的南部地区只有 1 家精神卫生机构，12 名精神卫生从业人员。2010 年底全区仅有精神科床位 452 张，每万人拥有床位 0.72 张，远远落后于全国精神科床位密度（1.12 张 / 万人）和国家精神科床位标准（1.5 张 / 万人）。

因此，面对新时期、新形势下精神障碍给公共卫生以及人类健康带来的挑战，摸清本地区精神障碍的现状，分析影响本地区社区人群精神健康的主要影响因素，积极探索建立适合区情的精神障碍防治模式具有重要意义。在卫生部公益性行业科研专项"中国精神障碍疾病负担及卫生服务利用研究"的支持下，课题组开展了宁夏回族自治区精神障碍的流行病学调查，旨在了解精神障碍的患病现状，分析其分布特征，并探讨防治对策，为卫生行政部门完善地区性精神障碍的预防策略和措施提供科学依据。

二、调查对象与抽样方法

1. 调查对象

本次调查对象目标人群为宁夏回族自治区 18 岁及以上社区居民，调查对象纳入和排除标准如下：

（1）纳入标准：①宁夏回族自治区户籍（包括农业与非农业人口），且平均每年本地居住超过 6 个月以上的常住居民。或非户籍人口调查当年在本地居住时间超过 6 个月。②年龄 18 周岁及以上（1994 年 1 月 1 日之后出生）。③性别、民族均不限。④有自主语言表达能力并自愿接受面对面访谈。⑤调查对象或其监护人同意接受调查并签署知情同意书。

（2）排除标准：①调查期间三次访问无法联系到本人者。②有明显语言表达及听力障碍，或无法与调查员进行交流的居民。③有明确的器质性精神障碍史或患有严重躯体疾病。④居住功能区中的居民，如工棚、军队、学生宿舍、养老院等。

2. 样本量计算

精神障碍的调查样本量计算：调查对象本次调查以各类精神障碍中最低的患病率为确定样本大小的计算指标，取 10% 作为总体人群最低患病率。允许误差控制在患病率的 10% 以内，取 95% 置信区间，$\alpha=0.05$，$\mu\alpha=1.96$。经计算样本量为 3457 人。考虑到调查中通常遇到的无应答问题，如受访者拒访、访谈中断、搬迁、户口登记错误和其他与受访者建立访谈或联系困难等方面的因素，最终确定样本量为 5390 人。

3. 抽样方法与步骤

为使此次调查样本具有可靠的区域代表性，从而可用来精确地推论目前宁夏回族自治区精神障碍的流行现况，此次调查的样本以村委会（农村）和居委会（城市）为初级抽样单位（primary sampling unit，PSU），按照按容量比例概率抽样（probabilities proportional to size，PPS）设计选取 PSU。抽样步骤简述入下：

第一步：建立全区抽样框架。根据"宁夏回族自治区卫生厅关于组织开展全区精神障碍流行病学调查抽样工作的通知"（宁卫疾控函发〔2011〕11 号），以全区 2820 个村委会 / 居委会为初级抽样单位，由各县 / 县级市 / 区卫生局填报全区采用精神障碍流行病学调查抽样框架报告表（如表 11-1 所示），通过 SAS 软件中 PPS 抽样命令随机抽取的 46 个村 / 居委会，考虑到农村地区普遍存在的拆迁、合并以及其他不可预料的因素，补充抽取 8 个样本村 / 居，最后共计抽取 54 个村 / 居，其中城市居委会 18 个，农村村委会 36 个。

表 11-1　全区精神障碍流行病学调查抽样结果报告表（样表）

村 / 居委会	住户编号	姓名	年龄	联系电话
马湾村	001	马明海	56	130******
		王翠红	54	
		马　涛	27	136******
		马　欣	19	

续表

村 / 居委会	住户编号	姓名	年龄	联系电话
马湾村	002	***		
		***		
		***		
		***		

第二步：在随机抽中的样本村 / 居中按照居民住户规模大小连续抽取 60 ～ 110 户不等，即：500 户以下的样本村 / 居连续抽取 60 户，500 ～ 1000 户的样本村 / 居连续抽取 110 户，1000 ～ 1500 户的样本村 / 居连续抽取 160 户，1500 ～ 2000 户的样本村 / 居连续抽取 210 户。将每个村 / 居的所有居住户数整理排序编号，采用随机数字确定起始户后，依次连续抽取相应的调查户数，最终共计抽取了 5390 户。

第三步：以居民户为单位，每户中随机抽取一名合格的居民为最终调查对象。将抽中的居民户中所有合格的居民按照年龄从大到小的顺序登记在家庭成员列表中，然后在每户中所有合格受访者中由计算机软件采用 Kish 选择表随机抽取一人为最终访谈对象，共 4895 人完成了抽样，其中第一阶段调查共完成复合性国际诊断交谈表 3.0（Composite International Diagnostic Interview-3.0，CIDI-3.0）4085 人，各抽样点分布及样本例数、样本完成情况见表 11-2。

表 11-2　宁夏回族自治区各县 / 县级市 / 区调查点分布及样本完成情况

县 / 县级市 / 区	村 / 居委会	编码	抽样数	完成数	完成率（%）
银川市兴庆区	北安社区居委会	01	160	109	68.1
	丰收社区居委会	02	160	144	90.0
	西塔社区居委会	03	110	109	99.1
	康华社区居委会	04	160	131	81.9
	塔桥村委会	05	110	58	52.7
银川市金凤区	长城花园居委会	06	210	84	40.0
	五里水乡居委会	07	160	111	69.4
	森林公园社区居委会	57	160	80	50.0
	新丰村委会	09	110	74	67.3
银川市永宁县	东环居委会	10	110	79	71.8
	雷台村委会	11	60	45	75.0
	西玉村委会	12	110	92	83.6

县 / 县级市 / 区	村 / 居委会	编码	抽样数	完成数	完成率（％）
银川市灵武市	王家嘴村委会	13	60	59	98.3
	史家壕村委会	14	60	58	96.7
	永清村委会	15	110	66	60.0
石嘴山市大武口区	怡心社区居委会	16	110	96	87.3
	奔牛居委会	17	110	88	80.0
石嘴山市惠农区	礼和村委会	18	110	61	55.5
石嘴山市平罗县	人东居委会	19	110	70	63.6
	幸福村委会	20	60	51	85.0
	东灵村委会	21	60	57	95.0
吴忠市利通区	河渠拜村委会	22	110	50	45.5
	马家湖村委会	23	110	81	73.6
	绿地园居委会	24	160	113	70.6
吴忠市盐池县	小井坑居委会	25	110	81	73.6
	柳杨堡村委会	26	110	102	92.7
	二步坑村委会	27	160	90	56.3
吴忠市同心县	富兴社区居委会	28	160	118	73.8
吴忠市青铜峡市	沙庙村委会	29	60	58	96.7
	中庄村委会	30	60	55	91.7
	西滩村委会	31	60	60	100.0
固原市原州区	红崖村委会	32	60	60	100.0
	后川村委会	33	60	52	86.7
	马园村委会	47	60	53	88.3
	老庄村委会	48	60	58	96.7
	静朔门居委会	51	110	81	73.6
固原市西吉县	马昌村委会	34	60	54	90.0
	偏城村委会	49	60	51	85.0
	东街社区居委会	50	110	78	70.9
固原市彭阳县	古城村委会	35	60	49	81.7
固原市隆德县	十里村委会	52	110	98	89.1
	王庄村委会	59	110	107	97.3
中卫市沙坡头区	沙渠村委会	36	110	110	100.0
	五里村委会	37	110	77	70.0
	镇西村委会	38	110	82	74.5
	蔡桥村委会	39	110	81	73.6
	旧营村委会	58	60	52	86.7

续表

县 / 县级市 / 区	村 / 居委会	编码	抽样数	完成数	完成率（%）
中卫市中宁县	朱营社区居委会	40	110	79	71.8
	上庄村委会	41	60	58	96.7
	白马村委会	42	60	57	95.0
中卫市海原县	段塬村委会	43	60	60	100.0
	砖窑村委会	44	60	34	56.7
	二百户村委会	45	60	54	90.0
	贺堡村委会	46	110	70	63.6
合计			5390	4085	75.7

三、调查内容与工具

1. 调查内容

调查内容包括精神障碍一般情况和相关影响因素调查。包括的内容：调查精神障碍的患病率；调查这些精神障碍的严重程度；评定精神障碍的社会负担；评估精神卫生服务利用情况；其他影响精神健康的因素（包括童年期不良经历、躯体健康因素、社会文化因素、社会经济因素等）。调查的疾病种类包括：心境障碍（抑郁症、心境恶劣、未特定抑郁障碍、双相Ⅰ型障碍、双相Ⅱ型障碍、其他双相障碍、物质所致心境障碍、躯体疾病所致心境障碍）、焦虑障碍（惊恐障碍、广场恐怖症［不伴惊恐］、特殊恐怖症、社交恐怖症、强迫障碍、创伤后应激障碍、广泛性焦虑障碍、焦虑障碍未特定、物质所致焦虑障碍、躯体疾病所致焦虑障碍）、酒精使用障碍（酒精依赖、酒精滥用）、间歇性暴发性障碍（间歇性暴发性障碍、物质所致间歇性暴发性障碍、躯体疾病所致间歇性暴发性障碍）、进食障碍（厌食症、贪食症）。调查工具设计专门章节收集一般人口学信息，主要包括年龄、性别、受教育程度、民族、婚姻状况、收入水平、居住地、是否有迁移、宗教信仰等。

2. 调查工具和诊断标准

调查工具为复合性国际诊断交谈表 3.0（Composite International Diagnostic Interview-3.0,
CIDI-3.0）中文版。本次调查是经北京大学精神卫生研究所世界卫生组织 CIDI 中国培训和资源中心授权使用，CIDI-3.0 是用于帮助研究者更好地理解精神健康和精神障碍的一个量表。调查诊断标准采用《精神障碍诊断与统计手册》（第 4 版）（Diagnostic and Statistical Manual of Mental Disorders，Fourth Edition，DSM-Ⅳ）。CIDI 中文版已在国内多个地区精神障碍流行病学调查中应用，现场测试具有很好的信效度。

3. 入户调查方法

按照 CIDI 标准化培训课程对在校医学生完成一周的培训后，采用计算机辅助个人访谈（computer assisted personal interview，CAPI）技术，入户对所有研究对象进行面对面访谈。访谈员在正式调查前向所有受访者阅读研究目的、调查方法和受访者的权益，并要求受访者在计算机访问系统确认知情同意后，CAPI 系统自动进入正式访谈，如果受访者选择不同意参加，则 CAPI 系统自动终止访谈系统。研究由北京大学精神卫生研究所医学伦理委员会（伦审第 13-1 号）和宁夏医科大学医学伦理委员会审查和监督（宁医伦理 2014-176）。

第二节

现场调查组织与实施

一、总体实施流程

1. 现场调查总体设计

本次调查通过科学论证,于 2011 年 9 月通过召开"宁夏地区精神障碍流行病学调查"启动会,邀请项目参与单位专家、卫生行政部门相关人员集中讨论了调查方案,提出了修改意见,并建议卫生行政部门将此项工作纳入各县／县级市／区年度精神卫生工作绩效考核的重点指标,各县／县级市／区卫生行政部门要高度重视,加强领导、明确职责、密切配合,严格按照计划安排落实调查方案的各项要求,理清程序,明确分工并责任到人,广泛动员群众,为现场调查营造积极、和谐的环境。此次启动会议的召开,为今后现场调查的顺利实施奠定了良好的行政支持基础。

2. 各个参与单位分工与总体实施流程

本次调查涉及技术指导单位、行政领导单位和现场实施单位,各方分工如下:

（1）技术指导单位:为本次调查项目免费提供访谈工具（国际诊断交谈表）和质量控制等其他软件技术支持,商讨项目的整个组织实施机制并确定随机抽样方案。提供质量控制技术支持,全程做好现场调查的督导并及时反馈质量控制结果。

（2）行政领导单位（自治区卫生厅）:作为本次精神障碍流行病学调查的直接领导机构,全面统筹管理并组织各项工作的顺利开展与实施。同时,负责协调抽样前全区各初级抽样单位常住居民户数的上报工作。自治区疾控中心积极配合并协助现场入户调查顺利进行，负责本次项目启动会以及后期现场调查组织实施方案的筹划、管理与实施，定期到各调查点检查落实研究的实施与质量的监控，做好各级行政部门与各地方疾控中心的衔接工作。各县/县级市/区卫生行政部门负责各所属行政村/居的常住居民户数的及时上报工作，以便于抽样方案的严格实施。抽样方案一旦确定，立即通知其下属疾控中心和抽中地区等相关单位做好准备工作，积极配合整个调查以确保顺利实施。在具体调查实施过程中，要求各村/居委会做好广大群众的宣传、动员和解释工作，并组织各初级抽样单位在专人（村医或社区医生）的陪同下开展入户工作，提高入户访谈的应答率。在各调查现场负责提供访谈场地、水、电、桌椅、取暖（冬天）等相关设施。保障调查人员和访谈员的人身安全。

（3）现场调查实施单位（宁夏医科大学公共卫生与管理学院）：负责本次调查的总体设计和指导，其中统计教研室和流行病学教研室分别负责数据统计分析和现场调查设计、资料收集与整理。负责访谈员的招募、培训，包括标相关软件的安装、标准化访谈技术、国际诊断交谈表-CAPI 的使用和质量控制技术。力争所有访谈员掌握相关软件和质量控制技术，以保证在具体实施过程中数据的准确性、科学性以及样本的随机化顺利进行，负责解释与解决出现的软件及数据问题，若有不能解决的问题，则由技术指导单位协助解决。协助做好质量控制及督导工作，并给予相关技术的帮助。随时做好补充访谈的准备。

现场总体组织实施流程如图 11-1 所示。

二、现场调查组织实施

1. 调查前准备工作

访谈员每日从住地前往调查现场前，需检查现场调查相关物品是否携带齐全。相关物品包括：胸牌、身份证或学生证、签字笔、铅笔、橡皮、笔记本电脑、电源线、记事本、培训手册、健康宣传单、知情同意书、现场调查附件（包括：现场调查情况表、现场调查报告表）。签字笔、铅笔需确保能流畅书写，笔记本电脑需确认能够正常运转。入户前访谈员每日在调查小组组长的协调下，提前预约好被调查户，跟随当地村/居委会和村/居卫生室相关人员，进入居民户调查。入户时，组长及访谈员均需佩戴统一胸牌，

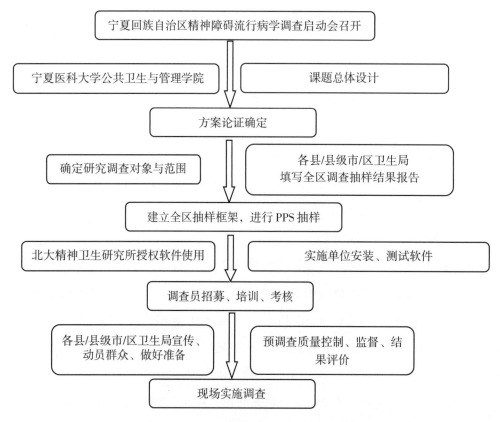

▲ **图 11-1　宁夏回族自治区精神障碍流行病学调查总体实施流程**

并出示身份证明（身份证或学生证），以取得受访者的信任和许可。同时，应简要说明本次调查的目的及相关基本情况，在确认住户中居民为合格受访者后，征得其同意并签署书面知情同意书后方可进行正式访谈。

2. 正式访谈开始

（1）核实访谈对象是否为宁夏户籍及其民族：在正式访谈前，必须确认访谈对象是否为宁夏户籍，然后确认其民族信息，以确保受访者（样本）编号准确无误。

（2）编号原则：调查员编号与CIDI访谈员编号一致。受访者编号总共由10位数字构成，从左到右共分为四部分，依次是：宁夏回族自治区编号（统一填写"64"），县/县级市/区编号（2位），村/居委会编号（2位）+受访者编号（四位，0001～9999不等）。其中县/县级市/区编号和村/居委会编号均参照《宁夏地区成人精神障碍流行病学调查手册》。如：在宁夏沙坡头区五里村的第258户调查，受访者编号为 64 20 37 0258，其由左至右的数字含义依次为：64 为宁夏回族自治区编号，20 为市县区编号（沙坡头区），37 为村 / 居委会编号（五里村），0258 为受访者编号（正在进行的第 258 户调查）。

（3）正式开始调查：由于前期已经完成了抽样及确定受访对象工作，即每户中已经确定好了一名符合要求的访谈对象。首先，向受访人出示"致居民的一封信"，如受访人当时可以接受访谈，可直接输入此人基本信息开始 CIDI-CAPI 访谈，完成调查。如受访人当时无法接受访谈，需与其家属预约，或留下联系方式与受访者本人预约时间，并按预约时间前往调查。

3. 调查结束

调查结束后，为每位受访者发放一份礼品和一份健康宣传彩页，并向受访者表示感谢。需要告诉受访者，如果我们对数据有疑问，可能会在短期内再次拜访或致电受访者以核实或补充数据。要记录访谈过程，要调查可能因为某些原因被中断，调查员应该尽量追踪至调查完成。对于每个抽出的受访者，无论是否成功进行了访谈，都需要记录联系或访问的过程。换句话说，只要成功入户，并启动 CIDI-CAPI 的抽样程序随机选出了受访者，无论访谈是否完成，均应在"现场调查报告"（附录 11-1）中完成一行相应的记录。每位访谈员需手工填写本表作为原始文件，在每日调查结束后由调查队长检查无误并复抄汇总后返还给访谈员，以便对未完成的受访者继续追踪访谈。同时，访谈员每日均需进行调查情况统计，填写"现场调查日报表"（附录 11-2）。填写此表时需注意统计当日所有的走访户数。这些居民户包括以下几类：第一类为未被记录在"现场调查情况表"中的走访居民户，包括首次拜访家中无人、在启动 CIDI-CAPI 抽样程序前拒绝参加等；第二类为有明确结果编码的居民户，包括完成全部访谈的居民、未完成全部访谈或经抽样确定编码后拒绝的居民。第二类人员的数目需与附录 11-1 "现场调查报告"相应调查日期的调查总数相同。

每天调查结束，访谈员将当天所调查数据用专用的移动存储设备（U 盘）全部集中拷贝到队长的电脑硬盘里，由队长运行嵌入在 CAPI 程序中的 ADK 程序和数据核查 SAS 程序，将相关结果提交给总质控组长，根据数据核查结果寻找相关质量问题，发现问题后与访谈员进行沟通核实并给出下一步的处理建议。

4. 现场调查资料的传送

各访谈员需每日将调查完成的数据通过 U 盘拷贝的形式，上交给各调查队长。各调查队长收集完善本队各访谈员调查资料后，每天晚上发到总协调员邮箱。总协调员汇总当天调查资料并进行核查，有问题的需联系访谈员继续完成，全部检查无误后于当天将数据拷贝到移动硬盘进行备份。由总协调员负责汇总所有资料，并出具相关调查员现场工作报告和资料核实补充报告。现场调查流程如图 11-2 所示。

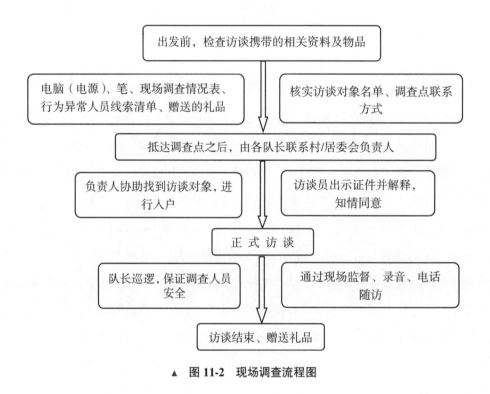

出发前，检查访谈携带的相关资料及物品

电脑（电源）、笔、现场调查情况表、行为异常人员线索清单、赠送的礼品

核实访谈对象名单、调查点联系方式

抵达调查点之后，由各队长联系村/居委会负责人

负责人协助找到访谈对象，进行入户

访谈员出示证件并解释，知情同意

正 式 访 谈

队长巡逻，保证调查人员安全

通过现场监督、录音、电话随访

访谈结束、赠送礼品

▲ **图 11-2 现场调查流程图**

三、现场调查中的质量控制

高质量的精神障碍人群研究要保证获得真实可靠的结果，首先，抽样调查选取的样本应该对目标人群有很好的代表性，使调查结果不仅具有很好的内部真实性，还具备可以信服的外部真实性；其次，研究工具应当具有良好的效度和信度，并具有实用性，在不同地区和人群中都有跨文化的适用性；再次，在现场资料收集过程中，调查员访谈的质量应该有科学性和可行性的监督机制，以确保良好的调查质量；最后，要有符合当地

文化习俗的调查询问方式，避免受访者因为受到对精神障碍的歧视和偏见的误导，以及患者自身的病耻感，影响如实应答。为了保障现场调查数据的质量，本次调查采用全过程质量控制，通过培训使得调查员和课题参与人员掌握所有的质量控制措施，具体措施如下：

（1）由学术组专家编制调查操作手册，确定调查程序，进行统一培训并考核，建立组织结构，形成工作网络。

（2）各调查队长对整个访谈过程，通过受访人员名单和现场调查情况报表或计算机键盘跟踪程序，核查受访者和被抽中者是否为相同的人。

（3）本次调查培训由取得世界卫生组织（World Health Organization，WHO）授权的 CIDI 中国培训和资源中心的统一培训资格的人员担任，调查员主要由宁夏医科大学具有调查经验的预防医学本科生和研究生担任，他们已经参加过类似的现场调查且积累了一定的经验。对他们再次进行统一集中强化培训，制定统一的调查填写说明，培训内容包括与人接触访谈的方式和基本技巧，并进行两人一组计算机实践模拟访谈练习，互相弥补出现的问题与不足，统一标准填写调查信息表。考核合格者才方可获得调查员资格，进行正式调查。

（4）采用计算机辅助访谈技术开展调查，设计严格的计算机自动控制程序对访谈开始、访谈期间及访谈结束等环节进行自动逻辑检错，设置质量控制程序。全程对访谈各个部分进行自动键盘追踪，筛查章节检查总体访谈速度，其他章节按照每题的平均完成时间进行检查。检查方法：对每一章节有严格的时间间隔控制，运行 ADK 程序检查访谈的速度，运行数据核查程序检查工作的质量。要求疾病筛查章节的访谈时间不少于 300 秒，整个 CIDI 访谈时间不少于 40 分钟。若出现筛查章节时间在 300 秒以内的访谈，则应要求该名受访者重新进行访谈。

（5）严格现场调查管理，各调查点质量控制小组长应在调查结束后，离开调查点前，检查调查样本人员花名册和应答情况登记表，对失访对象尽力追访，提高应答率。调查员要在每户访谈结束之前，再次认真阅读并全面检查所填相关信息，检查有无漏项、书写错误、前后逻辑错误，发现问题及时纠正，最后保存。每天召开一次访谈员例会，让访谈员分享各自的经验，并提出问题，以便现场督导能够及时发现并解决问题。调查初期，每天访谈结束后晚上召开调查会议，就当天在访谈过程中出现的技术、程序、数据、沟通配合、访谈、入户、人身健康安全等各种问题，及时报告组长进行讨论并协商解决。

若尚不能解决，应由组长及时上报给质控总组长，赶在次日调查之前解决并反馈给每位访谈员。

（6）在调查全部结束之后，再随机抽取 20% 的访谈对象进行电话回访，核对相关信息。回访的时间应该在访谈后 1 周以内。回访的内容包括：核实受访者是否接受过调查，核实受访者家庭成员构成，了解调查进行的时间和长度，核实受访者的性别、年龄、地址，同时对筛查章节的部分条目进行询问，最后询问受访者的职业。如疾病筛查条目出现不同的答案，则进一步询问是否为上次调查后新出现的症状。电话回访的时间不应超过 5 分钟，以免引起受访者反感。

本调查共对 4995 个样本进行了数据核查，680 个样本进行了电话核查。核查结果显示问卷访谈整体质量优良，有 82% 的样本历经数据核查和电话核查没有质量问题；有 28% 的样本出现轻微质量问题，主要表现为提问不完整、记录不准确（包括姓名、地址、联系方式以及家庭成员结构表的填写不准确）。项目组组织优秀访谈员对 366 例拒绝参加的样本进行了公关追访，其中 58 例改变决定完成了调查，最终有 308 例样本拒绝参加，拒绝参加的原因主要包括不了解研究目的、认为自己没有健康问题和其他。

四、调查资料的统计分析

1. 相关变量的定义

（1）睡眠障碍：指受访者近 1 年中有 2 周或 2 周以上的时间存在以下任何一类睡眠问题：①几乎每天晚上都要花 2 小时或以上的时间才能睡着；②几乎每天晚上都会醒，而且要花 1 小时以上才能重新入睡；③几乎每天早上要早醒至少 2 小时；④白天感觉疲乏或昏昏欲睡。

（2）山区居民：根据宁夏回族自治区发展与改革委员会地理划分规定，山区居民指现居住在银南地区 8 个县／区的居民。

（3）宗教性的测量：受访者回答 3 个独立的问题来评价其宗教性，包括：①您的宗教信仰是什么？选项包括：无、佛教、道教、基督教、天主教、伊斯兰教、其他民间宗教。②您通常参加各种宗教活动的次数是？选项包括：每周多于 1 次、每周大约 1 次、每月 1～3 次、每月少于 1 次、几乎不参加或从来不参加。③一般来说，宗教信仰在您的日常生活中有多重要？选项包括：非常重要、比较重要、一般重要、一点也不重要。依据受访者对以上问题的回答定义四个变量：宗教隶属（有：受访者问题①报告信仰某种宗教；无：受访者宗教隶属选择无）；宗教参与（经常参加：问题②回答每月 1 ～ 3 次及以上；其他回答归类为不经常参加）；信仰重要性（问题③回答比较重要或非常重要定义为重要；其他回答则定义为不重要）；信仰程度（问题②回答每周大约 1 次，并且问题③回答非常重要定义为高信仰；所有其他回答归类为低信仰）。

（4）童年期家庭不良经历（adverse childhood experience，ACE）的评价：采用童年期家庭不良经历清单（Checklist of Adverse Childhood Experience，CACE），主要包括童年期家庭逆境，在家庭内发生的不良童年经历，发生时间都在受访者 18 岁之前。除了儿童性虐待、情感虐待问题，其他所有的儿童期不良经历都要求明确。CIDI-3.0 中童年期家庭不良经历总体分成三个维度。①躯体虐待：美国将之定义为"一个明确的、极有可能的或有可能的有意行为，这个行为对儿童造成了或有可能造成伤害"（被评为顺序量表：从未，很少，有时，经常，后两个反应列为积极的回应）；②忽视：即看护人忽略了对孩子身体上的照料或者"没有给予儿童足够的爱，对儿童拒绝心理上的关心和爱护，拖延或没有给予安慰"，忽视中有五种事件，这里我们认为有两种及以上为积极回应时，判定忽视经历阳性；③家庭失灵：指家庭正常的机能出现暂时或永久性的障碍（家庭结构不全、家庭暴力、父母犯罪坐牢、父母精神异常、父母物质滥用等）。以上三个维度中主要七项各代表一种 ACE，出现 1 种计为一项 ACE 数目，出现 2 种或者以上计为两项 ACE 数目，用 ACE 数目表示每个人在童年期遭受不同不良经历的等级。

（5）精神障碍共病：指受访者在同一时期内同时满足一种以上的精神障碍的诊断标准。如焦虑障碍共病：曾经符合任何一类焦虑障碍的诊断标准（惊恐障碍、广场恐怖症[不伴惊恐]、特殊恐怖症、社交恐怖症、强迫障碍、创伤后应激障碍、广泛性焦虑障碍、焦虑障碍未特定），并同时符合其他任何一类精神障碍诊断标准者（抑郁症、心境恶劣、抑郁障碍未特定、双相Ⅰ型障碍、双相Ⅱ型障碍、其他双相障碍、物质所致心境障碍、酒精依赖、酒精滥用、间歇性暴发性障碍、物质所致间歇性暴发性障碍、躯体疾病所致间歇性暴发性障碍、厌食症、贪食症）占所有焦虑障碍患者的比例。

（6）躯体疼痛：指受访者自我报告近 1 年有过躯体某个部位的慢性疼痛。自评躯体健康差是指受访者对近 1 年自我身体健康状况评价为差或很差。自评心理健康差是指受访者对近 1 年自我心理健康状况评价为差或很差。

（7）高血压：指受访者自我报告曾经被医生或专业人员诊断为高血压。

（8）2 型糖尿病：是指受访者自我报告曾经被医生或专业人员诊断为 2 型糖尿病。

（9）生态移民：指宁夏回族自治区政府确定的生态环境脆弱地区和生活贫困的 8 个县 / 区中，已经举家搬迁，由政府主导安置到生活条件较好的川区的居民。

（10）原居地居民：根据宁夏回族自治区发展与改革委员会地理划分规定，现居住在银南地区 8 个县 / 区的居民（属于山区，社会经济欠发达，2012 年统计人均国民生产总值为 9545 元）。

（11）移居地居民：指原居地 8 个县 / 区以外的居民（属于社会经济较发达区域，交通便利，2012 年统计人均国民生产总值为 33 043 元）。

（12）目前吸烟：指过去 1 年中有持续至少 2 个月的时间，每周至少吸 1 次烟。

（13）目前饮酒：指过去 1 年至少喝 12 个标准杯的酒。饮酒量的测量采用标准杯换算，一个标准杯等于 10 克酒精，将所有不同酒类根据酒精含量和饮用量统一换算为标准杯。

2. 患病率的计算及其分布特征的描述

数据分析均采用 SAS 8.2 统计软件进行统计分析。精神障碍患病率的计算采用描述性统计方法，率的加权根据 2010 年宁夏地区人口普查性别、年龄构成进行事后分层加权；患病率的 95% 置信区间采用近似正态法计算。将受教育程度分为文盲（0 年）、小学（1 ~ 6 年）、初中（6 ~ 9 年）、高中及以上（≥ 10 年以上）等四组，年龄组划分为 18 ~ 30 岁、31 ~ 40 岁、41 ~ 50 岁、51 ~ 60 岁、> 60 岁五个年龄组。不同性别、年龄组、民族等的精神障碍患病率比较采用 R×C 独立样本卡方检验；精神障碍影响因素分析采用非条件 Logistic 回归模型，显著性水平为 0.05，均为双侧检验。

五、现场调查总体完成情况

1. 现场调查完成情况

第一阶段调查共完成 CIDI 问卷 4085 份，在抽样阶段有 495 户未完成入户抽样，主要原因是无法取得联系和搬迁到外地。在入户调查阶段有 308 例合格受访者完成抽样，但是经过三次尝试均拒绝参加调查，其他原因还包括：调查期间死亡，严重的躯体疾病不能配合完成调查，长期外出等。具体未完成的原因构成比例详见表 11-3。调查过程中筛查章节平均用时（8.5±3.8）分钟，研究对象完成访谈的时间平均为（65.6±28.1）分钟，筛查部分时间小于 5 分钟或调查总时间小于 30 分钟者共有 286 例（5.3%），全部经过核查并补充访谈后纳入样本。最终进入 CIDI 长组共有 1913 例（46.83%），短组共有 2172 例（53.17%）。

表 11-3　宁夏回族自治区精神障碍流行病学调查无应答情况

未完成访谈原因	例数	比例（%）
1．无法取得联系	380	29.1
2．拒绝参加调查	308	23.6
3．不符合纳入条件	26	2.0
4．未完成全部调查	80	6.1
5．户籍信息不明确	44	3.4
6．调查期间死亡	3	0.2
7．长期外出	80	6.1
8．户籍登记信息错误	96	7.4
9．躯体疾病和语言障碍不能配合完成调查	0	5.4
10．调查期间搬迁到外地	115	8.8
11．其他原因	103	7.9
合计	1305	100.0

2. 调查对象基本情况

完成所有访谈问卷的 4085 人中最小年龄为 18 岁，最高年龄为 90 岁，平均年龄（46.60±15.51）岁；平均受教育年限为（6.77±5.27）年，其中文盲占 22.18%，相对 2010 年全国平均水平（第六次人口普查粗文盲率 4.08%）较高，与宁夏回族自治区第六次人口普查结果比较在性别构成上和年龄分布上的差异有统计学意义（$P < 0.05$），女性构成比（58.38%）较高，60 岁及以上组构成比（20.39%）较高；社会人口学构成情况详见表 11-4。

表 11-4　宁夏地区成人精神障碍调查样本社会人口学构成

分组	分类	人数（%）
民族	回	1230（30.11）
	汉	2855（69.89）
性别	男	1700（41.62）
	女	2385（58.38）
地区	山区	1345（32.93）
	川区	2740（67.07）
户籍	城市	1636（40.05）
	农村	2449（59.95）
婚姻状况	已婚	3609（88.35）
	离婚/丧偶	220（5.39）
	未婚	256（6.27）
年龄	<30岁	712（17.43）
	30岁~	862（21.10）
	40岁~	956（23.40）
	50岁~	722（17.67）
	≥60岁	833（20.39）
受教育程度	文盲	906（22.18）
	小学	802（19.63）
	初中	1272（31.14）
	高中及以上	1105（27.05）

宁夏回族自治区精神障碍患病率及其分布特征

一、各类精神障碍患病率

1. 宁夏回族自治区社区成人各类精神障碍12月患病率

在 12 月患病率中，不包括烟草依赖和各类精神障碍未特定型（NOS），任何一类精神障碍的患病率为 9.79%，加权患病率为 10.28%。焦虑障碍是最常见的精神障碍，任何一类焦虑障碍的患病率为 4.31%，加权患病率为 4.28%，其中特殊恐怖症的患病率最高（2.86%），广场恐怖症和广泛性焦虑障碍的患病率相对最低，尚未分析惊恐障碍与广场恐怖症的共病类别情况，既往研究提示惊恐障碍伴广场恐怖症较为常见。心境障碍与焦虑障碍患病率接近，不包括抑郁未特定型，任何一类心境障碍的患病率为 4.21%，加权患病率为 4.03%，其中抑郁症的患病率最高（3.92%），双相 II 型障碍和心境恶劣障碍的患病率相对最低（均小于 0.2%）；物质使用障碍仅调查了酒精滥用和酒精依赖的患病率；间歇性暴发性障碍的患病率为 1.81%，加权患病率为 2.18%。详见表 11-5。

表 11-5　宁夏回族自治区社区成人各类精神障碍 12 月患病率（DSM-Ⅳ）

精神障碍类别	12 月患病率（n=4085）			
	患病数（n）	未加权患病率（%）	加权患病率（%）	95%CI（%）
任何一类焦虑障碍	176	4.31	4.28	3.66 ~ 4.90
惊恐障碍	18	0.44	0.42	0.22 ~ 0.62
广场恐怖症	7	0.17	0.18	0.05 ~ 0.31
特殊恐怖症	117	2.86	2.68	2.18 ~ 3.18
社交恐怖症	22	0.54	0.56	0.33 ~ 0.79
强迫症	18	0.44	0.53	0.31 ~ 0.75
广泛性焦虑障碍	9	0.22	0.15	0.03 ~ 0.27
任何一类心境障碍	172	4.21	4.03	3.43 ~ 4.63
抑郁症	160	3.92	3.72	3.14 ~ 4.30
心境恶劣障碍	5	0.12	0.11	0.01 ~ 0.21
双相Ⅰ型障碍	12	0.29	0.39	0.19 ~ 0.58
双相Ⅱ型障碍	4	0.10	0.13	0.02 ~ 0.24
酒精滥用	33	0.81	1.09	0.77 ~ 1.41
酒精依赖	17	0.42	0.64	0.39 ~ 0.88
间歇性暴发性障碍	74	1.81	2.18	1.73 ~ 2.63
任何一类精神障碍	400	9.79	10.28	9.35 ~ 11.21

2. 宁夏回族自治区社区成人各类精神障碍终生患病率

任何一类精神障碍的终生患病率为 15.47%，加权患病率为 15.67%。和 12 月患病率不同，在终生患病率中，心境障碍的患病率为 7.93%，加权患病率为 7.37%，其中抑郁症的患病率最高（7.32%），其他类型心境障碍相对较低，可能与双相障碍的识别率低有关，需要进一步探讨可能的原因。焦虑障碍的患病率（5.70%）仅次于心境障碍，加权患病率为 5.66%，其中仍然以特殊恐怖症最多见，未加权患病率最高（3.26%），其次为强迫症（1.03%）；酒精滥用的终生患病率达 2.25%，值得进一步关注。间歇性暴发性障碍的患病率为 2.33%，加权患病率为 2.72%。结果详见表 11-6。

表 11-6　宁夏回族自治区社区成人各类精神障碍终生患病率（DSM-Ⅳ）

精神障碍类别	终生患病率（n=4085）			
	患病数（n）	未加权患病率（%）	加权患病率（%）	95%CI（%）
任何一类焦虑障碍	233	5.70	5.66	4.95 ~ 6.37
惊恐障碍	24	0.59	0.56	0.33 ~ 0.79
广场恐怖症	10	0.24	0.25	0.09 ~ 0.40
特殊恐怖症	133	3.26	3.04	2.51 ~ 3.57
社交恐怖症	27	0.66	0.66	0.41 ~ 0.91
强迫症	42	1.03	1.17	0.84 ~ 1.49
广泛性焦虑障碍	16	0.39	0.31	0.14 ~ 0.48
任何一类心境障碍	324	7.93	7.37	6.57 ~ 8.17
抑郁症	299	7.32	6.77	5.99 ~ 7.54
心境恶劣障碍	16	0.39	0.32	0.15 ~ 0.49
双相Ⅰ型障碍	15	0.37	0.48	0.27 ~ 0.69
双相Ⅱ型障碍	5	0.12	0.14	0.03 ~ 0.25
酒精滥用	92	2.25	2.77	2.27 ~ 3.27
酒精依赖	37	0.91	1.22	0.88 ~ 1.56
间歇性暴发性障碍	95	2.33	2.72	2.22 ~ 3.22
任何一类精神障碍	632	15.47	15.67	14.56 ~ 16.78

二、宁夏回族自治区精神障碍终生患病率分布特征

1. 精神障碍终生患病率的性别分布

对于大多数焦虑障碍和心境障碍的各类别，女性终生患病率均高于男性，社交恐怖症、特殊恐怖症和抑郁症患病率的性别差异有统计学意义（$P < 0.05$）。对于间歇性暴发性障碍、酒精滥用、酒精依赖则男性终生患病率明显高于女性，且差异有统计学意义（$P < 0.05$）。值得注意的是，广泛性焦虑障碍、双相障碍等患病率较低，目前的样本量尚无法检验不同组间患病率差异的统计学差异，需要在大样本调查中验证，结果详见表 11-7。

表 11-7　精神障碍终生患病率的性别分布（DSM-Ⅳ）

精神障碍类别	男性		女性		χ^2	P
	患病数（n）	患病率（%）	患病数（n）	患病率（%）		
任何一类焦虑障碍	76	4.47	157	6.58	8.19	0.004
惊恐障碍	7	0.41	17	0.71	1.53	0.216
广场恐怖症	2	0.12	8	0.34	1.14	0.287
特殊恐怖症	38	2.24	95	3.98	9.59	0.002
社交恐怖症	6	0.35	21	0.88	4.19	0.041
强迫症	20	1.18	22	0.92	0.63	0.426
广泛性焦虑障碍	3	0.18	13	0.54	3.45	0.063
任何一类心境障碍	110	6.47	214	8.97	8.46	0.004
抑郁症	102	6.00	197	8.26	7.43	0.006
心境恶劣障碍	6	0.35	10	0.42	0.11	0.739
双相Ⅰ型障碍	6	0.35	9	0.38	0.02	0.900
双相Ⅱ型障碍	3	0.18	2	0.08	0.15	0.703
酒精滥用	87	5.12	5	0.21	108.72	< 0.001
酒精依赖	35	2.06	2	0.08	43.18	< 0.001
间歇性暴发性障碍	58	3.41	37	1.55	15.16	< 0.001
任何一类精神障碍	279	16.42	353	14.79	2.01	0.157

2. 精神障碍终生患病率的城乡分布

宁夏回族自治区城乡间社会经济和人口特征差异显著，然而，本次调查结果提示精神障碍终生患病率的城乡分布差异无统计学意义。特殊恐怖症和抑郁症患病率均为农村高于城市，差异有统计学意义（$P < 0.05$），分析可能与农村老年人口比例高、文盲比例高、对 CIDI 的理解有困难有关，这些可能的原因在多因素分析中进一步验证，结果详见表 11-8。另外，宁夏回族自治区城乡间的差异在另一方面反映的是地区间差异，城市居民主要集中在经济水平相对发达的银川平原，而农村居民主要集中在经济水平欠发达的宁南山区。

表 11-8　精神障碍终生患病率的城乡分布

精神障碍类别	城市		农村		χ^2	P
	患病数(n)	患病率(%)	患病数(n)	患病率(%)		
任何一类焦虑障碍	80	4.89	153	6.25	3.39	0.066
惊恐障碍	6	0.37	18	0.74	2.28	0.131
广场恐怖症	3	0.18	7	0.29	0.11	0.743
特殊恐怖症	39	2.38	94	3.84	6.62	0.010
社交恐怖症	14	0.86	13	0.53	1.57	0.210
强迫症	21	1.28	21	0.86	1.74	0.187
广泛性焦虑障碍	6	0.37	10	0.41	0.04	0.833
任何一类心境障碍	107	6.54	217	8.86	7.28	0.007
抑郁症	99	6.05	200	8.17	6.51	0.011
心境恶劣障碍	3	0.18	13	0.53	3.04	0.081
双相Ⅰ型障碍	6	0.37	9	0.37	0.00	0.995
双相Ⅱ型障碍	2	0.12	3	0.12	0.00	1.000
酒精滥用	42	2.57	50	2.04	1.22	0.269
酒精依赖	20	1.22	17	0.69	3.04	0.081
间歇性暴发性障碍	29	1.77	66	2.70	3.69	0.055
任何一类精神障碍	220	13.44	412	16.83	8.62	0.003

3. 精神障碍终生患病率的民族分布

我国回族在生物学（遗传基因差异）、社会学（生活习惯、宗教信仰等方面），以及疾病谱上都具有一定的独特性，与当地汉族以及其他少数民族间存在一定的差异。本次调查发现回族间歇性暴发性障碍患病率均高于当地汉族人群，差异有统计学意义（$P < 0.05$）；同时酒精使用障碍患病率的民族分布差异无统计学意义，尚不能排除此类障碍患病率低，样本量不足导致的统计效率低的影响。结果详见表 11-9。

表 11-9 回族和汉族精神障碍终生患病率（%）（DSM-Ⅳ）

精神障碍类别	汉族		回族		χ^2	P
	患病数（n）	患病率	患病数（n）	患病率		
任何一类焦虑障碍	150	5.25	83	6.75	3.60	0.058
惊恐障碍	17	0.60	7	0.57	0.01	0.922
广场恐怖症	5	0.18	5	0.41	1.06	0.303
特殊恐怖症	83	2.91	50	4.07	3.68	0.055
社交恐怖症	17	0.60	10	0.81	0.62	0.429
强迫症	30	1.05	12	0.98	0.05	0.829
广泛性焦虑障碍	9	0.32	7	0.57	0.85	0.357
任何一类心境障碍	211	7.39	113	9.19	3.84	0.050
抑郁症	197	6.90	102	8.30	2.49	0.115
心境恶劣障碍	9	0.32	7	0.57	0.85	0.357
双相Ⅰ型障碍	9	0.32	6	0.49	0.31	0.578
双相Ⅱ型障碍	3	0.11	2	0.16	0.00	1.000
酒精滥用	71	2.49	21	1.71	2.36	0.125
酒精依赖	29	1.02	8	0.65	1.27	0.259
间歇性暴发性障碍	57	2.00	38	3.09	4.55	0.033
任何一类精神障碍	419	14.67	213	17.33	4.65	0.031

4. 精神障碍终生患病率的年龄分布

对于各年龄组，多数精神障碍患病率呈现先上升后下降的趋势，以中青年终生患病率最高，但大多数疾病终生患病率的年龄差异无统计学意义，仅双相Ⅰ型障碍和间歇性暴发性障碍差异有统计学意义（$P < 0.05$）。结果详见表 11-10。

5. 精神障碍终生患病率的受教育程度分布

对于多数焦虑障碍类别，以文盲组和小学组人群终生患病率为高，但多数无统计学意义。焦虑障碍中，仅广泛性焦虑障碍的终生患病率差异有统计学意义，其终生患病率随受教育程度的增高逐渐降低。对于心境障碍，抑郁症和心境恶劣障碍不同受教育程度人群的终生患病率差异有统计学意义，其终生患病率随受教育程度的增高逐渐降低且文盲组的终生患病率最高。对于物质使用障碍，随着受教育程度的增高，终生患病率呈现先增高后下降的趋势，且差异有统计学意义（除酒精依赖）。结果详见表 11-11。

表 11-10　精神障碍终生患病率的年龄分布 (DSM-Ⅳ)

精神障碍类别	<30 岁 n (%)	30 岁~ n (%)	40 岁~ n (%)	50 岁~ n (%)	≥60 岁 n (%)	χ^2	P
焦虑障碍							
惊恐障碍	2 (0.28)	6 (0.70)	9 (0.94)	2 (0.28)	5 (0.60)	4.80	0.308
广场恐怖症	4 (0.56)	1 (0.12)	3 (0.31)	1 (0.14)	1 (0.12)	4.11	0.391
特殊恐怖症	20 (2.82)	30 (3.48)	35 (3.66)	28 (3.87)	20 (2.40)	3.92	0.417
社交恐怖症	6 (0.85)	11 (1.28)	5 (0.52)	1 (0.14)	4 (0.48)	9.45	0.051
强迫症	12 (1.69)	8 (0.93)	12 (1.26)	4 (0.55)	6 (0.72)	6.02	0.198
广泛性焦虑障碍	1 (0.14)	1 (0.12)	5 (0.52)	5 (0.69)	4 (0.48)	5.74	0.219
任何一类焦虑障碍	44 (6.20)	50 (5.80)	64 (6.70)	39 (5.39)	36 (4.31)	5.24	0.263
心境障碍							
抑郁症	39 (5.49)	54 (6.26)	75 (7.85)	59 (8.16)	72 (8.62)	8.15	0.086
心境恶劣障碍	0 (0.00)	2 (0.23)	4 (0.42)	4 (0.55)	6 (0.72)	8.51	0.075
双相 I 型障碍	9 (1.27)	3 (0.35)	1 (0.10)	0 (0.00)	2 (0.24)	17.84	0.001
双相 II 型障碍	1 (0.14)	2 (0.23)	0 (0.00)	1 (0.14)	1 (0.12)	3.04	0.551
任何一类心境障碍	45 (6.34)	58 (6.73)	80 (8.38)	63 (8.71)	78 (9.34)	7.32	0.120
物质使用障碍							
酒精滥用	12 (1.69)	24 (2.78)	24 (2.51)	20 (2.77)	12 (1.44)	5.81	0.214
酒精依赖	8 (1.13)	10 (1.16)	10 (1.05)	4 (0.55)	5 (0.60)	3.09	0.542
冲动控制障碍							
间歇性暴发性障碍	23 (3.24)	20 (2.32)	32 (3.35)	11 (1.52)	9 (1.08)	14.81	0.005
任何一类精神障碍	101 (14.23)	135 (15.66)	167 (17.49)	114 (15.77)	115 (13.77)	5.72	0.221

表 11-11 精神障碍终生患病率的受教育程度分布（DSM-Ⅳ）

精神障碍类别	文盲 n（%）	小学 n（%）	初中 n（%）	高中及以上 n（%）	χ^2	P
焦虑障碍						
惊恐障碍	6 (0.66)	8 (1.00)	6 (0.47)	4 (0.36)	3.41	0.332
广场恐怖症	1 (0.11)	1 (0.12)	7 (0.55)	1 (0.09)	6.43	0.093
特殊恐怖症	33 (3.64)	33 (4.11)	43 (3.38)	24 (2.17)	6.47	0.091
社交恐怖症	4 (0.44)	7 (0.87)	6 (0.47)	10 (0.91)	2.92	0.404
强迫症	8 (0.88)	8 (1.00)	12 (0.94)	14 (1.27)	0.91	0.823
广泛性焦虑障碍	8 (0.88)	3 (0.37)	4 (0.31)	1 (0.09)	8.06	0.045
任何一类焦虑障碍	54 (5.95)	56 (6.98)	70 (5.50)	53 (4.80)	4.31	0.229
心境障碍						
重性抑郁障碍	91 (10.03)	72 (8.98)	74 (5.82)	62 (5.62)	22.05	< 0.001
心境恶劣障碍	8 (0.88)	5 (0.62)	2 (0.16)	1 (0.09)	11.10	0.011
双相 I 型障碍	1 (0.11)	3 (0.37)	3 (0.24)	8 (0.72)	5.95	0.114
双相 II 型障碍	1 (0.11)	0 (0.00)	2 (0.16)	2 (0.18)	2.36	0.501
任何一类心境障碍	100 (11.03)	77 (9.60)	79 (6.21)	68 (6.16)	24.86	< 0.001
物质使用障碍						
酒精滥用	2 (0.22)	17 (2.12)	47 (3.69)	26 (2.36)	29.15	< 0.001
酒精依赖	3 (0.33)	7 (0.87)	14 (1.10)	13 (1.18)	4.79	0.187
冲动控制障碍						
间歇性暴发性障碍	10 (1.10)	22 (2.74)	35 (2.75)	28 (2.54)	7.82	0.049
任何一类精神障碍	145 (15.99)	144 (17.96)	197 (15.49)	146 (13.22)	8.23	0.042

6. 精神障碍终生患病率在山区和川区居民间的差异

宁夏回族自治区山区居民和川区居民间的生存环境和社会经济状况差异非常显著，2012 年人均 GDP 相差近 3 倍。不同地区居民精神障碍患病风险差异亦存在统计学意义，其中山区居民任何一类精神障碍患病率高于川区居民（分别为 17.06% 和 12.08%），心境障碍和焦虑障碍患病率均为山区高于川区。物质使用障碍两组间差异无统计学意义。多因素分析控制了性别、年龄等因素后，山区居民的患病风险仍显著高于川区（任何一类精神障碍 OR=1.40，焦虑障碍 OR=1.39）具体结果详见表 11-12。

表 11-12　山区／川区居民精神障碍终生患病率 $[n（\%）]$

患病情况	居住地区		χ^2	P
	山区（n=1630）	川区（n=2109）		
任何一类精神障碍患病	278（17.06）	270（12.08）	13.29	＜ 0.001
未患任何一类精神障碍（%）	1352（82.94）	1839（87.20）		
OR（95%CI）	1.40（1.16 ～ 1.67）			
焦虑障碍患者	210（12.88）	202（9.58）	10.24	0.001
未患焦虑障碍（%）	1420（87.12）	1907（90.42）		
OR（95%CI）	1.39（1.13 ～ 1.71）			
心境障碍患病	48（2.94）	38（1.80）	5.34	0.021
未患心境障碍（%）	1582（97.06）	2071（98.20）		
OR（95%CI）	1.63（1.075 ～ 2.54）			
物质使用障碍患病	20（1.23）	23（1.09）	0.15	0.698
未患物质使用障碍	1610（98.77）	2086（98.91）		
OR（95%CI）	1.12（0.61 ～ 2.05）			

7. 精神障碍终生患病率婚姻状况分布

婚姻状况与精神障碍的患病密切相关，既往研究提示离婚、丧偶等生活负性事件是精神障碍的独立危险因素，尤其在女性人群中，离婚可能是多个危险因素效应的集聚效应，如家庭暴力、生活贫困及社会地位低等。本次调查发现不同婚姻状况居民精神障碍患病风险的差异无统计学意义（$P ＞ 0.05$），分析可能与离婚、丧偶组样本量较小，患病例数不足导致统计学效能较低有关，多因素分析结果亦提示婚姻状况与精神障碍患病率的关联无统计学意义，与既往研究报道不一致。具体结果详见表 11-13。

表 11-13 精神障碍终生患病率的婚姻状况分布 [n（%）]

患病情况	婚姻状况			χ^2	P
	已婚 （n=3332）	离婚/丧偶 （n=141）	未婚 （n=266）		
任何一类精神障碍患病	499（14.68）	20（14.18）	39（14.66）	0.026	0.987
未患任何一类精神障碍	2843（85.32）	121（85.82）	227（85.34）		
焦虑障碍患病	366（10.98）	17（12.06）	29（10.90）	0.16	0.922
未患焦虑障碍	2966（89.02）	124（87.94）	237（89.10）		
心境障碍患病	74（2.22）	5（3.55）	7（2.63）	1.19	0.550
未患心境障碍	3258（97.78）	136（96.45）	259（97.37）		
物质使用障碍患病	43（1.29）	0（0）	0（0）	#	0.070
未患物质使用障碍	3289（98.71）	141（100）	266（100）		

\# 采用 fisher 精确概率检验。

8. 精神障碍终生患病率共病比例分析

纳入分析满足焦虑障碍诊断标准者 911 人、心境障碍 140 人、物质使用障碍 182 人，单纯焦虑障碍、心境障碍、物质使用障碍分别占 89.46%、52.86% 和 79.67%。焦虑障碍患者中共患心境障碍者 60 人，共病率为 6.59%，共患物质使用障碍者 31 人，共病率为 3.40%；心境障碍患者中共患焦虑障碍者 60 人，共病率为 42.86%，共患物质使用障碍者 1 人，共病率为 0.71%；物质使用障碍患者中共患焦虑障碍者 31 人，共病率为 17.03%，共患心境障碍者 1 人（共病率为 0.55%）。结果详见表 11-14。

表 11-14 精神障碍共病情况 [n（%）]

类别	焦虑障碍 （n=911）	心境障碍 （n=140）	物质使用障碍 （n=182）
无共病	815（89.46）	74（52.86）	145（79.67）
共病焦虑障碍	–	60（42.86）	31（17.03）
共病心境障碍	60（6.59）	–	1（0.55）
共病物质使用障碍	31（3.40）	1（0.71）	–
三者共病	5（0.55）	5（3.57）	5（2.75）

本研究以社区人群为研究对象，结果发现按终生患病率分析，宁夏回族自治区社

区焦虑障碍患者共病比例显著低于既往报道。在 2002 年的荷兰精神卫生调查和流行病研究中，单纯心境障碍、焦虑障碍和物质使用障碍分别为 39.5%、59.3% 和 75.4%，心境障碍和焦虑障碍的共病率分别为 60.5% 和 40.7%，提示心境障碍共病焦虑障碍是最常见的共病形式。本次调查结果心境障碍共病焦虑障碍的共病率为 42.86%。2001 年 Keufman 研究发现，有 50% ~ 60% 的抑郁症成人患者一生中存在一种或多种焦虑症状，并且有 47.2% 的抑郁症患者终生满足焦虑障碍的诊断。2002 年芬兰 Melartin 等对抑郁障碍患者进行了评定，结果发现有 57% 的抑郁障碍患者共病焦虑障碍。日本的调查结果显示，终生患有心境障碍的个体中，19% 同时患有焦虑障碍。国内昆明市的精神障碍流行病学调查显示，焦虑障碍与心境障碍共病率为 16.4%。不同研究共病比例差异显著的可能原因与研究方法、调查工具、诊断标准以及不同地区人群、民俗文化背景差异不同有关。焦虑障碍与抑郁症共病在精神专科患者中很常见，焦虑障碍 50% 伴有重度抑郁。本调查焦虑障碍共病心境障碍比例低于临床专科患者群体，分析可能与宁夏回族自治区社区成人精神障碍患病率较低，因此焦虑障碍的共病率也低，还可能与调查者对精神障碍的认知水平不同有关。诊断工具上，本调查以非专业人员使用的 CIDI 为诊断工具，多数患者为轻度焦虑障碍患者，与专科患者在疾病严重程度上差异显著。

宁夏回族自治区精神障碍影响因素分析

一、躯体疼痛与精神障碍

对各类精神障碍患病相关的因素进行 Logistic 回归。结果发现，对于任何一类精神障碍，民族、年龄、受教育程度、地区和吸烟均有统计学意义（$P < 0.05$）；对于焦虑障碍，民族、年龄、受教育程度和地区均有统计学意义（$P < 0.05$）；对于心境障碍，不同受教育程度和城乡间居民的患病率相当，而不同婚姻状况的人群患病率不同，已婚为心境障碍的保护因素；对于物质使用障碍，女性患病风险显著低于男性（$P < 0.05$），OR=0.23。控制了一般人口学变量后，躯体疼痛与任何一类精神障碍患病风险（OR=2.14，95%CI：1.75 ~ 2.62）、焦虑障碍患病风险（OR=2.43，95%CI：1.9 ~ 13.10）的关联具有统计学意义，$P < 0.01$；躯体疼痛与心境障碍、物质使用障碍的关联无统计学意义。结果详见表 11-15。

表 11-15　宁夏回族自治区社区成人精神障碍患病率的影响因素分析

因素	β	SE	Waldχ^2	P	OR	OR 95%CI
任何一类精神障碍						
民族	0.32	0.11	8.83	0.003	1.38	1.12 ~ 1.70
年龄	−0.01	0.01	12.26	0.001	0.99	0.98 ~ 0.99
受教育程度	−0.03	0.01	6.14	0.013	0.97	0.95 ~ 0.99
地区	0.31	0.10	8.62	0.003	1.36	1.11 ~ 1.67
躯体疼痛	0.76	0.10	54.52	< 0.001	2.14	1.75 ~ 2.62
吸烟	0.36	0.15	5.88	0.015	1.44	1.07 ~ 1.93

续表

因素	β	SE	Waldχ^2	P	OR	OR 95%CI
焦虑障碍						
民族	0.31	0.12	6.18	0.013	1.36	1.07 ~ 1.74
年龄	−0.01	0.01	5.24	0.022	0.99	0.98 ~ 0.99
受教育程度	−0.04	0.01	7.50	0.006	0.96	0.94 ~ 0.99
地区	0.43	0.12	12.64	0.001	1.54	1.21 ~ 1.96
躯体疼痛	0.89	0.12	52.29	< 0.001	2.43	1.91 ~ 3.10
心境障碍						
受教育程度	−0.07	0.03	4.08	0.043	0.94	0.88 ~ 0.99
婚姻状况	0.76	0.20	14.93	0.001	2.14	1.46 ~ 3.15
地区	0.54	0.27	3.93	0.048	1.72	1.01 ~ 2.94
物质使用障碍						
年龄	−0.02	0.01	4.18	0.041	0.98	0.96 ~ 0.99
性别	−1.47	0.54	7.26	0.007	0.23	0.08 ~ 0.67
吸烟	1.78	0.44	16.57	< 0.001	5.96	2.52 ~ 14.06
2 型糖尿病	1.04	0.48	4.66	0.031	2.84	1.10 ~ 7.30

SE：标准误。

二、社会文化因素与精神障碍

宗教性与社区居民精神障碍的关联分析发现，控制了一般人口学变量和躯体健康状况后，居民宗教隶属与任何一类精神障碍呈负相关（OR=1.6，95%CI：1.4 ~ 2.0），与焦虑障碍亦呈负相关（OR=1.9，95%CI：1.5 ~ 2.3）。Logistic 回归模型纳入躯体健康变量（自我报告糖尿病、高血压）后，宗教隶属与任何一类精神障碍、焦虑障碍的统计学关联仍然有有统计学意义。这一发现与西方国家人群的研究结果存在差异，分析与不同文化背景下宗教性的社会属性差异有关。单因素回顾分析（回归模型 1）结果显示信仰程度与任何一类精神障碍、焦虑障碍呈负相关（P < 0.05），然而，控制了一般人口学变量（回归模型 2）和躯体健康变量后，此关联无统计学意义（P > 0.05），提示宗教性与精神障碍的关联可能与躯体健康状况有关，躯体健康状况介导形成的间接关联，需要今后前瞻性研究进一步证实。结果详见表 11-16。

表 11-16 宁夏回族自治区社区成人宗教性与精神障碍关联性分析

	变量	回归模型 1 OR95%CI	回归模型 2 OR95%CI	回归模型 3 OR95%CI
任何一类精神障碍	宗教隶属	1.6 (1.4 ~ 2.0)‡	1.4 (1.1 ~ 1.8)†	1.4 (1.0 ~ 1.8)*
	R^2	0.01	0.02	0.04
	信仰程度	1.5 (1.2 ~ 1.9)‡	1.2 (0.9 ~ 1.5)	1.2 (0.9 ~ 1.6)
	R^2	0	0.02	0.04
焦虑障碍	宗教隶属	1.9 (1.5 ~ 2.3)‡	1.6 (1.2 ~ 2.2)†	1.6 (1.2 ~ 2.2)†
	R^2	0.01	0.03	0.05
	信仰程度	1.5 (1.2 ~ 1.9)‡	1.1 (0.8 ~ 1.4)	1.1 (0.8 ~ 1.5)
	R^2	0	0.02	0.05
心境障碍	宗教隶属	0.9 (0.6 ~ 1.4)	0.6 (0.3 ~ 1.2)	0.6 (0.3 ~ 1.2)
	R^2	0	0.01	0.01
	信仰程度	1.4 (0.9 ~ 2.2)	1.4 (0.8 ~ 2.5)	1.4 (0.8 ~ 2.5)
	R^2	0	0	0.01
酒精使用障碍	宗教隶属	0.6 (0.3 ~ 1.4)	1.2 (0.4 ~ 3.3)	1.3 (0.4 ~ 3.4)
	R^2	0	0.02	0.02
	信仰程度	0.8 (0.3 ~ 2.1)	1.9 (0.4 ~ 8.6)	1.9 (0.4 ~ 8.9)
	R^2	0	0.01	0.02

回归模型 1= 进纳入宗教性变量；回归模型 2= 回归模型 1+人口学变量；回归模型 3= 回归模型 2 + 躯体健康变量。
*: $P < 0.05$；†: $P < 0.01$；‡: $P < 0.001$。

　　宗教属于一种特殊的社会意识形态和文化现象，是包含信仰、实践、仪式等不同内容的多维概念，由个人对于宗教的崇信产生的心理作用，以灵性或精神性来解释对超自然现象的体验，它作为一种极其复杂的精神风俗，与人类的生产、生活、思想、精神、工作和学习等各个方面有着千丝万缕的联系。宗教性是判断个体宗教信仰程度的指标。近年来，有关宗教性与健康的关系受到学术界的普遍关注，且既往研究提示宗教性越高，个体的身心健康状况越好。

　　Koenig 等进行的 meta 分析表明，宗教性是身心健康最强有力的预测指标。Shkolnik 等对以色列地区男性犹太人的研究亦发现信仰宗教的人群比一般人群拥有更高的生活满意度。Eric 等学者在我国农村人群中的研究提示，内在宗教信仰程度和心理健康存在明显正相关。本研究发现，宗教性与精神障碍患病率无显著相关，而宗教隶属与精神障碍患病风险呈显著的负相关，可能与我国居民信仰宗教的动机不同有关，居民往往在遭遇负性事件不能应对时，转而信仰宗教希望求助神灵解决心理痛苦。另外，本研究样本中少数民族比例较高，少数民族由于社会排斥和限制面临着更大的社会压力，可能抵消了宗教性的积极效应，与国外相关报道不一致。

三、童年期家庭不良经历与精神障碍

童年期是一个人非常脆弱的时期，同时是身体发育的关键阶段。一个人在儿童期遭受虐待、忽视、家庭功能障碍等不良经历，会造成其情感、认知上的伤害，从而使精神障碍的发生风险增加。童年期家庭不良经历是指研究对象在 18 岁以前所经受过的情感虐待、性虐待、躯体虐待，情感忽视、躯体忽视，或生长在酗酒者、吸毒者、精神疾病患者、自杀者、母亲受虐待及有犯罪成员的家庭中。本次调查中精神障碍组家庭结构不全 36 例（占比 13.2%），虐待 18 例（占比 6.7%），家庭暴力 9 例（占比 3.3%），忽视 5 例（占比 1.8%），父母犯罪坐牢 0 例，父母物质滥用 3 例（占比 1.3%），父母精神异常 43 例（占比 15.9%）。常见障碍组与正常对照组童年期不良经历构成比组间差异有统计学意义（χ^2=21.24，$P < 0.001$）。

进一步分析精神障碍组与正常对照组间家庭不良经历数目分布差异，结果显示，精神障碍组中无任何一类不良经历者 187 例（占比 68.75%）、只有一项者 65 例（占比 23.90%）、两项及以上者 20 例（占比 7.35%），而正常对照组中无任何一类不良经历者 223 例（占比 81.99%）、只有一项者 36 例（占比 13.24%）、两项及以上者 13 例（占比 4.78%），非参数秩和检验（$Z = -3.507$，$P < 0.001$），两组不良经历严重程度差异有统计学意义，结果详见表 11-17。

表 11-17　精神障碍组与正常对照组间不良经历数目秩和检验

不良经历数目	精神障碍 [n（%）]	正常对照组 [n（%）]	Z	P
无	187（68.75）	223（81.98）	-3.507	< 0.001
一项	65（23.90）	36（13.24）		
两项及以上	20（7.35）	13（4.78）		

以是否诊断精神障碍（1= 正常对照组，2= 精神障碍）作为因变量，不良经历项作为自变量，采用非条件 Logistic 逐步回归法模型筛选变量，控制年龄、性别、民族、受

教育程度和婚姻状况。童年期不良家庭经历与精神障碍相关性的多因素分析结果显示，最终进入回归方程的变量为家庭结构不全（OR=5.97，95%CI：2.43～14.64），且童年期家庭不良经历数量越多，其精神障碍患病风险越高，其中任何一类不良经历者患病风险是无不良家庭经历者的 5.70 倍，有两种及以上家庭不良经历者其患病风险是无不良家庭经历者的 16.04 倍。结果详见表 11-18。

表 11-18 童年期不良家庭经历与精神障碍关系的 Logistic 回归分析

变量	β	SE	χ^2	P	OR	OR 95%CI
年龄	−0.13	0.10	1.43	0.231	0.88	0.71～1.09
性别	0.43	0.26	2.70	0.100	1.55	0.92～2.60
民族	1.87	0.21	75.69	0.000	6.50	4.27～9.91
婚姻状况	−0.22	0.33	0.43	0.512	0.80	0.42～1.55
受教育程度	−0.17	0.17	0.91	0.338	0.84	0.60～1.19
家庭结构不全	1.78	0.45	15.21	＜0.001	5.97	2.43～14.64
家庭不良经历数量						
任何一项	1.71	0.32	27.58	＜0.001	5.70	3.02～10.73
两项及以上	2.77	0.39	49.08	＜0.001	16.04	7.38～34.87

儿童时期的不良经历一直与各种各样的心理健康问题密切相关。一些大规模流行病学调查研究发现，儿童期不良经历与成年后精神健康问题的发生有关，如物质滥用、自杀行为和其他健康危险行为。一个不良的童年经历会触发另一个不良经历的产生；一些儿童期不良经历能够增加成年后不良经历的可能性，从而增加成年后罹患精神疾病的风险。已经发现一部分儿童期的不良经历，会预测以后发展为更为强烈的精神健康障碍的情况，包括父母患有精神问题、情感虐待、人际创伤等，尤其是性虐待。童年期不良经历也可能预测精神疾病的发生而不是进程，如果父母采取过度控制性的教养方式以及在经济收入较低的家庭中父母的焦虑性格，可能是子女患焦虑障碍的诱导因素。

家庭是儿童以及青少年接触社会的第一场所，是他们认识社会准则和建立行为规范的第一课堂。家庭成员之间的关系和行为、情感交流、文化素质、生活习惯、思想理念等对青少年心理发育和成长有着潜移默化的影响。家庭成员，尤其是父母与子女的情感交流少、关系疏远，文化知识少，道德观念差等，则儿童和青少年会出现焦虑、抑郁、人际关系紧张。家庭的不良环境因素通过遗传、环境、社会行为学等多种途径影响儿童成年后的精神健康。不良的家庭环境对儿童和青少年通过多种途径产生巨大的负面影响。具体体现在以下五个方面。

(1) 家庭结构不健全。家庭结构不健全主要是指父母关系不和所致的分居、离异及丧父母或再婚的家庭。父母双方或一方的丧失会使其产生失落感、不安全感，同时父母的丧失也会影响儿童社会化过程，从而导致儿童出现抑郁情绪及行为退缩、社交困难等现象。

(2) 父母间的家庭暴力冲突。家庭暴力或家庭不和睦，对儿童青少年的心理健康具有重要的影响。父母间不良的关系容易使子女产生不安全感、残缺感，因而会变得敏感多疑、自卑、敌意、偏执、焦虑，增加子女出现行为问题的机会。并且若父母间有冲突、不和，则其对子女的教育态度和方式常常就有分歧，使子女处于矛盾的教育氛围中不知所措，容易导致子女人格或行为偏差。在暴力的婚姻中，常伴随儿童的虐待。家庭暴力可导致儿童的皮质醇水平升高，认知能力低下。另外，智力发展延迟也与家庭暴力显著相关。

(3) 不良的亲子关系亦是儿童期家庭不良经历之一。当父母中任何一方对孩子忽略，或不负责任的行为频繁出现或延续时，孩子会建立起一种不安全依恋，表现出攻击性或沮丧、退缩，反社会或自尊心弱。患者在童年时家庭中出现的温暖保护少、过分地被干涉、经常遭拒绝和受惩罚多等，都有可能潜隐默化地影响患者成年后对自身情绪的控制，当再次面对其他相似的社会人群或情形时，往往容易受到以往童年不良事件对自身的影响，从而产生对其他人、事物或环境的恐惧和陌生感，促使心境障碍、焦虑障碍的发生。

(4) 父母存在心理健康问题或患有精神障碍，显著影响子女的精神健康。父母的精神状况尤其是母亲的精神状况对子女的情绪影响更显著,由于母亲与孩子接触的时间长，母亲的心理状况直接影响孩子的情绪，母亲精神状况差更易使孩子产生行为激进、低自尊、不良同伴关系，心理异常的父母更容易把自身不良情绪发泄在孩子身上，而导致孩子产生焦虑、抑郁心理以及对抗、攻击行为。父母的心理卫生状况，也容易通过遗传易感性的传递和教养方式，影响到子女是否会受到虐待和子女大脑的发育情况。父母患有精神疾病尤其是抑郁症，其子女易受到虐待。怀孕母亲的尼古丁、酒精、精神活性物质的依赖或滥用，常伴随子女的注意缺陷，并对生物应激系统和胎儿的发育有独立的不利影响。总之父母精神异常的孩子属于精神障碍发生的高危人群，需要在社会精神卫生工作和学校卫生工作中给予更多的关注，加强早期对这部分人群精神健康的预防。

（5）躯体虐待指父母、监护人或其他年长者对儿童施以躯体暴力和（或）性暴力，造成儿童躯体与情感的伤害，甚至导致死亡。情感忽视是指父母、监护人或其他年长者对儿童的日常照顾、情感需求、生活监护、医疗和教育的忽视现象。儿童虐待的类型包括躯体虐待、情感虐待、情感忽视和性虐待。长期处于躯体虐待或情感忽视中的儿童，容易产生冷漠、悲观等负面情绪，久而久之，多疑、自卑、不安全感、敌意等消极情绪都会浮现出来。虐待和忽视被认为是我国最多见的童年期不良经历。

四、宁夏回族自治区生态移民工程与精神障碍

我国西部地区土地沙漠化和草原退化等生态环境问题严重，面临着人口、资源和环境三者之间的巨大矛盾。生态移民成为我国解决上述问题，走可持续发展道路的一项重要措施。生态移民（eco-migration）有两方面的含义，一是指将生态环境脆弱区人口迁移到生态环境承受能力高的地区，以保护和恢复生态环境，促进社会经济发展的实践活动；二是移民的主体是那些在生态移民实践中被转移出来的农牧民。生态移民依据角度和切入点的不同有多种分类方法。主要分为以下几个类型：

（1）依据移民对于迁移是否具有决定权而分类，包括自愿移民和非自愿移民。

（2）依据迁出地社区结构是否完整地带入到迁入地的角度进行分类，包括集中安置和插花式搬迁，又称为整体迁移生态移民和部分迁移生态移民。

（3）依据组织形式进行分类，包括自发性迁移、政府组织移民和企业参与移民。

（4）依据迁移后的主导产业进行分类，包括牧转农业型、舍饲养畜型、非农牧业型和产业无变化型。非农转牧业型是指原来从事农牧业的人口进入城镇从事第二、三产业的迁移类型。这种类型的生态移民在全国比较普遍。但在政府主导的生态移民中，这种类型的人口规模不大，自发性生态移民多为这种类型。

我国重大生态移民工程主要包括内蒙古草原生态移民、三江源生态移民、三峡生态移民和宁夏南部干旱地区生态移民等。根据国家发展与改革委员会有关调查研究，我国在2050年前将有1000多万人（主要集中在西南、西北的生态环境脆弱地区）需要通过异地搬迁的办法解决所居住地区的生态环境保护与生活贫困问题，其中西部地区需要生态移民的人口总量约1000万，目前急需移民的贫困农民有700万左右。1983—1999年，我国西部有关省（自治区）开始采取异地安置扶贫方式探索生态移民。宁夏回族自治区

先后组织实施了"吊庄移民"、"1236 工程"移民、异地扶贫搬迁移民，截至"十二五"末，超过 120 万的生态移民（占宁夏回族自治区总人口 20% 左右）走出大山。移民在迁移过程中面临着社会关系、生活方式和风俗习惯的改变，这些变化容易对人的心理健康形成负面影响。本次调查样本中包括生态移民 1726 人，移居地居民 1458 人，原居地居民 1182 人。如图 11-3 所示，与移居地居民比较，生态移民任何一类精神障碍患病率水平较高且差异有统计学意义（$\chi^2 = 15.52$，$P < 0.01$）；与原居地居民比较，生态移民的物质使用障碍患病率较低，差异有统计学意义（$\chi^2 = 4.72$，$P = 0.029$）。

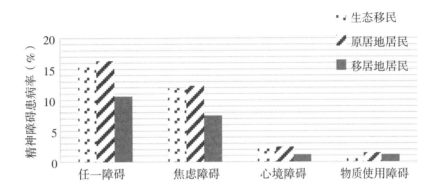

▲　**图 11-3　宁夏回族自治区生态移民、原居地居民和移居地居民精神障碍患病率比较**

通过 Logistic 回归模型控制了性别、民族、年龄、城乡及受教育程度等因素后，以生态移民为对照组，分别比较移居地居民和原居地居民精神障碍患病风险。结果发现：移居地居民任何一类精神障碍、焦虑障碍、心境障碍的患病风险显著低于生态移民（OR 值范围在 0.43 ～ 0.69），差异有统计学意义（$P < 0.01$）。原居地居民任何一类精神障碍、焦虑障碍患病风险显著高于生态移民（OR 范围在 1.29 ～ 1.31），差异有统计学意义（$P < 0.05$）。结果详见表 11-19。

表 11-19　生态移民与移居地居民、原居地居民精神障碍的患病风险估计

类别	β	SE	Wald χ^2	P	OR	OR 95%CI
移居地居民与生态移民比较						
任何一类精神障碍	−0.37	0.10	12.63	0.001	0.69	0.56 ~ 0.85
焦虑障碍	−0.43	0.12	13.00	0.001	0.65	0.51 ~ 0.82
心境障碍	−0.85	0.28	9.33	0.002	0.43	0.25 ~ 0.74
物质使用障碍	0.14	0.32	0.19	0.657	1.15	0.62 ~ 2.14
原居地居民与生态移民比较						
任何一类精神障碍	0.26	0.09	7.13	0.008	1.29	1.07 ~ 1.56
焦虑障碍	0.27	0.11	6.04	0.014	1.31	1.06 ~ 1.61
心境障碍	0.19	0.23	0.67	0.414	1.20	0.77 ~ 1.88
物质使用障碍	0.35	0.31	1.23	0.267	1.41	0.77 ~ 2.59

　　既往研究提示生态移民成人心理健康水平差于非移民心理健康水平，且在女性、回族、高龄等人群中更易出现心理健康问题。耿文革等对山东省三峡移民的健康状况和生命质量的研究发现，三峡移民的生命质量低于当地居民，影响移民生命质量的因素为生活习惯不同、社会支持较少、对政府期望过高、对当地生活不适应、对个人和家庭收入不满意、两周自感患病率高以及移民受教育程度总体比当地居民低等。本研究结果显示，生态移民任何一类精神障碍的终生患病率和 12 月患病率分别为 20.97% 和 15.30%，移居地居民任何一类精神障碍的终生患病率和 12 月患病率为 17.76% 和 10.56%，原居地居民任何一类精神障碍的终生患病率和 12 月患病率为 24.03% 和 16.33%。与原居地居民比较，生态移民精神障碍的患病水平较低，与移居地居民比较，生态移民精神障碍患病率水平较高。出现这种现象的可能原因包括：移居后人们原有的生活方式及生产方式发生极大转变。移民搬迁所产生的环境改变相应也会引起文化的变迁，语言的不同及不同的宗教场所设施的缺失等不利因素，使少数民族地区的移民宗教文化也受到影响，这一系列的问题往往是引发心理健康问题出现的因素。迁移后社会支持的减少也会增强了老年人的孤独、焦虑和忧郁等不良的心理情绪，所以增强老年人的社会支持度，关注老年人的心理健康工作更加不容忽视。

宁夏回族自治区精神障碍与既往研究比较

一、宁夏地区居民精神障碍患病率与既往调查比较

我国于 1982 年首次进行的大规模精神障碍流行病学调查结果显示，15 岁以上人群中各类精神障碍（不含神经症）时点患病率为 9.11‰，终生患病率为 11.30‰；1993 年采用相同的调查方法和诊断标准在上述其中 7 个地区进行了第二次流行病学调查，结果显示时点患病率和终生患病率分别为 11.18‰和 13.47‰。本世纪初 WHO 全球精神健康调查结果显示全球范围内成人精神障碍患病率为 13% ~ 26%，我国北京和上海城区人群精神障碍 12 月患病率为 7.0%，终生患病率为 13.2%。费立鹏等人对我国四省市进行的流行病学调查研究显示，调整地区成年人口数后任何一类精神障碍时点患病率为 17.5%，其中心境障碍为 6.1%，焦虑障碍为 5.6%，物质使用障碍为 5.9%。

本次调查是宁夏首次运用国际上先进的调查工具进行大规模的精神障碍流行病学调查研究。抽样调查结果显示，宁夏地区社区居民精神障碍患病率处于较高水平，任何一类精神障碍 12 月患病率、终生患病率与前两次全国精神障碍流行病学调查结果比较患病率均较高。作为全国调查的一部分，本次调查总体患病率与全国同期调查结果相比，各类精神障碍患病率水平较高，其中焦虑障碍终生患病率高于全国水平（5.7% vs 5.0%），心境障碍终生患病率（7.93%）与全国调查结果（7.4%）接近。心境障碍 12 月患病率（4.03%）亦与全国水平（4.1%）接近。酒精滥用患病率（2.25%）与全国调查结果加权终生患病率（3.1%）和 12 月患病率（1.3%）相比较低，分析可能与宁夏地区样本

中回族比例高有关。我国回族是一个普遍信仰伊斯兰教的民族，吸烟和饮酒根据伊斯兰教传统属于违反教义的行为而不被接受，且其对人体健康危害极大。既往研究亦发现该人群吸烟、饮酒的比例显著低于其他人群。

与近年来国内其他地区的调查结果比较显示，本次调查结果明显高于昆明市15岁及以上居民精神障碍流行病学调查结果（12月患病率为6.41%、终生患病率为15.19%）和北京市16岁及以上居民精神障碍流行病学调查结果（12月患病率为6.69%、终生患病率为11.30%），也明显高于山东省农村地区（12月患病率6.1%）、辽宁省农村成人精神障碍调查结果（标化后12月患病率为8.19%、终生患病率为11.26%）及广西的农村居民精神障碍总患病率（23.77‰）和总终生患病率（26.81‰）；精神障碍总患病率与西部同类地区，尤其是农村地区居民精神障碍患病率接近，如青海省、甘肃天水市18岁及以上农村居民精神障碍调查结果（时点患病率分别为18.33%、17.33%）。

导致上述患病率在不同地区差异的可能原因主要包括：①调查方法的差异：进入21世纪以来，采用国际上通用的精神障碍分类系统与诊断标准，加上标准化的精神障碍访谈工具运用于大样本人群的随机抽样调查，目前已成为精神障碍流行病学调查的主流。另外，随着国内外社会精神病学中调查方法、疾病诊断标准和调查工具的逐渐改进完善，我国精神障碍流行病学调查研究得到了快速发展，与国际接轨，达到国内先进水平。尤其是"十一五"期间，由WHO推荐的复合性国际诊断交谈表（CIDI）在国内被广泛应用于精神障碍流行病学的调查，通过筛查—访谈相结合的方法，不仅提高了定式访谈量表的灵敏度与特异度，而且调查质量也相应提高。实践证明，CIDI是一个具有良好信效度且可以在跨文化背景和地区中运用、可接受和可信的调查诊断工具，非精神科人员经过一周培训即可完成整个调查。②研究对象的差异：宁夏是我国唯一的回族自治区，少数民族人群比例超过了1/3，既往国际社会研究普遍认为，少数民族由于受主流社会文化的冲击，是精神障碍的高危人群，与王家林等研究提示少数民族人群的精神健康水平普遍低于当地汉族人群一致。另外，与国内其他地区相比，宁夏回族自治区社会经济相对落后可能也是该地区人群患病率水平较高的原因之一。不同地区的患病率差异与调查的疾病种类差异密切相关，本次调查纳入的疾病包括常见的精神障碍，焦虑障碍中没有纳入童年期相关障碍，物质使用障碍中的药物依赖、精神活性物质致精神障碍以及精神分裂症等疾病。

二、宁夏回族自治区社区成人精神障碍构成分析

既往研究提示，焦虑障碍占精神障碍的比例最高，其次为心境障碍、物质使用障碍和其他重性精神障碍。本研究结果发现，宁夏地区居民精神障碍构成中心境障碍患病率最高，其次为酒精滥用和酒精依赖、焦虑障碍和冲动控制障碍。提示以抑郁症为代表的心境障碍是宁夏地区居民主要的精神卫生问题，且抑郁症的疾病负担（伤残调整寿命年）达到了 36.6 年 /1000 人，占到精神障碍总疾病负担 75% 以上。这一发现与既往国内调查研究结果不一致，但是与国际上多项大型调查结果一致。分析可能原因有：本次调查的方法采用入户面对面访谈，调查过程由统一培训的调查员完成，资料收集全面，提高了抑郁症的检出率。另外，为了更好地与国际研究比较，本次调查采用 DSM- Ⅳ 诊断标准，与国内一些研究诊断标准不同。

三、宁夏回族自治区社区成人精神障碍的影响因素

多因素分析提示宁夏地区成人任何一类精神障碍的发生与民族、受教育程度、居住地区、年龄等因素有关联。可能原因是由于山区居民因自然环境受限，造成交通不畅，与外界缺乏沟通与交流，思想落后，再加上受教育程度普遍较低，缺乏足够的文化知识和丰富的人生阅历，遇到生活、工作、家庭等相关问题时，不能较好地进行自我调节，出现精神心理问题时也不主动求医。另外,宁夏回族自治区是我国社会经济欠发达地区，目前已经与全国同步进入老龄化时期，尤其是农村地区在城镇化过程中，留守老年人群比例逐年上升，既往研究提示，此部分人群精神健康状况普遍较差。宁夏地区地处我国西部，是唯一的回族自治区，其中回族人口占到了全省总人口的 35.76%，他们保持有较深的民族宗教与信仰文化。不同民族在生活方式、饮食习惯以及文化信仰等方面的差异而导致精神障碍的患病率可能存在差异。本次调查回族精神障碍患病率水平高于汉族，分析可能与少数民族受教育程度低、经济收入差等因素有关。

四、结论与政策建议

综合本次调查的主要结果，提出下述建议可能有助于改善地区精神卫生服务模式和

提高精神卫生服务水平，进而有利于维护地区人群精神健康。首先，缺乏精神卫生资源地区精神卫生服务的需求逐步增高，宁夏回族自治区精神障碍的患病率明显高于全国平均水平，且绝大多数患者未被识别和获得正确的诊治。根据本次调查的结果估计，宁夏地区每年需要接受精神卫生服务的患者群体将超过 100 万人，目前的精神卫生人力资源严重不足，且可以提供服务的人员类别非常单一，服务覆盖的区域和领域非常局限，据此我们建议：将宁夏精神科医师的数量增加一倍，提供经济或者其他方式的激励以鼓励医学院校学生从事精神科工作、引导其他科的医师转岗为精神科医师，同时将精神卫生培训拓展至所有医务工作者；与教育部门联动，在医学院、护校的教育中增加精神病学的内容，将精神科内容纳入所有医师、护士职称考试的必修课程。另外，增加提供精神卫生服务的人员种类，支持与宁夏精神病专科医院的合作，制定各类精神卫生服务人员的培训项目，如心理治疗师、精神卫生专职社工、作业治疗师、康复师等以增强人员能力、满足群众需求。逐步建立、健全精神卫生服务机构。精神卫生服务资源短缺是宁夏地区精神卫生服务利用低、就诊率低的主要原因。呼吁政府对精神卫生事业增加投入，完善精神卫生防治机构建设，积极发展社区精神卫生服务，加强对精神障碍的预防和人群干预。全区 22 个市县/区绝大多数不能提供精神卫生住院治疗服务，仅有银川市、灵武市、固原市原州区和石嘴山市大武口区有医疗机构提供门诊精神卫生服务，基层社区基本没有精神卫生服务机构和专业人员。其次，建议采取多方面措施提高精神卫生服务的能力和资源。精神卫生服务无法获得的地区精神障碍患者就诊率不高，对精神卫生基础服务的认知度低下，对精神卫生防治知识知晓率较低，对精神疾病防治的需求逐渐增加。应科学合理制定精神卫生服务资源区域规划，逐步建立精神卫生工作组织机构网络，省级精神卫生机构提供门诊、住院和社区服务；市级逐步发展精神科门诊，提供心理保健和精神卫生服务。建立县级综合医院的精神卫生服务，在每个县选定提供这些服务的综合医院，明确在综合医院担任兼职精神科医师的责任范围，制定规范化培训兼职精神科医师的项目，将精神卫生服务纳入全科医师培训项目中，培养能够在精神卫生专业机构承担兼职精神科医师培训的老师，每家选定的县级综合医院需要培训 2 名兼职精神科医师。

宁夏回族自治区精神卫生研究开展较少，本调查是该地区首次系统的、规范的高水平流行病学研究，对指导当前精神卫生决策具有一定价值，然而，宁夏地处西部欠发达地区，区情特殊，需要针对性地深入研究了解地区主要的精神卫生问题及影响因素。建议国家和地方政府，依托当地高校、科研院所和地区精神科专科医院发展独立的精神卫生研究团队，支持精神科医师和其他精神卫生专业人员接受高级的研究培训，使其在培训后可以在其单位管理相关的研究工作。每2～3年重复一次有全自治区代表性的精神障碍患病率、精神卫生知识知晓率和态度，以及精神卫生服务利用情况与质量的流行病学调查，及时掌握人群精神健康水平、精神障碍的流行情况及其分布特征，为合理配置卫生资源提供参考，有利于提高有限的卫生资源的使用效率。

（王志忠）

参考文献

[1] HUANG Y, WANG Y, WANG H, Et al. Prevalence of mental disorders in China: a cross-sectional epidemiological study [J] .Lancet Psychiatry, 2019, 6 (3): 211-224.

[2] 宁夏回族自治区统计局 . 2012 年宁夏统计年鉴 [M]. 北京：中国统计出版社, 2012 : 97.

[3] 黄悦勤, 刘肇瑞, 程辉, 等 . 北京市常见精神障碍流行病学现况调查 . 中华医学会精神病学分会第九次全国学术会议论文集 [C]. 广州, 2011.

[4] 韦波, 冯启明, 陈强 . 广西壮族自治区农村地区精神疾病流行病学调查 [J]. 现代预防医学, 2011, 38(10): 1801-1805.

[5] 宋志强, 杜欣柏, 韩国玲, 等 . 青海省 18 岁及以上人群精神障碍流行病学调查 [J]. 中国心理卫生杂志, 2010, 24 (3): 168-174.

[6] 丁志杰, 王刚平, 裴根祥, 等 . 甘肃天水市 18 岁及以上人群精神障碍流行病学调查 [J]. 中国心理卫生杂志, 2010, 24 (3): 183-190.

[7] 黄悦勤, 谢守付, 卢瑾, 等 . 复合性国际诊断交谈表 3.0 中文版在社区应用的信效度评价 [J]. 中国心理卫生杂志, 2010, 24 (1): 21-28.

[8] PHILLIPS M R, ZHANG J X, SHI Q C, et al. Prevalence, treatment, and associated disability of mental disorders in four provinces in China during 2001-05: an epidemiological survey [J] .Lancet, 2009, 373 : 2041-53.

[9] 杨家义, 阮冶, 黄悦勤, 等 . 昆明市精神障碍患病率与卫生资源利用研究 [J]. 现代医药卫生, 2009, 25 (14): 2102-2105.

[10] LEE S, TSANG A, ZHANG M Y, et al. Lifetime prevalence and inter-cohort variation in DSM- Ⅳ disorders in metropolitan China [J] .Psychological Medicine, 2007, 37 (1): 61-71.

[11] SHEN Y C, ZHANG M Y, HUANG Y Q, et al. Twelve-month prevalence, severity, and unmet need for treatment of mental disorders in metropolitan China [J] .Psychological Medicine, 2006, 36 (2): 257-267.

[12] 潘国伟, 姜潮, 杨晓丽, 等 . 辽宁省城乡居民精神疾病流行病学调查 [J]. 中国公共卫生, 2006, 22

(12)：1505-1507.

[13] KESSLER R C.The World Mental Health（WMH）Survey Initiative Version of the World Health Organization（WHO）Composite International Diagnostic Interview（CIDI）[J].International Journal of Methods in Psychiatric Research，2005，13（20）：93-121.

[14] The WHO World Mental Health Survey Consortium. Prevalence, Severity, and Unmet Need for Treatment of Mental Disorders in the World Health Organization World Mental Health Surveys [J]. JAMA, 2004, 291（21）：2581-90.

[15] KOENING H G, MCCULLOUGH M E, Larson D B. Handbook of religion and health [M].Oxford：Oxford University Press, 2001：221-223.

[16] 张维熙，沈渔邨，李淑然，等．中国七个地区精神疾病流行病学调查 [J]．中华精神科杂志，1998，31（2）：69-71.

[17] 12 地区精神疾病流行学调查协作组，沈渔邨，陈昌惠，等．国内 12 地区精神疾病流行学调查的方法学及资料分析 [J]．中华神经精神科杂志，1986，19（2）：65-69.

现场调查报告（访谈员版）

宁夏＿＿＿＿＿＿＿＿市＿＿＿＿＿＿＿县（区）＿＿＿＿＿乡（镇）＿＿＿＿＿村委会

调查队长姓名及编号＿＿＿＿＿＿＿＿＿＿＿＿＿＿＿＿ 访谈员姓名及编号＿＿＿＿＿＿＿＿＿＿＿

调查日期	调查员当日走访户数（1）	未启动CAPI调查的户数（2）	当日完成访谈人数（3）	当日确定的无法完成访谈的数目（4）	当日新增的未完成访谈数目（5）

注：(1) 指该调查员每日走访的总户数，举例：7 月 15 日的统计报表为 7 月 15 日走访的户数；每行各列的数据关系为：

(1) = (2) + (3) + (4) + (5)。

(2) 指未启动 CAPI 电脑程序的户数，包括非移民、家中无人无法入户等的户数。

(3) 指符合调查要求，且完成整个访谈（包括 CAPI 和 Epidata）的受访者数目。

(4) 指符合调查要求，已经启动 CAPI 电脑程序并开始访谈，但确定无法完成 CAPI 和 Epidata 访谈的受访者数目。

(5) 指符合调查要求，已经启动 CAPI 电脑程序并开始访谈，但当日无法完成访谈，有待继续努力完成的受访者数目。

附录 11-2

现场调查日报表（调查队长及总协调员汇总版）

宁夏_____市_____县（区）_____乡（镇）_____村委会

调查日期_____

访谈员 四位编号	调查员 当日走访户数 （1）	未启动 CAPI调查 的户数 （2）	当日完成 访谈人数 （3）	当日确定的 无法完成访谈 的数目 （4）	当日新增的 未完成 访谈数目 （5）

注：（1）指该调查员每日走访的总户数，举例：7月15日的统计报表为7月15日走访的户数；每行各列的数据关系为：
（1）=（2）+（3）+（4）+（5）。

（2）指未启动 CAPI 电脑程序的户数，包括非移民、家中无人无法入户等的户数。

（3）指符合调查要求，且完成整个访谈（包括 CAPI 和 Epidata）的受访者数目。

（4）指符合调查要求，已经启动 CAPI 电脑程序并开始访谈，但确定无法完成 CAPI 和 Epidata 访谈的受访者数目。

（5）指符合调查要求，已经启动 CAPI 电脑程序并开始访谈，但当日无法完成访谈，有待继续努力完成的受访者数目。